中国防痨公益基金全国结核病防控促进计划
-人才培训项目（星辰计划）资助出版

结核病防治培训教材

学校篇

组织编写 | 中国防痨协会
中国疾病预防控制中心结核病预防控制中心

主　审　刘剑君　赵雁林
主　编　成诗明　成　君

人民卫生出版社
·北　京·

图书在版编目（CIP）数据

结核病防治培训教材. 学校篇 / 成诗明，成君主编
. — 北京：人民卫生出版社，2023.11
ISBN 978-7-117-33855-4

Ⅰ. ①结… Ⅱ. ①成… ②成… Ⅲ. ①结核病 - 防治
- 职业培训 - 教材 Ⅳ. ①R52

中国版本图书馆 CIP 数据核字（2022）第 199421 号

人卫智网	www.ipmph.com	医学教育、学术、考试、健康，购书智慧智能综合服务平台
人卫官网	www.pmph.com	人卫官方资讯发布平台

结核病防治培训教材——学校篇
Jiehebing Fangzhi Peixun Jiaocai——Xuexiaopian

主　　编：成诗明　成　君
出版发行：人民卫生出版社（中继线 010-59780011）
地　　址：北京市朝阳区潘家园南里 19 号
邮　　编：100021
E - mail：pmph @ pmph.com
购书热线：010-59787592　010-59787584　010-65264830
印　　刷：天津科创新彩印刷有限公司
经　　销：新华书店
开　　本：787 × 1092　1/16　　印张：15
字　　数：318 千字
版　　次：2023 年 11 月第 1 版
印　　次：2024 年 1 月第 1 次印刷
标准书号：ISBN 978-7-117-33855-4
定　　价：55.00 元
打击盗版举报电话：010-59787491　E-mail：WQ @ pmph.com
质量问题联系电话：010-59787234　E-mail：zhiliang @ pmph.com
数字融合服务电话：4001118166　E-mail：zengzhi @ pmph.com

结核病防治培训教材
学校篇

编写委员会

主　审　刘剑君　中国防痨协会
　　　　　赵雁林　中国疾病预防控制中心结核病预防控制中心

主　编　成诗明　中国防痨协会
　　　　　成　君　中国疾病预防控制中心结核病预防控制中心

编　委（按姓氏笔画排序）
于艳玲　黑龙江省疾病预防控制中心
马　艳　中国中医科学院中医临床基础医学研究所
马永成　青海省疾病预防控制中心
王　健　西藏自治区疾病预防控制中心
王仕昌　山东省公共卫生临床中心
王胜芬　中国疾病预防控制中心结核病预防控制中心
王晓林　宁夏回族自治区结核病防治所
王晓萌　浙江省疾病预防控制中心
王新旗　新疆维吾尔自治区疾病预防控制中心结麻中心
申阿东　首都医科大学附属北京儿童医院
史四九　安徽省结核病防治研究所
白丽琼　湖南省结核病防治所　湖南省胸科医院
成　君　中国疾病预防控制中心结核病预防控制中心
成诗明　中国防痨协会
刘　英　重庆市结核病防治所
刘二勇　中国疾病预防控制中心结核病预防控制中心
许　琳　云南省疾病预防控制中心
孙定勇　河南省疾病预防控制中心结核病预防控制所
杜　昕　中国疾病预防控制中心结核病预防控制中心
李　玲　云南省疾病预防控制中心
李进岚　贵州省疾病预防控制中心结核病防治研究所

杨枢敏　甘肃省疾病预防控制中心
何金戈　四川省疾病预防控制中心结核病预防控制所
何爱伟　甘肃省疾病预防控制中心
沈　鑫　上海市疾病预防控制中心
初乃惠　首都医科大学附属北京胸科医院
张　慧　中国疾病预防控制中心结核病预防控制中心
张天华　陕西省结核病防治研究所
张灿有　中国疾病预防控制中心结核病预防控制中心
张铁娟　吉林省疾病预防控制中心
陆　伟　江苏省疾病预防控制中心
陈　卉　中国疾病预防控制中心结核病预防控制中心
陈　伟　中国疾病预防控制中心结核病预防控制中心
陈　闯　四川省疾病预防控制中心结核病预防控制所
陈　禹　沈阳市第十人民医院
陈　亮　广东省公共卫生研究院
陈　彬　浙江省疾病预防控制中心
陈海峰　河北省疾病预防控制中心
范月玲　山西省疾病预防控制中心
林　玫　广西壮族自治区疾病预防控制中心
竺丽梅　江苏省疾病预防控制中心
周　林　中国疾病预防控制中心结核病预防控制中心
周丽平　湖北省疾病预防控制中心
郑建刚　江西省疾病预防控制中心
屈　燕　中国疾病预防控制中心结核病预防控制中心
赵雁林　中国疾病预防控制中心结核病预防控制中心
胡代玉　重庆市结核病防治所
贺晓新　北京市疾病预防控制中心
耿　红　山东省公共卫生临床中心
夏　岚　四川省疾病预防控制中心结核病预防控制所
徐吉英　河南省疾病预防控制中心结核病预防控制所
高雨龙　内蒙古自治区综合疾病预防控制中心
高孟秋　首都医科大学附属北京胸科医院
蒋铁文　辽宁省疾病预防控制中心
路希维　大连市公共卫生临床中心
鲍方进　安徽省结核病防治研究所

序

结核病是结核分枝杆菌感染引起的慢性全身性疾病，是全球重大的公共卫生问题。世界卫生组织全球结核病报告显示，估计全球约 20 亿人感染结核分枝杆菌，儿童结核分枝杆菌感染人数约 6 700 万，占全人群感染人数的 3.35%，在 987 万全人群新发结核病患者中，儿童结核病发病人数 108 万，占总数的 10.94%，全球 128 万结核病死亡者中，儿童结核病死亡人数 20 万，占总数的 15.63%。为此，联合国第一次结核病问题高级别会议明确提出了儿童结核潜伏感染预防性治疗以及肺结核患者发现和治疗管理目标，以加速儿童结核病疫情的控制。

儿童青少年处于生长发育阶段，生理、心理各项功能尚未发育成熟，机体的免疫功能不完善，容易感染结核分枝杆菌。学校是儿童青少年学生高度集中的场所，人口密度大、空间密闭、人员接触时间长，以及学习紧张、锻炼较少、营养不足、机体抵抗力不强等因素均易导致结核分枝杆菌感染者发展为结核病患者。如果没有及时发现，很可能造成结核病在学校的传播。多年来，学校结核病聚集性疫情时有发生，这不仅影响个人身体发育、身心健康和学业，而且也会对学校的教学秩序及其家庭和社会产生很大的影响。

为进一步规范和加强学校结核病防治工作，保护广大儿童青少年身体健康，国家卫生健康委（国家卫生计生委）和教育部多次下发了关于加强学校结核病防治工作的通知，分别在 2017 年和 2020 年联合印发了《学校结核病防控工作规范（2017 版）》和《中国学校结核病防控指南（2020 年版）》。2020 年国家卫生健康委办公厅印发了《中国结核病预防控制工作技术规范（2020 年版）》，中国疾病预防控制中心组织编写了《中国结核病防治工作技术指南》《中国结核病预防性治疗指南》，中国防痨协会也相继出版了《监管场所结核病防治技术指南》及《结核潜伏感染人群预防性治疗手册》等，为我国的结核病预防控制工作提供了重要的技术支撑。

为促进我国结核病防治策略的实施，加快结核病诊、防、治新技术的推广和应用，提高各级结核病防治人员的知识水平、业务技能和实践能力，建立全国结核病防治人才队伍，中国防痨协会启动了“中国防痨公益基金全国结核病防控促进计划 - 人才培训项目（星辰计划）”。该项目通过建立全国结核病防治师资队伍，组织全国结核病防治、临床诊疗、实验室检测等多领域的权威专家，围绕全国结核病防治规划目标、技术规范和指南，汇集了国家级和省级权威专家多年的研究和工作经验，针对不同的对象和培训需求，精心编写了《结核病防治培训教材——防控篇》《结核病防治培训教材——临床篇》和《结核病防治培训教材——学校篇》系列培训教材。

《结核病防治培训教材——学校篇》由全国结核病防治、临床诊疗、疫情监测和学校结核病疫情处置等领域经验丰富的专家，经过反复调研和讨论后撰写完成。本书聚焦学校结核病防治，以实用性为特点，充分吸纳既往经验、最新指南和研究进展，内容全面、重点突出，理论阐述结合实践案例，可读性和操作性强。本书作为培训教材，能够满足学校结核病防治工作人员进行相关培训和日常学习的需求，可有效提升各级、各类学校结核病防治工作人员的业务能力，助力早日实现“无结核校园”。

中国防痨协会理事长 刘剑君

2023 年 8 月

前言

结核病是严重危害公众健康的全球性公共卫生问题，是我国政府重点控制的疾病之一。据2021年世界卫生组织报告，全球有20亿人感染了结核分枝杆菌，新发结核病人数达987万人。我国是全球结核病高负担国家之一，结核病发病人数位居全球第2位。经研究估算，我国5岁以上人群的结核潜伏感染率为18.3%。近年来，随着我国结核病控制策略不断发展，全国全人群结核病发病数和发病率不断下降，但学生群体结核病发病数和发病率下降不明显，学生群体结核病发病数占全人群结核病发病数的比例由2016年的4.32%升高到2021年的6.23%。

学校是儿童青少年学生高度集中的场所，学生处于生长发育期，学习紧张、锻炼少、饮食不当，容易发生机体抵抗力下降，缺乏营养，学校师生在学习、生活中接触频繁、接触时间长，一旦感染了结核分枝杆菌容易发病，发病后如果没有及时发现和有效控制，很容易在校园内传播。学生发生结核病，不仅影响个人身体发育、身心健康和学业，出现学校聚集性疫情后，对学校的教学秩序、家庭和社会也会产生很大的影响。

学校结核病防控是学校传染病防控和卫生保健的重要内容之一，学校结核病防控是我国结核病防治工作的重点工作。多年来，国家卫生健康行政部门和教育部高度重视学校结核病防治工作，联合下发了《学校结核病防控工作规范（2017版）》，明确了学校结核病防治中各部门的职责，规范了学校结核病防治策略和措施，明确提出开展新生入学体检结核病检查、落实在校期间常规预防措施等多项重要举措，使学校结核病防治工作取得了明显成效。受国家卫生健康委员会疾病预防控制局的委托，中国疾病预防控制中心组织专家制定了《中国学校结核病防控指南（2020年版）》，为全国学校结核病防控工作发挥了重要作用。

为了进一步加强学校结核病防治工作，加强全国学校结核病防治队伍建设，中国防痨协会和中国疾病预防控制中心结核病预防控制中心组织在结核病防治、临床诊疗、疫情监测、学校结核病疫情处置等领域有丰富经验的专家编写了《结核病防治培训教材——学校篇》。本教材共十二章，包括概述、学校结核潜伏感染检查、结核感染预防性治疗、学校结核病患者发现、结核病诊断、结核病治疗、患者管理与关怀、感染控制、学校结核病监测、疫情处置、健康教育及结核病疫情处置典型案例。为了突出学习重点，便于读者学习和理解，每章都明确标注了学习目的、培训要点，并设置了练习题和参考答案。

本教材内容全面、重点突出，指导性和操作性强，既可作为各级卫生健康行政部门、教育行政部门、学校、疾病预防控制机构、医疗机构（结核病定点医疗机构、非定点医疗机构和基层医疗卫生机构）和体检机构开展学校结核病防治培训的使用教材，也可作为开展结核病防治日常工作的参考用书。

由于编写时间有限，书稿中难免存在不足之处，有待在实践中进一步完善。

编者

2023 年 8 月

目录

第一章 概述

第一节 学生结核病疫情基本特点......001
第二节 学校结核病防控策略和措施......005
第三节 学校结核病防控工作进展......007
第四节 学校结核病防治工作存在的问题......009

第二章 学校结核潜伏感染检查

第一节 结核感染与发病......013
第二节 学校结核潜伏感染检查对象......015
第三节 结核潜伏感染检测方法......016

第三章 结核感染预防性治疗

第一节 预防性治疗的对象......022
第二节 化学药物预防性治疗......023
第三节 免疫预防性治疗......025
第四节 预防性治疗者登记和管理......026
第五节 效果评价......028

第四章 学校结核病患者发现

第一节 新生入学体检......031
第二节 因症就诊......036

第三节 晨检和因病缺勤病因追查 037
第四节 密切接触者筛查 039
第五节 其他健康体检 040

第五章 结核病诊断

第一节 结核病临床表现 044
第二节 结核病检查 046
第三节 结核病诊断与鉴别诊断 051
第四节 病例报告 053

第六章 结核病治疗

第一节 治疗原则及治疗方案 057
第二节 不良反应观察与处理 063
第三节 疗效观察及治疗转归 070

第七章 患者管理与关怀

第一节 患者管理 076
第二节 患者关怀 084

第八章 感染控制

第一节 通风 091
第二节 隔离 094
第三节 消毒 095
第四节 个人防护 097
第五节 考场的感染控制措施 099
第六节 感染控制评估方法 099

第九章 学校结核病监测

第一节 疫情监测......103
第二节 舆情监测......109
第三节 监测数据分析......111

第十章 疫情处置

第一节 学校结核病预警......116
第二节 信息通报......118
第三节 现场调查......119
第四节 处置措施......121
第五节 流行病学关联的判定......126
第六节 风险评估......127
第七节 突发公共卫生事件应急响应......132
第八节 疫情报告......135

第十一章 健康教育

第一节 健康教育的方法......140
第二节 健康教育的内容......144
第三节 健康教育工作效果评价......146

第十二章 结核病疫情处置典型案例

附件......184

附件 1 新生入学体检告知书......184
附件 2 学校抗结核预防性治疗登记册......185

附件 3　预防性治疗档案……185
附件 4　学校预防性治疗记录卡……189
附件 5　学校结核病健康体检一览表……190
附件 6　学校结核病健康体检汇总表……191
附件 7　县（区）级学校结核病健康体检汇总表……192
附件 8　学生晨检记录表……193
附件 9　肺结核可疑症状者 / 疑似肺结核患者推介 / 转诊单……194
附件 10　学生因病缺勤病因追查登记表……195
附件 11　肺结核患者个案调查表……195
附件 12　肺结核患者休学（课）诊断证明……200
附件 13　肺结核患者复学（课）诊断证明……202
附件 14　学生年龄段 / 教师肺结核患者信息核查表……203
附件 15　疫情发生情况记录表……203
附件 16　学校结核病疫情处置告知书……205
附件 17　跨区域学生肺结核患者告知单……206
附件 18　学校结核病散发疫情现场调查核实反馈表……206
附件 19　学校肺结核患者接触者筛查一览表……207
附件 20　情景剧：校园结核病防治小品（参考样板）……208
附件 21　结核病防控宣传志愿者招募倡议书（参考样板）……211
附件 22　给家长的一封信（参考样板）……212

附录……214

附录 1　中英文名词对照表……214
附录 2　参考答案……215

参考文献……226

第一章
概述

学习目的

1. 掌握我国学校结核病防控策略和措施。
2. 了解学生结核病疫情特点。
3. 了解学校结核病防治工作进展。
4. 了解学校结核病防治工作中存在的主要问题。

结核病是结核分枝杆菌（mycobacterium tuberculosis，MTB）感染的慢性全身性疾病。学校结核病的流行不仅危害学生的生长发育、身心健康，影响学生的学习和生活，一旦发生学校聚集性疫情，可能扰乱学校正常的教学秩序，对社会稳定产生不良影响。因此，了解学校结核病流行病学特点和防控策略，对降低学校结核病疫情具有十分重要的作用。

第一节　学生结核病疫情基本特点

一、全国学生肺结核发病率变化趋势

我国传染病网络报告系统数据显示，2016 年学生肺结核报告发病数为 3 609 例，报告发病率为 13.9/10 万；2020 年学生肺结核报告发病数为 4 472 例，报告发病率为 15.9/10 万。其中，2016—2018 年报告发病率上升，2018—2020 年报告发病率下降（表 1-1）。

表 1-1　2016—2020 年全国学生肺结核报告发病情况

年份 / 年	学生数 / 万人	报告发病数 / 例	报告发病率 /10^{-5}
2016	25 927	36 094	13.9
2017	26 275	40 656	15.5
2018	26 867	48 289	18.0
2019	27 449	48 039	17.5
2020	28 223	44 721	15.9
合计	134 741	217 799	16.2

报告发病率一度出现升高，除与学生免疫力较低和学习压力大、学校人口密集易造成结核病传播有关外，还与近年来在多方面强化了学校结核病防控工作相关。一是各地加强了对学校结核病防治工作的重视，采取关口前移、多措并举的措施提高了学生结核潜伏感染筛查和患者发现的力度，尤其在《学校结核病防控工作规范（2017 版）》发布后，各地陆续推动将结核病筛查纳入各级各类学校的新生入学体检，部分地区还增加了学生在校期间的检查，提高了学校结核潜伏感染者和结核病患者的发现和干预力度；二是分子生物学等检测新技术的广泛应用，提高了实验室检测灵敏度，缩短了确诊时间，学生肺结核患者的病原学阳性率有所升高；三是自 2018 年 7 月起学校肺结核单病例纳入国家传染病自动预警信息系统，疾病预防控制机构加强了对学龄段肺结核患者的信息核实，提升了学校结核病监测的灵敏度。

二、学生肺结核发病数在全人群发病数中的占比

《2021 中国统计年鉴》发布的人口数据显示，2020 年底全国共有在校学生 2.8 亿余人，约占全国总人口的 19.8%。全国结核病监测系统数据显示：2016 年全国肺结核报告发病人数 83 万余人，其中，学生肺结核发病人数为 3.6 万余人，学生肺结核报告发病数占全人群肺结核报告发病数的比例为 4.32%；2020 年全国肺结核报告发病人数 67 万余人，其中，学生肺结核发病人数为 4.4 万余人，学生肺结核报告发病数占全人群肺结核报告发病数的比例为 6.67%（表 1-2）。

表 1-2　全国学生肺结核报告发病数占全人群肺结核报告发病数的比例

年份 / 年	全人群肺结核报告发病数 /例	学生肺结核报告发病数 / 例	比例 /%
2016	836 236	36 094	4.32

续表

年份 / 年	全人群肺结核报告发病数 /例	学生肺结核报告发病数 / 例	比例 /%
2017	835 193	40 656	4.87
2018	823 342	48 289	5.86
2019	775 764	48 039	6.19
2020	670 538	44 721	6.67
合计	3 941 073	217 799	5.53

三、学生肺结核报告发病时间分布

2016—2020 年学生肺结核患者从报告时间上看，每年 3—4 月和 9 月为学生肺结核报告发病的高峰（2020 年因受到新冠疫情影响，学校上课时间后延），与一般在春季进行中考和高考体检、秋季进行新生入学体检等相关工作的开展有关（图 1-1）。

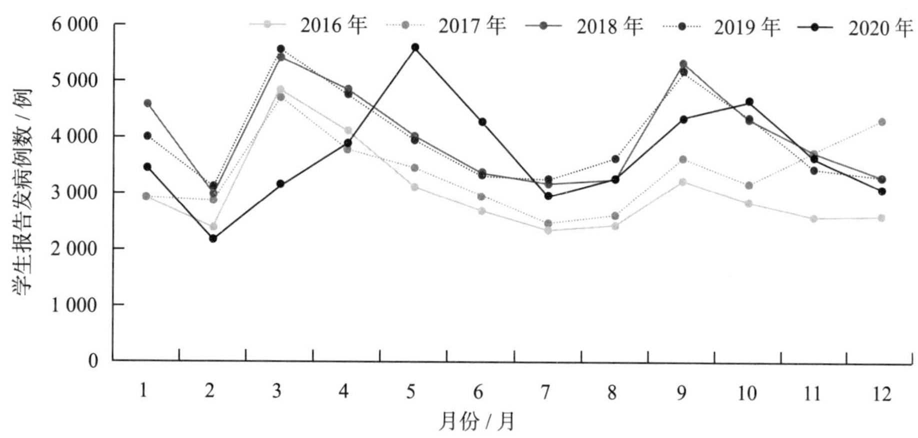

图 1-1　2016—2020 年全国学生患者报告月份分布

四、学生肺结核患者地区分布

2016 年全国学生肺结核报告发病数居全国前 3 位的省份依次为贵州、四川和河南，分别占全国学生肺结核发病数的 9.77%、8.05% 和 6.56%；2020 年全国学生肺结核报告发病数居全国前 3 位的省份依次为四川、贵州和河南，分别占全国学生肺结核发病数的 10.94%、10.49% 和 6.67%。

学生肺结核报告发病率西部高、中东部低，与全人群报告发病的地区分布相似（表 1-3）。

表 1-3　2020 年各省全人群肺结核报告发病数和学生肺结核报告发病数

行政区划	全人群肺结核报告发病数 / 例	学生肺结核报告发病数 / 例	学生患者占比 /%
北京	6 150	236	3.84
天津	3 204	231	7.21
河北	24 997	2 100	8.40
山西	11 091	776	7.00
内蒙古	10 008	428	4.28
辽宁	19 098	976	5.11
吉林	8 546	594	6.95
黑龙江	15 316	750	4.90
上海	5 908	230	3.89
江苏	22 922	1 152	5.03
浙江	24 521	1 111	4.53
安徽	26 656	1 327	4.98
福建	16 217	693	4.27
江西	26 141	1 208	4.62
山东	24 917	1 668	6.69
河南	41 712	2 985	7.16
湖北	31 329	1 970	6.29
湖南	52 539	2 563	4.88
广东	58 065	2 454	4.23
广西	34 913	1 729	4.95
海南	7 875	313	3.97
重庆	20 836	1 685	8.09
四川	46 218	4 893	10.59
贵州	34 976	4 693	13.42
云南	29 182	2 156	7.39
西藏	5 264	1 380	26.22
陕西	18 319	1 283	7.00
甘肃	8 119	449	5.53
青海	5 705	1 065	18.67
宁夏	2 066	142	6.87
新疆	27 728	1 481	5.34

五、学生肺结核患者年龄分布

在 2020 年学生肺结核患者中，按照年龄分析，以 18 岁患者数最多，为 6 791 例（占 15.19%），其次为 17 岁患者 6 535 例（占 14.61%）和 16 岁患者 5 007 例（占 11.20%）（图 1-2）；按照学龄段分析，小学年龄段 2 606 例（占 5.83%），初中年龄段 8 431 例（占 18.85%），高中年龄段 18 333 例（占 40.99%），大学年龄段 13 374 例（占 29.91%）。

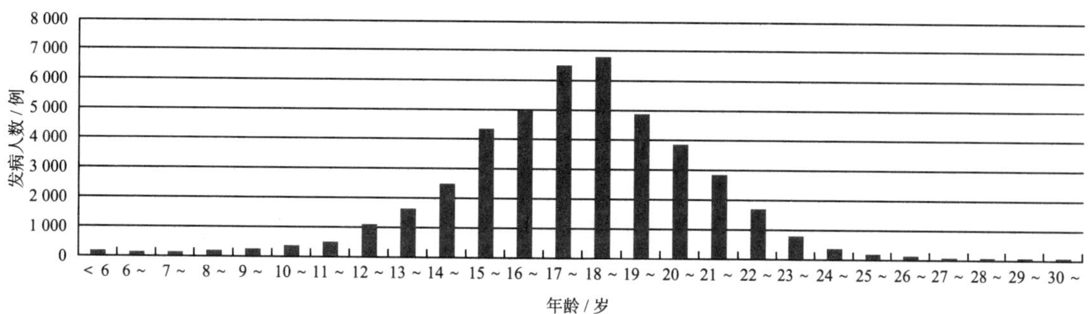

图 1-2　2020 年全国学生不同年龄肺结核发病人数

第二节　学校结核病防控策略和措施

学校结核病防治工作要在各级政府的领导下，按照属地化管理、联防联控、预防为主的工作原则，卫生健康、教育等行政部门密切配合，将学校结核病防治工作纳入当地的传染病防控工作规划，共同监督、指导辖区内各级各类医疗卫生机构和学校做好结核病防治工作，形成职责明确、各司其职的学校结核病防治工作格局。学校结核病防控核心措施包括以下几点。

一、加强对学校结核病防治工作的重视，建立联防联控机制

学校结核病防治工作不仅关系到学生和教职员工的身体健康，更关系到学校和社会的和谐稳定。各地教育和卫生健康行政部门以及其他相关机构，要加强对学校结核病防治工作的重视，要将其作为重要工作内容列入年度工作计划之中。各级各类学校要将结核病防治工作纳入学校传染病防治工作总体计划中，明确专人负责，切实将学校结核病防治的各项措施贯彻落地。

建立部门间、机构间的联防联控工作机制，定期召开工作例会，通报疫情信息和相关工作进展；联合组织开展学校结核病防治工作的督导检查，及时发现工作中的薄弱环节和短板，开展有针对性的技术指导和培训。卫生健康部门加强对学校结核病防治工作的业务指

导，发生学校结核病疫情后，教育部门密切配合卫生健康部门开展疫情的调查和处置工作。

二、把好新生入学体检关

制定和落实新生入学体检制度，保障体检工作经费的落实到位，因地制宜，可采取集中体检或分散体检等方式，提高体检率，不断提高体检工作质量。对所有入校新生进行结核病相关检查，并建立健康档案；对新进入学校的教职员工，进行结核病有关项目的检查。

三、开展结核病健康教育

学校应将结核病防治知识的健康教育纳入教学和卫生防病总体计划，定期和持续地开展多种形式的宣传教育活动，提高师生对结核病的认识和防范意识，提升师生的结核病防治核心知识知晓率。

四、加强学校结核病监测

规范开展晨检、因病缺勤病因追查和登记等工作，加强师生结核病疫情的主动监测，对发现的肺结核可疑症状者或肺结核 / 疑似肺结核患者要及时转诊，做到患者的早期发现。疾病预防控制机构要利用全民健康保障信息化工程疾病预防控制信息系统，主动监测学校结核病患者的报告情况，开展预警信号响应，及时将监测发现的学校结核病患者信息向学校反馈、开展疫情处置，利用监测信息对辖区内的学校肺结核疫情进行汇总分析，及时发现聚集性疫情发生风险高的学校。

五、改善学校环境卫生，倡导校园文明

保持教室、宿舍、图书馆、计算机房等公共场所的环境卫生，建立定期通风制度。树立个人是自己健康第一责任人的意识，发病后及时就医，不向医生隐瞒个人信息，如实向学校报告。培养良好的卫生习惯和呼吸道卫生，不随地吐痰，不直接面对他人咳嗽和打喷嚏等。

六、开展学校结核病疫情处置

强化联防联控工作机制，保障人员、经费、物资配备，建立完善应急处置预案，提高应急队伍处置能力。发现学校出现活动性肺结核病例后，立即开展患者个案调查、进行密切接触者筛查和后续处理、加强教室和宿舍通风、做好环境终末消毒，并做好患者的治疗

管理；学校发生结核病聚集性疫情后，要立即组织开展现场流行病学调查和应急处置，强化健康教育，加强舆情监测和处置，及时进行疫情研判和风险评估。

一旦确认发生学校结核病突发公共卫生事件，要在2h内上报，规范开展各项应急处置工作，及时研判疫情风险。通过有效处置，防止疫情进一步扩散蔓延，降低疫情危害和不良社会影响。

七、落实学校结核病预防性治疗工作

学校结核病防控应符合国家结核病防控策略的要求，控制结核病必须控制结核潜伏感染。按照《中国结核病预防性治疗指南》实施要求和管理要求，积极开展预防性治疗、建立档案、督导全程用药、定期随访等工作，并留存相应的资料。

学校在结核病预防性治疗工作中的具体任务包括：

1. 配合疾病预防控制机构开展肺结核病例调查、摸排密切接触者并予以登记。
2. 宣传结核病筛查和预防性治疗政策，动员密切接触者进行筛查。
3. 组织密切接触者到指定机构开展结核感染筛查或者有条件单位可开展结核感染筛查。
4. 对结核潜伏感染者和监护人 / 家长进行健康教育，动员其进行预防性治疗。
5. 配合相关机构开展预防性治疗者定期复诊管理、不良反应监测与处置。
6. 在疾病预防控制机构和基层医疗卫生机构指导下开展预防性治疗督导用药管理。

第三节　学校结核病防控工作进展

学校结核病防控一直是我国结核病防治工作的重中之重，2016—2020年，我国在学校结核病防控方面主要开展了以下工作。

一、制订学校结核病防控规范、技术指南手册

2017年6月26日，国家卫生计生委和教育部联合下发了《学校结核病防控工作规范（2017版）》，明确了医疗卫生和教育系统各机构的职责及工作任务，规范了常规防控措施、学校发生散发疫情和突发公共事件时的应对处理措施。2017年7月至2020年9月，中国疾病预防控制中心结核病预防控制中心牵头组织专家制定和编写了《中国学校结核病防控指南（2020年版）》，细化了学校结核病防控各项措施的技术规范和工作要求，该指南于2020年10月16日由国家卫生健康委员会和教育部办公厅联合印发。

2022年4月，中国防痨协会和中国疾病预防控制中心结核病预防控制中心联合出版

了《结核潜伏感染人群预防性治疗手册》，明确了青少年学生是我国结核潜伏感染高危人群和重点筛查对象。

二、组织开展学校结核病防控工作自查和调研

2017 年底，原国家卫生计生委和教育部办公厅联合开展了学校结核病防控工作的专项检查，参与自查的单位包括省、地（市）、县（区）卫生计生行政部门和教育行政部门，医疗机构和疾病预防控制机构，以及普通中小学、中等职业学校、普通高等学校、特殊教育学校和托幼机构，重点检查了寄宿制学校，尤其是农村寄宿制学校。2020 年 11—12 月，国家卫生健康委组织相关专项调研组，对抽取的 4 省的卫生健康行政部门、疾病预防控制机构、定点医疗机构和学校开展现场调研。通过自查和调研，了解全国学校结核病防控工作现状及存在的问题，有力促进了学校结核病各项防控措施的落实。

三、加强学校结核病监测和信息利用

中国疾病预防控制中心结核病预防控制中心于 2018 年提出将学校肺结核单病例纳入国家传染病自动预警信息系统的建议，并与传染病防治处和信息中心共同完成了预警系统的修订。中国疾病预防控制中心传染病防治处分别于 2018 年 7 月 6 日和 2021 年 2 月 24 日两次发文，实现了学校师生和学生年龄段肺结核单病例的自动预警，减轻了基层疾病预防控制机构人员的工作量，提高了学校结核病疫情监测的灵敏度和疫情处置的及时性。结核病预防控制中心对全国各省的预警信号响应情况进行月度分析和报告，促进了各地预警信号响应率和及时响应率的提高。结核病预防控制中心每周收集汇总上一周报告的师生肺结核病例、2 例及以上有流行病学关联的聚集性疫情信息，以及学校结核病突发公共卫生事件的进展数据，形成学校肺结核疫情监测周报，用以指导防控工作。及时掌握学校结核病突发公共卫生事件报告及疫情处置工作情况，跟踪和指导现场应急处置。

四、开展防控策略措施研讨和技术培训

组织结核病防治、临床诊疗、实验室和教育系统相关专家，在循证的基础上，对新生入学体检、密切接触者筛查、儿童抗结核治疗、预防性治疗等各关键环节的技术及要求进行充分研讨，规范了实际工作流程和技术细节，撰写了新生入学体检结核病检查和密切接触者筛查等相关团体标准，对医政医管局的中小学生健康体检管理办法（2021 年版征求意见稿）提出修订建议，加强学生群体中的结核病患者发现。每年召开工作年会或研讨会，交流各地工作进展，并对各级学校结核病防治专业人员开展技术培训。

五、设计和实施学生密切接触者筛查和干预试点项目

为将结核病阻断在校门外，在开展新生入学体检结核病检查的基础上，中国疾病预防控制中心结核病预防控制中心于 2020 年设计了活动性肺结核患者家庭内的学生密切接触者筛查和干预试点项目，并在 7 省启动实施，将为实现学校结核病防控关口前移提供科学依据。

六、及时处置学校疫情

中国疾病预防控制中心结核病预防控制中心及时追踪和指导各地学校结核病疫情处置和应对，2016—2020 年各地共报告和处置 67 起学校结核病突发公共卫生事件，其中多起事件组织国家级专家组赴现场开展技术指导。

第四节　学校结核病防治工作存在的问题

国家卫生健康委和教育部一直高度重视学校结核病防治工作，各级疾病预防控制机构、医疗机构、学校等机构通力合作，积极投入到学校结核病防治行动中，力求通过采取强有力措施，有效控制学校结核病的传播流行，切实保护广大师生的身体健康。但是在学校结核病防治工作中仍然面临一些问题和挑战，主要表现在以下方面。

一、学校日常防控措施落实不到位

1. 新生入学体检结核病检查落实不到位，体检工作质量有待提高。“十三五”全国结核病防治规划终期评估结果显示，2020 年新生入学体检结核病检查率约为 86%，按照《学校结核病防控工作规范（2017 版）》的要求规范开展新生入学体检结核病检查的学校仅占约 64%。

2. 学校结核病防治知识宣传教育的长效机制不健全，结核病健康教育针对性和持续性不强，形式较单一，导致学生结核病防治核心知识掌握不够，自我防病意识不足，发病后不及时就医或诊断后对学校隐瞒病情。调查显示大学生群体的结核病核心知识知晓率在 40% ~ 66%。

3. 部分学校没有按照要求配备卫生技术人员 / 保健老师。2014 年全国学校结核病防治工作自查结果显示，调查学校配备校医的总体比例为 65.1%，民办学校配备校医的比例仅 53.3%；“十三五”全国结核病防治规划终期评估结果显示，学校自报配置卫生技术人员 / 保健老师的比例为 90.8%，但达到学生与卫生技术人员的比例为 600 ：1 要求的学校

比例仅为18.8%。

4. 部分学校没有明确疫情报告人。2014年全国学校结核病防治工作自查发现，有5.2%的学校未明确疫情报告人；而在“十三五”全国结核病防治规划终期评估工作中发现，这一比例仍然达到2.5%。

5. 教室和宿舍通风不良、人员拥挤，晨检和因病缺勤病因追查工作流于形式。学生出现肺结核可疑症状或诊断为活动性结核病后仍在校上课，就诊延迟情况严重。部分地区对发生聚集性疫情的学校进行调查，显示教室和宿舍人员拥挤，人均使用面积达到国家要求的比例分别约为57%和43%。“十三五”全国结核病防治规划终期评估学校结核病防控工作专项调查发现，约95%的抽样学校自报开展了晨检和因病缺勤病因追查工作，但晨检发现的有肺结核可疑症状的学生转诊至医疗机构的比例不足50%，因病缺勤的学生中明确了病因的学生比例约为90%。全民健康保障信息化工程疾病预防控制信息系统监测报告管理模块的病人管理部分数据显示，近50%的学生肺结核患者出现就诊延迟，约15%的患者超过8周才就诊。

二、疾病预防控制机构存在的问题

1. 疾病预防控制机构对学校结核病防治的健康教育和业务人员培训及技术指导不足。2014年全国学校结核病防治工作自查结果显示，医疗机构将诊断的学生肺结核患者信息向疾病预防控制机构反馈的比例不到70%，有15%的地（市）级和20%的县（区）级疾病预防控制机构未组织开展学校结核病防治的业务培训和技术指导。

2. 在学校发生散发疫情时，疾病预防控制机构要在学校的配合下，迅速组织开展密切接触者筛查等疫情处置，及时发现活动性肺结核患者，避免结核病的传播和疫情蔓延。但在实际工作中，学校结核病疫情处置存在密切接触者筛查工作不及时、不全面和不规范的问题。其中筛查工作不及时和筛查范围不足与学校和疾病预防控制机构的协调配合密切相关。根据近年来的学校结核病突发公共卫生事件报告，启动密切接触者筛查工作与报告指示病例之间的时间间隔最长达到60d，约1/3的突发事件在指示病例报告后10d以上才启动密切接触者筛查工作，造成结核病蔓延的风险增高。筛查范围不足，尤其是对同班级同宿舍同学之外的其他校内密切接触者筛查率低，可能造成活动性肺结核患者未能发现或未能及时发现，引起结核病的继续传播。

三、医疗机构存在的问题

医疗机构对学生肺结核患者的警觉性不够，未及时开展有关检查、进行诊断和鉴别诊断，导致诊断延迟。对部分学校聚集性疫情分析发现，学生首发病例从出现症状到确诊的时间间隔最短的为 2 个月，最长的将近 6 个月。医疗机构对学生结核病患者的传染病报告信息填报不规范，2014 年全国学校结核病防治工作自查结果显示，学生结核病信息填写完整率不足 80%，向疾病预防控制机构反馈学生疫情信息的比例不到 70%，综合性医院诊断学生患者向定点医院转诊的比例仅为 66.7%。

四、部分地区对学校结核病防治工作的重要性认识不足

部分地区的教育和卫生健康行政部门，以及学校领导对学校结核病疫情的严峻性和防治工作的重要性认识不到位，没有按要求开展相关工作。

1. **未制定学校结核病防控工作计划** 2014 年全国学校结核病防治工作自查结果显示，有 17.6% 的地（市）级和 17.5% 的县（区）级卫生健康行政部门未制定学校结核病防治的年度工作计划；2020 年开展的“十三五”全国结核病防治规划终期评估结果显示，有 11.9% 的学校未将结核病防控工作纳入 2019 年学校年度工作计划之中。

2. **部门间的合作和沟通机制不健全** 卫生健康和教育行政部门未建立学校结核病防控合作机制。2004 年学校结核病自查结果显示，有 22.6% 的地（市）和 18% 的县（区）未召开部门间的协调工作会，有 21.5% 的地（市）和 16.1% 的县（区）未联合开展学校结核病防治工作的督导检查。

培训要点

1. 学生肺结核报告发病率低于全人群，但学生患者在全部患者中的占比逐年升高。学生结核病疫情呈现与全人群报告发病不同的特点。

2. 近年来，在制定学校结核病防控规范和指南、组织开展自查和调研、强化监测、开展技术研讨和培训、实施试点项目和开展疫情应急处置方面开展了大量工作。

3. 学校结核病防控的策略主要是加强对学校结核病防治工作的重视、把好新生入学体检关、开展结核病健康教育、加强学校结核病监测、改善学校环境卫生和及时规范处置学校结核病疫情。

4. 学校结核病防控中仍存在问题，主要是对学校结核病防治工作的重要性认识不足、部门间合作和沟通机制不健全、学校常规防控措施落实不到位、学校与疾病预防控制机构的协调配合有待提高，以及医疗机构诊疗和报告工作不规范。

练习题

一、单选题

1. 2020 年全国报告的学生肺结核患者占所有患者的比例为（　　）
   A. 4.0%　　B. 5.1%　　C. 6.7%　　D. 7.5%
2. 2020 年全国学生肺结核报告发病率为（　　）
   A. 12.0/10 万　　B. 15.9/10 万　　C. 16.5/10 万　　D. 17.8/10 万
3. 从不同月份报告的学生患者数看，哪几个月份报告患者数最多（　　）
   A. 1 月和 2 月　　B. 5 月和 6 月　　C. 7 月和 8 月　　D. 3—4 月和 9 月
4. 从学生患者的学龄段看，哪个学龄段报告的患者数最多（　　）
   A. 小学　　B 初中　　C. 高中　　D. 大学
5. 从学生患者的年龄看，哪个年龄报告的学生患者数最多（　　）
   A. 16 岁　　B. 17 岁　　C. 18 岁　　D. 19 岁
6. 学生肺结核报告发病率曾出现上升的原因（　　）
   A. 患者发现力度提高
   B. 学校结核病监测的灵敏度显著提升
   C. 实验室检测灵敏度提升
   D. 以上都是
7. 2020 年全国终期评估结果显示，未将结核病防控工作纳入年度工作计划的学校占比为（　　）
   A. 8.0%　　B. 9.0%　　C. 11.9%　　D. 12.5%
8. 2020 年新生入学体检结核病检查率约为（　　）
   A. 60%　　B. 70%　　C. 86%　　D. 96%
9. “十三五”规划终评调查发现，开展了晨检和因病缺勤病因追查工作的学校占比为（　　）
   A. 60%　　B. 70%　　C. 80%　　D. 95%
10. “十三五”规划终评调查发现，未明确疫情报告人的学校占比为（　　）
    A. 2.5%　　B. 5.2%　　C. 18.8%　　D. 53.3%

二、问答题

1. 我国学生结核病疫情特征有哪些？
2. 学校结核病防控工作中存在的主要问题有哪些？
3. 我国学校结核病防控的核心措施有哪些？

第二章 学校结核潜伏感染检查

学习目的

1. 掌握学校结核病防控工作中结核潜伏感染检测的对象。
2. 掌握结核潜伏感染检测的方法和结果判断。
3. 了解结核潜伏感染的概念和结核病发病的高危因素。

研究表明：在感染结核分枝杆菌的人群中，将有 5% ~ 10% 的人一生中会发展为结核病，免疫功能低下、高危人群的发病风险更高。国内外有大量研究结果证实，预防性治疗对感染结核分枝杆菌的高危人群具有保护作用，是预防结核病的主要措施之一。对结核分枝杆菌感染者开展预防性治疗是显著降低感染者的发病风险、降低结核病发病率的直接手段，可减少结核病在学校等人口密集场所的传播。

第一节　结核感染与发病

结核分枝杆菌感染人体后，可以表现为多种结果，多数人呈现一过性感染、结核分枝杆菌很快被机体清除；少部分人呈现结核潜伏感染（latent tuberculosis infection，LTBI）状态或发展为结核病（tuberculosis，TB）。

一、结核分枝杆菌潜伏感染

（一）结核潜伏感染的定义

LTBI 是指机体感染了结核分枝杆菌，但没有发生临床结核病，且没有临床细菌学和影像学方面活动结核的证据。世界卫生组织（WHO）指出，LTBI 是机体对结核分枝杆菌抗原有持续性的免疫应答但无活动性结核病临床证据的一种状态。

（二）全球结核潜伏感染现况

2021 年全球结核病报告显示，全球约 1/4 的人口（近 20 亿人）感染 MTB，东南亚、西太平洋和非洲地区是 LTBI 高负担地区，约占全球 LTBI 总人数的 80%；其中东南亚和西太平洋地区分别占 35% 和 30%。全球 MTB 近期感染率约为 0.8%，约为 5 500 万人。全球 15 岁以下儿童 LTBI 人数为 9 700 万，约占感染总人数的 6%。不同地区受当地结核病疫情的影响，人群 LTBI 率差异较大。

（三）我国结核潜伏感染现况

我国是 MTB 高感染国家之一。在 2000 年全国结核病流行学抽样调查中，采用结核菌素纯蛋白衍生物（purified protein derivative，PPD）进行了结核菌素皮肤试验（tuberculin skin test，TST），硬结平均直径≥ 10mm 者所占比例为 28.3%，估算全国感染人数为 3.5 亿，未接种卡介苗儿童的结核感染率为 9%。另有研究者采用模型研究、基于γ干扰素释放试验（interferon gamma release assay，IGRA）对人群结核分枝杆菌潜伏感染率进行了估算，5 岁以上人群的潜伏感染率估算为 18.1%，15 岁及以上人群的潜伏感染率达到 20.3%，据此估算全国结核感染人数 2.5 亿人。

二、结核分枝杆菌感染与发病

结核病是由 MTB 感染引起的慢性呼吸道传染病，人体许多脏器可以发生结核病，如肺脏、肾脏、骨骼、胃肠道、脑膜等，以肺结核（pulmonary tuberculosis，PTB）最为常见，约占 80%。

在人类历史上，结核病和天花、鼠疫、霍乱等传染病一样，曾经在全世界广泛流行。结核病是全世界由单一致病菌引致死亡最多的传染性疾病，仅自 1882 年科赫发现结核分枝杆菌以来，迄今因结核病死亡的人数已达 2 亿。目前全球结核病发病率呈缓慢下降态势，但仍是全球重大的公共卫生问题，一直威胁着人类的健康和生命安全。2021 年 WHO 全球结核病报告显示，2020 年全球新发结核病病例近 987 万，死亡人数达 149.4 万；估算我国新发结核病人数 84.2 万，因结核病死亡人数约 3 万。

（一）结核感染后的发病机制

MTB 感染是结核病发生的前提和基础。MTB 主要通过飞沫核进入机体肺部，如果免疫力低下可引起感染，感染的概率大约为 30%。机体感染 MTB 后，可出现 3 种结局：①多数人 MTB 被清除；②少数人 MTB 被抑制，但未被清除，形成 LTBI 状态；③一部分人 MTB 呈现明显的复制并在近期发生活动性结核病。

（二）不同人群感染结核后的发病风险

LTBI 个体发展为活动性结核病，多数发生在感染后几个月至两年内。LTBI 个体在一生中发病的概率平均为 5% ~ 10%，这一概率在不同的人群中差异很大，艾滋病病毒感染、年龄≤ 5 岁、使用 TNF-α 抑制剂、慢性肾病、透析等人群感染后发病风险很高。比如在肺结核患者的家庭内儿童密切接触人群中，年龄≤ 5 岁的 LTBI 者在 2 年内发病率高达 19%；LBTI 合并感染 HIV 时，结核病年发病率达 7% ~ 10%；有结核病患者密切接触史的青年学生，结核病的发病概率也明显升高。

第二节　学校结核潜伏感染检查对象

学生在多种情况下需进行结核潜伏感染检测，主要包括以下几种情形。

一、入学新生

（一）幼儿园、小学及非寄宿制初中入学新生

在对幼儿园、小学及非寄宿制初中入学新生进行入学体检时，对于有肺结核患者密切接触史或肺结核可疑症状的新生，要按照学校发放的《新生入学体检告知书》（附件 1）的要求，到学校指定的体检机构进行感染检测。

（二）高中和寄宿制初中入学新生

在高中和寄宿制初中新生进行入学体检时，要按照学校发放的《新生入学体检告知书》（附件 1）的要求，在学校指定的体检机构进行感染检测。

（三）大学入学新生

在大学新生进行入学体检时，对重点学校或来自重点地区的新生开展感染检测。

确定重点地区和重点学校时，至少需要从以下 3 个方面综合考虑：①学校所在地区的结核病疫情是否高或新生是否来自结核病高疫情地区，如是，则进行感染检测；②新生进入的学校的结核病日常防控工作开展情况，如果工作状况不佳，可将该校作为重点学校；③新生进入的大学是否发生过聚集性疫情，尤其是近年发生多起聚集性疫情甚至学校结核病突发公共卫生事件的学校，可将该校作为重点学校。除此之外，各地还可根据当地实际，结合其他方面的考虑，综合判定重点地区和重点学校。

二、学校结核病患者密切接触者

学校一旦出现 1 例活动性肺结核患者，要立即对肺结核患者的所有密切接触者进行包含感染检测在内的筛查，做到应查尽查。如果筛查发现新患者，还需对新发现病例的密切接触者进行筛查。如感染检测发现密切接触者的感染水平明显升高，需将筛查范围逐步扩大到指示病例的一般接触者、偶尔接触者和学校其他人员。

三、中小学的在校学生

按照国家卫生健康委员会和教育部联合印发的《中小学生健康体检管理办法（2021 年版）》的要求，除在新生入学体检中已进行感染检测者外，中小学所有在校学生每年需开展结核感染检测。

四、其他人群

对于活动性肺结核患者家庭内的学生密切接触者，以及合并有免疫功能受损相关疾病的师生，建议开展结核感染检测。

第三节　结核潜伏感染检测方法

目前，用于 LTBI 检测的技术主要包括两类：一类是皮肤试验，包括 TST 和新型结核菌素皮肤试验（creation tuberculin skin test，C-TST），另一类是 IGRA。

一、皮肤试验

（一）原理

TST 和 C-TST 均是基于Ⅳ型迟发型变态反应的一种皮肤试验。结核菌素是 MTB 的菌体成分，目前使用的多为 PPD。由于结核菌素与卡介苗（Bacillus Calmette-Guérin，BCG）和非结核分枝杆菌（nontuberculous mycobacteria，NTM）会发生交叉反应，试验结果有可能出现假阳性，特别在 NTM 高流行地区，采用 PPD 进行检测的特异度将受到影响。

目前，全球已研制成功的 C-TST 试剂包括丹麦研制的 C-Tb、俄罗斯研制的 Diaskintest 和我国研制的重组结核杆菌融合蛋白（recombinant mycobacterium tuberculosis fusion protein）（EC）等。该类试剂包含针对 MTB 特异性的抗原 ESAT-6 和 CFP-10，在 BCG 和其他大多数 NTM 中不含这些抗原，因此，该试验可以有效鉴别 BCG 接种与 MTB 感染，用于检测 LTBI 具有操作简单、灵敏度和特异度高的特点。

（二）方法

TST 和 C-TST 的注射和操作方法是相同的。

1. **注射部位** 选择位于左前臂掌侧中下 1/3 交界处，避开瘢痕，血管和皱褶。如近期已做过皮肤试验，则选择在第一次注射部位斜上方 3 ~ 4cm 处，或取右前臂。

2. **局部消毒** 用 75% 酒精消毒皮肤，每注射一人一针一管，需要更换注射器和针头。

3. **皮内注射** 待酒精蒸发干燥后，用 1mL 注射器吸取 0.1mL PPD 或 0.1mL C-TST 制剂，刻度和针孔斜面一致向上；托住受试者的前臂并绷紧皮肤；将针尖平放在绷紧的皮肤上，稍向下压，呈 5° ~ 10° 角刺入皮内，不见针孔即可；一手固定针头，另一手推药，缓慢准确地注射 0.1mL，呈直径为 6 ~ 10mm 大小白色隆起，不要揉摩，将针稍捻后退出。

4. **注射后观察** 注射后嘱受试者原地休息，观察 30min，如无不适方可离开。

（三）禁忌证

1. 患急性传染病（如麻疹、百日咳、流行性感冒、肺炎等）、急性眼结膜炎、急性中耳炎、广泛皮肤病及过敏体质者暂不使用。

2. 有多种药物过敏反应史、癔症史。

3. 受试者患有全身性皮肤病。

4. 临床医生判定暂不适合进行皮肤试验的其他情况。

（四）结果判断

1. 结核菌素皮肤试验

（1）结果判读：注射后 48 ~ 72h 反应达高峰，试验局部出现硬结。因此，在注射后 72h 观察结果最佳，以局部皮下硬结直径为准，检查测量硬结的大小，以硬结的横径 + 纵径的平均数为依据。

阴性和阳性反应不同等级的判断标准包括以下两项。

1）阴性（ - ）：硬结平均直径 < 5mm 或无反应。

2）阳性（ + ）：硬结平均直径 ≥ 5mm 者为阳性。硬结平均直径 ≥ 5mm 且 < 10mm 为一般阳性；硬结平均直径 ≥ 10mm 且 < 15mm 为中度阳性；硬结平均直径 ≥ 15mm 或局部出现双圈、水疱、坏死及淋巴管炎者为强阳性。

（2）判断结核分枝杆菌感染的标准

1）在没有 BCG 接种和 NTM 感染时，硬结平均直径 ≥ 5mm 为 LTBI。

2）在 BCG 接种地区或 NTM 感染流行地区，以硬结平均直径 ≥ 10mm 为 LTBI；对

HIV 阳性、接受免疫抑制剂 > 1 个月者，硬结平均直径≥ 5mm 为 LTBI。

3）与病原学阳性肺结核患者有密切接触的 5 岁以下儿童，硬结平均直径≥ 5mm 为 LTBI。

4）出现双圈、水疱、坏死、淋巴管炎等强阳性反应，应视为 LTBI。

2. 新型结核菌素皮肤试验

（1）结果判读：注射后 48 ~ 72h 检查注射部位反应，以 48h 观察结果最佳。测量记录红晕和硬结的横径及纵径的毫米数，以红晕或硬结平均直径（横径与纵径之和除以 2）大者为判断依据，即如果红晕平均直径大于硬结平均直径，则以红晕平均直径作为判断标准，反之，如果硬结平均直径大于红晕平均直径，则以硬结平均直径作为判断依据。

C-TST 阴性和阳性结果判定界值为：红晕或硬结的平均直径≥ 5mm 为阳性反应，以大者为标准。凡有水疱、坏死、淋巴管炎者均属强阳性反应。红晕或硬结的平均直径 < 5mm 为阴性反应。

（2）判断结核分枝杆菌感染的标准：C-TST 阳性即表明受到 MTB 感染。

需要注意的是，感染时间短、机体免疫及变态反应尚未形成，或严重感染、使用免疫抑制剂、免疫缺陷的人群，C-TST 的反应性可能会减弱。C-TST 检测结果两年内由阴转阳，可提示新近感染。

二、γ 干扰素释放试验

（一）原理

机体感染 MTB 以后，血液中存在着特异的效应 T 淋巴细胞。当机体再次接触 MTB 特异性抗原时，效应 T 淋巴细胞产生和分泌 γ 干扰素，可以通过定量检测释放的 γ 干扰素的水平或计数，来判定是否存在 LTBI。由于 IGRA 采用的是 MTB 蛋白质的多肽抗原（主要为 ESAT-6 和 CFP-10），而 BCG 菌株和绝大部分的 NTM 都不含有这两种蛋白质，所以 IGRA 可避免 BCG 接种和 NTM 感染带来的假阳性。

（二）方法

临床上常用的 IGRA 技术有两种，一种是基于酶联免疫吸附试验（enzyme-linked immunoadsordent assay，ELISA）的 Quanti FERON 试验，检测全血中致敏 T 细胞再次受到 MTB 特异性抗原刺激后释放 γ 干扰素的水平，称为全血检测。另一种是基于酶联免疫斑点试验（enzyme-linked immunospot assay，ELISPOT assay）的 T-SPOT.TB 试验，检测外周血单个核细胞中能够释放 γ 干扰素的效应 T 细胞数量，称为细胞检测或结核感染 T 细胞检测。

IGRA 检测为体外免疫诊断试验，可避免机体免疫状态对实验结果的影响。但该试验需要在实验室特定的仪器上进行，基层大规模筛查存在一些困难。由于特异度较高，这一技术在临床上对病原学阴性肺结核和肺外结核的辅助诊断方面应用价值较高。

（三）结果判断

1. **阳性** 说明存在 MTB 感染。

2. **阴性** 表明人体未受 MTB 自然感染；但严重感染、使用免疫抑制剂和免疫缺陷的人群，其反应性可能会减弱。

3. **无法判读** 需重做或改用其他感染检测方法。

4. IGRA 检测结果两年内由阴转阳，提示新近感染。

培训要点

1. 结核潜伏感染指机体内感染了结核分枝杆菌，但没有发生临床结核病且没有临床细菌学和影像学方面活动性结核病的证据。

2. 学校结核潜伏感染检测的对象包括：幼儿园、小学及非寄宿制初中入学新生中有肺结核患者密切接触史或可疑症状者，高中和寄宿制初中所有入学新生，重点地区和重点学校的大学入学新生；发生结核病疫情学校的所有密切接触者，必要时扩大到一般接触者、偶尔接触者和学校其他人员；在新生入学体检中未进行感染检测的中小学在校学生。

3. 结核潜伏感染检测技术包括 TST、C-TST 和 IGRA，每种技术有不同的结果判读和确定潜伏感染的方法。

练习题

一、单选题

1. 结核潜伏感染的定义是（　　）

   A. 机体内感染了结核分枝杆菌

   B. 没有发生临床结核病

   C. 没有临床细菌学和影像学方面活动性结核病的证据

   D. 需同时具备以上 3 条

2. 许多脏器可以发生结核病，其中最常见的是（　　）

   A. 骨骼　　B. 肾脏

   C. 肺脏　　D. 胃肠道

3. 目前用于结核潜伏感染检测的免疫学方法是（　　）
   A. 结核菌素（PPD）皮肤试验（TST）
   B. 重组结核杆菌融合蛋白（EC）皮肤试验
   C. γ 干扰素释放试验（IGRA）
   D. 以上都是
4. 结核分枝杆菌感染与发病的关系是（　　）
   A. 结核分枝杆菌感染是结核病的一种常见类型
   B. 结核分枝杆菌感染是结核病发生的前提和基础
   C. 机体感染结核分枝杆菌后，都会形成 LTBI 状态
   D. 机体感染结核分枝杆菌后，多数人会发病
5. 重组结核杆菌融合蛋白（EC）皮肤试验的特点有哪些（　　）
   A. 包含针对结核分枝杆菌的特异性抗原 ESAT-6 和 CFP-10
   B. 在卡介菌和其他大多数非结核分枝杆菌中不含这些抗原
   C. 试验可以有效鉴别 BCG 接种与 MTB 感染
   D. 以上都是
6. 在卡介苗接种地区和或非结核分枝杆菌感染流行地区，下列哪一种情况，一般不判断为结核感染（　　）
   A. TST 检测硬结平均直径≥ 5mm 且＜ 10mm
   B. TST 检测硬结平均直径≥ 10mm 且＜ 15mm
   C. TST 检测硬结平均直径≥ 15mm
   D. TST 检测局部出现双圈、水疱、坏死及淋巴管炎
7. 重组结核杆菌融合蛋白（EC）皮肤试验判定为结核感染的标准为（　　）
   A. 硬结平均直径≥ 5mm
   B. 硬结平均直径≥ 10mm
   C. 硬结平均直径≥ 15mm
   D. 红晕或硬结平均直径≥ 5mm。
8. 需进行结核潜伏感染检查的入学新生包括（　　）
   A. 幼儿园、小学及非寄宿制初中入学新生中有肺结核患者密切接触史或肺结核可疑症状
   B. 高中和寄宿制初中入学新生
   C. 重点学校或来自重点地区的大学入学新生
   D. 以上都是
9. 重组结核杆菌融合蛋白（EC）皮肤试验适用对象（　　）
   A. 6 月龄及以上的婴儿　　B. 儿童
   C. 65 周岁以下成人　　D. 以上都是

10. 皮肤试验检测阴性的意义是（　　）
    A. 未受结核分枝杆菌自然感染
    B. 感染时间短，机体免疫及变态反应尚未形成
    C. 机体存在严重感染、使用免疫抑制剂、免疫缺陷，从而降低机体对 PPD/EC 的反应性
    D. 以上都是

二、名词解释

1. 结核潜伏感染
2. 结核病

三、问答题

1. 学校结核潜伏感染检测的对象有哪些？
2. 入学新生中有哪些学生需要做结核潜伏感染检测？
3. 确定重点地区和重点学校时应考虑哪些因素？

第三章
结核感染预防性治疗

学习目的

1. 掌握学校预防性治疗的对象。
2. 掌握学校预防性治疗的方案。
3. 掌握学校预防性治疗的登记管理内容。

国内外大量研究证实，LTBI 人群中有 5% ~ 10% 的人在一生中将会发生结核病，有肺结核患者密切接触史的学生新近感染者发病风险高，预防性治疗对感染了 MTB 的高危人群具有保护作用，是预防结核病的主要措施之一，对学校 LTBI 人群进行预防性治疗是保护高危人群、降低发病风险、控制疫情蔓延的重要手段。

第一节　预防性治疗的对象

发病风险高的 LTBI 者是预防性治疗的对象，纳入治疗之前需判定其是否符合预防性治疗的条件。

一、预防性治疗对象的判定

学生预防性治疗对象需符合以下条件，教职员工可参照执行。

1. 感染检测阳性，包括：① TST 检测强阳性或 TST 检测硬结平均直径两年内净增值 ≥ 10mm 者；HIV/AIDS 患者 TST 硬结平均直径 ≥ 5mm 者；或② C-TST 检测阳性；或③ IGRA 阳性。

2. 无活动性结核病临床症状和体征，胸部影像学检查未见活动性结核样病变。

3. 无预防性治疗禁忌证。

二、预防性治疗禁忌证

（一）化学预防性治疗的禁忌证

1. 正在接受治疗的活动性病毒性肝炎患者或伴血谷氨酸-丙酮酸转氨酶（ALT）升高者。
2. 过敏体质、或身体正处于变态反应期者。
3. 癫痫患者、精神病患者，或正在接受抗精神病药物治疗者。
4. 血液系统疾病，血小板降低< 50×10^9/L 者，白细胞减少< $3\,000\times10^9$/L 者。
5. 服药前已知依从性差或不能坚持规定疗程者。
6. 既往患过结核病，完成规范抗结核病治疗 5 年内者。

（二）免疫预防性治疗的禁忌证

1. 对免疫制剂的任何成分过敏或过敏体质者。
2. 患急性发热性疾病、急性或渐进性肝病或肾病、严重心脏病、严重高血压、心肌损害、显著血管硬化、心内膜炎者。
3. 妊娠期妇女。
4. 极度衰弱及重症贫血者。

第二节 化学药物预防性治疗

开展化学预防性治疗的研究最早开始于 20 世纪 50 年代，随着研究的进展，化学预防性治疗的方案已逐渐扩展。

一、每日单用异烟肼 6 个月（或 9 个月）方案

不管结核病发病率的高低，均建议对成人和儿童 LTBI 者进行 6 个月（或 9 个月）的异烟肼治疗。

每天异烟肼 6 个月方案是标准治疗方法，一些系统综述已经证明了异烟肼的预防功效。一项涉及 HIV 感染者的随机对照试验的系统综述显示，异烟肼单药疗法降低了 33% 的结核总体风险（*RR*：0.67，95%*CI*：0.51 ~ 0.87）。此外，6 个月方案的疗效与 12 个月每日异烟肼单药治疗的疗效无显著差异（*RR*：0.58，95%*CI*：0.30 ~ 1.12）。

二、每日利福平 + 异烟肼联合 3 个月方案

对于结核病高发病率国家的 15 岁以下儿童和青少年，每日利福平 + 异烟肼治疗 3 个月方案可作为 6 个月异烟肼单药治疗的替代治疗。

一项系统综述及其在 2017 年更新后的研究结果显示，每日服用利福平 + 异烟肼 3 ~ 4 个月的疗效和安全性与每日服用异烟肼 6 个月相似，在结核病发病率低的地区中，这一方案可作为单用异烟肼方案的替代品。一项新的研究（包含了一项随机对照试验和两项观察性研究）在儿童中比较了利福平 + 异烟肼治疗 3 个月和异烟肼治疗 6 个月或 9 个月的疗效，结果显示两组均未发生临床疾病。每日服用利福平 + 异烟肼者比每日服用异烟肼 9 个月者更少出现影像学的改变（*RR*：0.49，95%*CI*：0.32 ~ 0.76）。

三、每周利福喷丁 + 异烟肼联合 3 个月方案

在结核病发病率高的国家，每周两次利福喷丁 + 异烟肼治疗 3 个月方案可作为 6 个月异烟肼单药治疗的替代方案，在成人和儿童中开展预防性治疗。

四、每日利福平 4 个月方案

3 ~ 4 个月的每日利福平方案与 6 个月的每日异烟肼方案保护效果相似（*OR*：0.78，95%*CI*：0.41 ~ 1.46）；一项综述显示，采用该方案进行预防性治疗者发生肝毒性的风险低于异烟肼单药治疗者（*OR*：0.03，95%*CI*：0.00 ~ 0.48）。

学校预防性治疗的方案主要推荐 4 种。鉴于中国异烟肼耐药率较高，4 种推荐方案的优先顺序见表 3-1。选择具体方案时还应考虑接受预防性治疗者的年龄、对不同药物的耐受性、疗程长短、服药依从性和督导便利性等因素。

表 3-1　学生预防性治疗推荐方案

方案	药物	剂量				用法	疗程
		成人 /mg		儿童			
		< 50kg	≥ 50kg	mg/(kg·次$^{-1}$)	最大剂量 /(mg·次$^{-1}$)		
异烟肼 + 利福平联合方案	异烟肼	300	300	10	300	每日 1 次	3 个月
	利福平	450	600	10	500		
异烟肼 + 利福喷丁联合间歇方案	异烟肼	500	600	10 ~ 15	300	每周 2 次	3 个月
	利福喷丁	450	600	10（> 5 岁）	450（> 5 岁）		

续表

方案	药物	剂量				用法	疗程
		成人 /mg		儿童			
		< 50kg	≥ 50kg	mg/(kg·次$^{-1}$)	最大剂量 /(mg·次$^{-1}$)		
单用异烟肼方案	异烟肼	300	300	10	300	每日1次	6 ~ 9个月
单用利福平方案	利福平	450	600	10	450	每日1次	4个月

若已明确传染源是利福平耐药患者，密切接触者的预防性治疗目前暂无标准化推荐方案，可由地（市）级及以上的耐药结核病临床专家组根据传染源的耐药谱进行综合评估、制订方案。

第三节　免疫预防性治疗

全球已开展多项 LTBI 免疫预防的研究，结果显示对 LTBI 人群进行免疫预防干预，可减少结核病发病。目前，已发表研究结果的有葛兰素史克的 M72/AS01 和我国自主研发的注射用母牛分枝杆菌等。其中，我国研发的注射用母牛分枝杆菌采用母牛分枝杆菌培养后收集的菌体，经高压均质、灭活后加入稳定剂冻干制成，主要有效成分为母牛分枝杆菌菌体蛋白，用于 LTBI 人群的预防性治疗。WHO 在“结核病研究与发展战略规划”中予以推荐。以下就注射用母牛分枝杆菌的免疫预防治疗进行介绍。

一、疫苗特点

母牛分枝杆菌具有双向免疫调节功能，能提高正常小鼠腹腔巨噬细胞产生过氧化氢、一氧化氮水平及促进 T 淋巴细胞增殖反应；可明显抑制 MTB 感染豚鼠反应；对免疫功能低下小鼠淋巴细胞转化、巨噬细胞吞噬功能具有明显增强作用。

二、适宜对象

15 ~ 65 岁 LTBI 者。

三、剂量和用法

1. 剂量。复溶后 1.0mL/ 瓶，每 1 次人用剂量 1.0mL，含母牛分枝杆菌菌体蛋白 22.5μg。

2. 用法。用 1.0mL 灭菌注射用水稀释，摇匀后，臀部肌肉深部注射。每次给药 1 瓶，间隔 2 周给药 1 次，共给药 6 次。

四、注意事项

1. 家族或个人有惊厥、癫痫、脑病和神经系统症状或体征病史者，有严重药物过敏史者、过敏体质者，有并发症的糖尿病、有症状的艾滋病、恶性肿瘤患者慎用。

2. 由于未对肝肾功能异常的患者进行过规范的临床试验，因此肝肾功能异常患者慎用；如必须使用，需要权衡利弊，并密切观察用药后的肝肾功能变化。

3. 处于发热、急性病、慢性病急性发作期者应暂缓使用。

4. 谨慎用于患有血小板减少症或凝血障碍者，因为肌内注射后可能存在出血风险。

5. 应在药剂充分溶解、摇匀后使用。如有凝块、异物、药瓶有裂纹及超过有效期均不得使用。

6. 应注意肌内注射的深度。注射过浅可能导致局部红肿、硬结。不得进行皮内注射、皮下注射或静脉注射。

7. 如果发生过敏反应或类过敏反应，应及时采取适当的治疗措施，包括使用肾上腺素等药物。

8. 与其他药物伴随使用具有免疫抑制作用的药物，包括免疫抑制剂、化疗药物、抗代谢药物、烷化剂、细胞毒素类药物、皮质类固醇类药物等，可能会降低机体对本品的免疫应答。

9. 如正在或近期曾使用过任何疫苗或药物，为避免可能的药物间相互作用，使用本品前建议咨询专业医师。

第四节　预防性治疗者登记和管理

LTBI 者没有活动性结核病导致的症状和不适，对预防性治疗的重要性缺乏认识，容易发生不规则治疗及中断治疗。为了确保 LTBI 者最大限度地完成预防性治疗全疗程，避免和减少中断治疗以及由此产生的耐药性结核的发生，需要对预防性治疗者进行登记，落实系统的管理措施。

一、预防性治疗者登记

县（区）级疾病预防控制机构、或负责预防性治疗的医疗机构和基层医疗卫生机构应对所有预防性治疗者进行登记管理，并由负责预防性治疗的医疗卫生机构填写《学校抗结核预防性治疗登记册》（附件 2）。

定点医疗机构应收集预防性治疗者相关记录，并整理成《预防性治疗档案》（附件 3），包括治疗对象的基本信息、服药前检查、知情同意书、随访检查、不良反应监测及处理、服药后医学评价等。

二、管理方式

（一）化学预防性治疗者

1. **直接面视下督导服药** 对托幼机构、中小学及有条件的大专院校，应由校医、班主任 / 辅导员、指定的其他人员作为督导服药管理员，对预防性治疗者进行直接面视下全程监督服药管理。

每次完成服药后，督导服药管理员要填写《学校预防性治疗记录卡》（附件 4），并每周向属地县（区）级疾病预防控制机构报告治疗管理情况。县（区）级疾病预防控制机构在治疗期间每月开展一次随访，核查服药对象是否按时服用抗结核药品、是否定期复查和取药、有无不良反应、对有不良反应者是否及时采取措施、督导服药管理员是否按要求履行职责等。

2. **全程管理** 对无条件实施直接面视下全程监督服药管理的大专院校，由接受预防性治疗者按照要求进行自我服药管理。在预防性治疗开始前，需由县（区）级疾病预防控制机构人员对学校校医和服药者进行面对面培训，培训重点内容包括：预防性治疗的常见不良反应、服药记录卡填写、随访复查要求等。

预防性治疗者需填写《学校预防性治疗记录卡》（附件 4）。校医每周进行一次面对面的访视，通过询问、核查取药记录和服药记录及剩余药品等方式核实是否规律服药，了解是否发生不良反应，并向属地县（区）级疾病预防控制机构报告治疗管理情况。县（区）级疾病预防控制机构在治疗期间每月开展一次随访，对服药情况进行现场核查。

（二）免疫预防性治疗者

采用注射用母牛分枝杆菌进行免疫预防性治疗者，由实施预防性治疗的医疗机构或基层医疗卫生机构进行全程管理，由医生按照注射时间的要求，提醒和督促预防性治疗者前来注射，询问、观察和处理不良反应，并在该名预防性治疗者的预防性治疗档案中进行记录。

三、不良反应监测

对开展预防性治疗者均需进行不良反应监测。治疗开始后，须做好消化系统、视力、皮肤、神经和精神系统症状的随访问诊工作；在启动治疗后的 2 周末、1 个月末及以后每月末进行血常规、肝肾功能检查，直至疗程结束，及时对治疗的安全性做出评价。

四、不良反应处理

常见药物不良反应包括转氨酶轻度或一过性升高、轻度胃肠反应（恶心、胃部不适等）、神经系统症状（头晕、头痛等），一般能耐受。当发生药物性肝损伤、肾损伤、皮疹等严重过敏反应时，应停止预防性治疗并进行对症处理。对症处理后，在医生指导下继续服药或停止治疗。

第五节　效果评价

县（区）级疾病预防控制机构应做好预防性治疗的评价工作。评价指标包括：

一、预防性治疗率

预防性治疗率指的是实际接受预防性治疗者在应接受预防性治疗者中所占的比例。

计算公式：预防性治疗率（%）= 接受预防性治疗的人数 / 应接受预防性治疗的人数 ×100%

注：应接受预防性治疗人数指的是排除了结核病诊断、TST 检测强阳性 /C-TST 检测阳性 /IGRA 阳性且无预防性治疗禁忌证的师生人数。对不接受预防性治疗且未进行治疗前医学评价的师生，视为应接受预防性治疗者。数据来自《学校抗结核预防性治疗登记册》。

二、规则治疗率

规则治疗率指的是接受预防性治疗者中规则治疗者所占的比例。

计算公式：规则治疗率（%）= 规则治疗人数 / 接受预防性治疗人数 ×100%

注：规则治疗指的是采用化学预防性治疗者实际服药次数达到全疗程应服药次数的 90% 及以上，数据来自《学校预防性治疗记录卡》（附件 4）中的服药率；采用免疫预防性治疗者为完成全部 6 针剂的注射的人数。

培训要点

1. 学生预防性治疗对象需满足以下条件：①感染检测阳性（不同检测方法判定标准不同）；②无活动性结核病；③无预防性治疗禁忌证。

2. 预防性治疗可采用化学预防性治疗和免疫预防性治疗，化学预防性治疗有每日异烟肼 6 个月或 9 个月方案、每日利福平 + 异烟肼联合 3 个月方案、每周利福喷丁 + 异烟肼联合 3 个月方案和每日利福平 4 个月方案，免疫预防性治疗目前国内主要是注射用母牛分枝杆菌。

3. 预防性治疗的管理方式根据预防性治疗方法不同有所差异，化学预防性治疗采用直接面视下督导服药和全程管理，免疫预防性治疗主要由实施疫苗注射的医疗卫生机构医生实施。

4. 可采用治疗率和规则治疗率来评价预防性治疗的效果。

练习题

一、单选题

1. 以下哪一条不是免疫预防性治疗的禁忌证（　　）
   A. 对免疫制剂的任何成分过敏者或过敏体质者
   B. 妊娠期妇女
   C. 完成规范抗结核病治疗 5 年内者
   D. 极度衰弱及重症贫血者

2. 对以下哪类人群建议进行 6 个月或 9 个月的异烟肼预防性治疗（　　）
   A. 高结核病发病率国家的成人潜伏感染者
   B. 高结核病发病率国家的儿童潜伏感染者
   C. 低结核病发病率国家的儿童潜伏感染者
   D. 以上都是

3. 每日利福平加异烟肼 3 个月方案中，体重 < 50kg 的成人服用利福平的剂量是（　　）
   A. 300mg/ 次　　B. 450mg/ 次
   C. 500mg/ 次　　D. 600mg/ 次

4. 每周利福喷丁加异烟肼 3 个月方案中，体重 ≥ 50kg 的成人服用异烟肼的剂量是（　　）
   A. 300mg/ 次　　B. 450mg/ 次
   C. 500mg/ 次　　D. 600mg/ 次

5. 以下哪一种预防性治疗方案需要用药满 6 个月（　　）

A. 异烟肼 + 利福平联合方案　　B. 异烟肼 + 利福喷丁联合间歇方案

C. 单用异烟肼方案　　D. 单用利福平方案

6. 采用注射用母牛分枝杆菌进行免疫预防性治疗，其注射频度为（　　）

A. 每天 1 次　　B. 每两周 1 次

C. 每周 2 次　　D. 每周 1 次

7. 关于注射用母牛分枝杆菌免疫预防性治疗以下哪项描述正确（　　）

A. 适宜对象为 15 ~ 65 岁 LTBI 者

B. 注射用母牛分枝杆菌的规格为复溶后 1.0mL/ 瓶，每 1.0mL 含母牛分枝杆菌菌体蛋白 22.56μg

C. 用 1.0mL 灭菌注射用水稀释摇匀后，臀部肌肉深部注射，每次给药 1 瓶

D. 以上都是

8. 采用化学预防性治疗的大学生进行自我服药管理时，校医的随访频度是（　　）

A. 每天 1 次　　B. 每月 1 次

C. 每周 1 次　　D. 不需要随访

9. 对预防性治疗者进行不良反应监测的时间点是（　　）

A. 启动治疗后的 2 周末　　B. 启动治疗后的 1 个月末

C. 启动治疗后的每个月末　　D. 以上都是

10. 如何获得化学预防性治疗者的实际服药次数（　　）

A. 查询学校预防性治疗服药记录卡　　B. 询问校医

C. 询问定点医疗机构医生　　D. 询问疾病预防控制机构人员

二、名词解释

1. 预防性治疗率
2. 规则治疗率

三、问答题

1. 学生预防性治疗对象应满足哪些条件？
2. 化学预防性治疗的方案有哪些？
3. 如何判定预防性治疗者是否规则治疗？

第四章
学校结核病患者发现

学习目的

1. 掌握新生入学体检结核病检查流程、内容、方法及体检后处理。
2. 掌握晨检和因病缺勤病因追查的流程和方法。
3. 了解因症就诊的分类。
4. 了解其他健康体检内容。

及早发现学校的活动性肺结核患者，才能尽早启动规范化治疗和休复学（课）管理，减少结核病在校园内的传播。学校肺结核患者的发现方式除因症主动就诊外，更为重要的是借助体检、接触者筛查等方式开展主动发现。

第一节　新生入学体检

为把好结核病校园防控的关口，实现学校结核病防控“关口前移”，防止结核病在校园传播，各级各类学校应按照要求将结核病检查作为新生入学体检的必查项目。不同类型的学校结核病检查方案有所不同。

一、体检机构的选择

教育行政部门和学校应选择符合《中小学生健康体检管理办法》《健康体检中心基本标准（试行）》和《健康体检中心管理规范（试行）》规定，持有卫生健康行政部门核发的有效的“医疗机构执业许可证”，且已获得开展健康体检工作许可的机构开展健康体检工作。

体检机构必须具备开展 LTBI 检测、胸部 X 线片检查的能力。如果选择的体检机构不是当地的结核病定点医疗机构，则要求机构需具备以下条件。

1. 应至少具有一套普通 X 线摄影（CR）或数字 X 线摄影（DR）设备，或 1 辆配置数字 X 线摄影设备的移动体检车。

2. 应具有开展 TST 或 C-TST 或 IGRA 检测的能力（包括所需试剂、耗材、设备及标本贮存），并具有处理不良反应的应急抢救设施设备。

3. 应有进行 LTBI 检测工作的医护人员，其中至少 1 人需具有中级及以上专业技术职务任职资格，参加过省级结核病控制中心或省级指定的市级结核病控制中心的培训并考核合格。如体检机构既往未进行过 LTBI 检测、或有检测人员或检测方式的变动，开展检测前应与疾病预防控制机构或其他相关专业机构联系，由其对体检机构的从业人员进行技术培训，并开展质量控制。

4. 应能对学生健康体检状况进行个体和群体评价，提出健康指导建议，进行报告。

5. 应具备信息报送、传输和自动化办公功能的网络计算机等设备，配备与功能相适应的信息管理系统，信息化建设符合国家和所在区域相关要求。

6. 应接受卫生健康行政部门、卫生监督部门和各级医疗质控中心的质量控制管理。

二、动员和宣传

学校和体检机构在开展体检之前应对学生及家长进行动员和宣传，尤其是要解释 LTBI 检测和胸部 X 线片检查的目的、意义以及相关注意事项，获得学生和家长的理解、配合。学校应做好健康体检的组织和安排，在体检结束后，要汇总相关情况，并及时上报教育行政部门。

三、入学体检

（一）体检的时间

新生入学体检原则上应在学生入校前完成，最晚应在开学后 1 个月内完成，具体时间由学校和体检机构共商确定。

（二）体检的方式

入学新生体检有集中体检和分散体检两种方式，无论采用哪一种方式进行，体检机构的选择都需要符合前述要求。各个学校可根据实际工作情况，确定本校入学新生体检的具体方式。

1. **入校后集中体检** 入校后集中体检是常规的新生入学体检方式，由学校统一组织管理，便于体检结果的收集和异常结果的及时反馈。应注意学生体检结果的及时反馈、收集整理和归档管理，一旦发现异常及时处理。

2. **分散体检后入校** 对于不便组织集中开展新生入学体检的时段或地区，可采取分散体检后入校的方式。

学校需事先确定符合标准的体检机构，并随录取通知书将《新生入学体检告知书》（附件 1）发送给入学新生，要求其到指定机构接受指定项目的检查。新生可按照自己的时间到指定的体检机构完成体检，时间灵活，更加便捷，且在进入新学校之前已获得体检结果，可防止传染性肺结核患者进入校园，引起传播。但应注意体检机构的选择、体检结果的收集整理和归档管理，应严格查验学生体检报告，一旦发现异常及时处理。

（三）检查的内容与方法

针对不同类型的学校，新生入学体检结核病检查的内容有所不同。总体来说，新生入学体检的内容主要包括对肺结核患者密切接触史和肺结核可疑症状的问诊、LTBI 检测和胸部 X 线片检查。其中，肺结核可疑症状指的是咳嗽、咳痰持续 2 周及以上，咯血或血痰，具有以上任何一项症状者为肺结核可疑症状者。此外，胸闷、胸痛、低热、盗汗、乏力、食欲减退和体重减轻等也是肺结核患者的常见症状。不同类型学校入学新生的结核病检查内容和方法分述如下。

1. **幼儿园、小学及非寄宿制初中**

（1）体检内容：肺结核患者密切接触史和肺结核可疑症状的问诊。

（2）体检方法

1）问诊由学校校医、经过培训的老师或体检机构人员开展，对于低龄新生应询问其家长。开展新生入学体检前，学校应向学生 / 家长发放《新生入学体检告知书》（附件 1）；如采取分散体检方式，告知书随录取通知书一并发放。若问诊由学校校医或经过培训的老师进行，可采用问卷形式，问卷回收后在《学校结核病健康体检一览表》（附件 5）上记录结果；若问诊由体检机构人员开展，相应内容需罗列于体检单上，体检单回收时在《学校结核病健康体检一览表》（附件 5）记录结果。对有肺结核患者密切接触史或可疑症状的学生，应进一步进行 LTBI 检测。

2）体检机构进行 LTBI 检测后，对有肺结核可疑症状或 TST 检测强阳性 /C-TST 阳性 / IGRA 阳性者，需要进一步进行胸部 X 线片检查。

2. **高中和寄宿制初中**

（1）体检内容：肺结核可疑症状的问诊和 LTBI 检测。

（2）体检方法

1）在新生入学时，学校要向学生 / 家长发放《新生入学体检告知书》（附件 1）。如采取分散体检方式，告知书随录取通知书一并发放。

2）体检机构进行肺结核可疑症状的问诊和 LTBI 检测。对于有 TST/C-TST 检测禁忌证的学生，可以采用 IGRA 替代。

3）肺结核可疑症状者或 TST 检测强阳性 /C-TST 阳性 /IGRA 阳性者应进行胸部 X 线片检查。

3. 大学

（1）体检内容：肺结核可疑症状的问诊和胸部 X 线片检查。

（2）体检方法

1）在新生入学前，学校要向学生 / 家长发放《新生入学体检告知书》（附件 1）。如采取分散体检方式，告知书随录取通知书一并发放。

2）校医院或指定的体检机构进行肺结核可疑症状的问诊和胸部 X 线片检查。重点地区和重点学校可同时开展 LTBI 检测。重点地区和重点学校的判定详见第二章。

（四）体检异常者的进一步检查

对新生入学体检结核病检查中发现的肺结核可疑症状者、LTBI 者、胸部 X 线片检查异常者，体检机构应将其转诊到当地结核病定点医疗机构进行进一步的病原学检查。需对转诊到位情况进行追踪，要求到位率达到 95% 以上，确保健康体检异常者都能接受病原学检查，以明确诊断或排除结核病，防止 MTB 在校园内播散，切实发挥新生入学体检作用，将结核病防控关口前移，将结核病拒于校门外。

学校要根据学生在指定体检机构检查的结果，判定其是否能按时入校就读；还需掌握体检结果异常的学生名单，确保其到当地定点医疗机构接受病原学检查。

（五）其他事宜

1. 中等职业教育学校、工读学校和特殊教育学校的新生入学体检结核病检查，根据其入学新生的年龄段，参照同学龄组人群开展。

2. 转学生是新入学的学生，也需提交入学体检证明。其体检内容按照其所进入学校对应的新生入学体检结核病检查程序进行。

四、体检结果的记录、汇总和反馈

（一）结果记录

完成新生入学体检工作后，若幼儿园、小学及非寄宿制初中入学新生的肺结核患者密切接触史和肺结核可疑症状问诊由学校校医或经过培训的老师负责开展，则由校医或老师负责将问诊结果填写在《学校结核病健康体检一览表》（附件 5）中；若由体检机构完成，则体检机构需将问诊结果填写在《学校结核病健康体检一览表》（附件 5）中。所有学校入学新生的 LTBI 检测和胸部 X 线片检查结果均由体检机构填写。

上述健康体检结果需由学校负责学生健康档案管理的校医或老师放入学生的健康档案中。

（二）结果汇总

新生入学体检结核病检查的信息需由体检机构或学校卫生防病机构 / 人员按照班级进行汇总，填写至《学校结核病健康体检汇总表》（附件 6）。

同时，需对学生的基本情况、参与体检情况、体检结果等进行综合分析，计算体检率（实际体检人数/应体检人数），撰写体检结果分析报告，列出疑似肺结核患者的基本信息。

（三）结果反馈

1. 健康体检机构应将结核病检查结果纳入新生入学体检报告单中，将完整的“个体报告单”于新生入学体检工作结束后 2 周内反馈给学生；并将结核病检查异常结果于报告当日告知学生和学校。

2. 《学校结核病健康体检汇总表》（附件 6）不管是由体检机构完成还是学校完成，均需在新生入学体检结束后 1 个月内，提交给当地教育行政部门。

3. 各地教育行政部门需在新生入学体检结束后 2 个月内，将本地区所有学校的新生入学体检情况汇总填写至《县（区）级学校结核病健康体检汇总表》（附件 7），并反馈给当地卫生健康行政部门。

五、体检后的处理

学校应当将体检发现的异常结果及时告知学生本人和 / 或家长。对于肺结核或疑似肺结核学生患者，要由体检机构与学生所在学校班主任或校医核准学生信息（姓名、学校名称、学校地址和班级）后，于 24h 内进行传染病网络报告。体检机构需及时将患者转诊到当地结核病定点医疗机构进行进一步检查，检查内容详见第五章。

根据新生入学体检及进一步检查的结果，可将完成新生入学体检结核病检查的学生分为四类人群，不同人群需开展体检后的相应工作。

（一）活动性肺结核患者

要对患者进行登记，建立病案，并开始规范的抗结核治疗和督导服药管理，按照相关规定进行休复学（课）管理。治疗管理和休复学（课）管理详见第六章和第七章。

（二）疑似肺结核患者

学校应对疑似肺结核患者采取隔离措施并告知其及时就医。有校外固定住所的学生应离校居家隔离，无校外固定住所的学生，学校应落实校内隔离措施。校内隔离措施详见第八章。

（三）结核分枝杆菌感染者

体检机构应将 LTBI 者的信息反馈给学校。学校要加强对这些学生的健康教育，告知其 LTBI 的含义、肺结核的常见症状，可建议有肺结核患者密切接触史或其他高危因素者进行预防性治疗（详见第三章）；要对其加强常规监测，一旦出现肺结核可疑症状，应督促其到指定的结核病定点医疗机构进行进一步检查，并收集其诊断结果。

（四）其他人员

若新生入学体检结核病检查未见异常且感染检测结果不能判定其感染了 MTB，则与学校日常工作相结合，开展结核病健康教育，并加强症状监测和因病缺勤病因追查，出现肺结核可疑症状 / 因病缺勤的学生应及时到结核病定点医疗机构就医。

第二节　因症就诊

具有肺结核可疑症状的师生，直接前往医疗机构就诊，最终由结核病定点医疗机构的医生对其进行结核病检查后进行诊断。因症就诊的患者发现方式仍然是目前我国结核病患者发现的主要方式。

一、直接就诊

直接就诊指的是具有肺结核可疑症状的学生或教职员工，直接前往结核病定点医疗机构就诊。结核病门诊医生对其进行结核病相关检查，对发现的确诊和疑似肺结核患者按照规定进行传染病报告。

二、推介

具有肺结核可疑症状的学生或教职员工到基层医疗卫生机构就诊；在能够开展影像学检查的基层医疗卫生机构中，医生要对可疑症状者进行胸部 X 线片检查，并将有影像学方面活动结核证据的推介至结核病定点医疗机构；没有条件开展影像学检查的基层医疗卫生机构，则直接将可疑症状者推介至结核病定点医疗机构。

基层医疗卫生机构可采取的推介方式如下：①社区卫生服务站医生 / 村医对辖区内前来就诊的学生或教职员工，如发现有肺结核可疑症状，则填写“转诊单”直接将其推荐至结核病定点医疗机构进行进一步的结核病检查，1周内电话随访确认是否前去就诊，督促其及时就医；②社区卫生服务站医生/村医首先推荐其到社区卫生服务中心/乡镇卫生院进行胸部X线片检查，再由社区卫生服务中心/乡镇卫生院转诊至结核病定点医疗机构；③基层医疗卫生机构在开展学校各类型的集中体检工作中发现肺结核可疑症状者后，要进行登记，集中一次或几次进行推介，由学校指定人员带领到结核病定点医疗机构就医，以保证需接受进一步检查者转诊到位。

三、转诊和追踪

1. **转诊** 定点医疗机构的非结核门诊和非定点医疗机构在日常诊疗过程中，对就诊的肺结核可疑症状者进行检查时，一旦发现肺结核或疑似肺结核患者，需规范填写“转诊单”，将其转诊至结核病定点医疗机构结核病门诊。

填写“转诊单”时应注意：①不能漏项，特别是患者联系地址和联系方式；②在患者的工作单位栏中详细记录患者所在的学校（校区、学院和专业）和班级名称，注意学校名称应填写当前的规范全称，避免错误填写同音异形字。此外，转诊前医务人员要对患者进行必要的健康教育，向患者宣教肺结核相关知识及转诊原因，并回答患者其他疑问。医务人员在和患者交流时，要耐心、细心，注意技巧，尊重患者。

2. **追踪** 追踪指的是疾病预防控制机构与已进行疫情报告、但未到结核病定点医疗机构就诊的肺结核患者和疑似肺结核患者联系，督促其到结核病定点医疗机构进行诊治。

追踪可采取多种方式进行。可通过电话进行追踪，没有联系电话号码或电话追踪仍未到位者，可前往患者现住址进行现场追踪。追踪时，疾病预防控制机构工作人员要主动了解患者未就诊原因，对其开展相应的结核病健康宣教，劝导其尽快到结核病定点医疗机构就诊，和患者交流时，要耐心、细心，注意技巧，尊重患者。注意无论采用哪种追踪方式，开展工作后都要留有相应记录。

不管是哪一种因症就诊方式，就诊者在结核病定点医疗机构需接受结核病检查，对诊断的活动性结核病患者进行登记和治疗管理。相关内容详见第五章、第六章和第七章。

第三节　晨检和因病缺勤病因追查

晨检和因病缺勤病因追查是主动监测的重要手段，通过晨检及时发现肺结核可疑症状者、通过因病缺勤病因追查及时识别疑似肺结核/肺结核患者，对学校传染病的暴发具有极大的预警潜能。晨检和因病缺勤病因追查及登记是学校结核病防控工作中早期发现患者的重要手段，也是避免学校结核病疫情发生和蔓延的有效措施。

一、晨检

（一）适用学校类型

适用于托幼机构和中小学。

（二）建立相关制度和工作网络

各类托幼机构和中小学均应建立健全本校的晨检制度，构建由学校医务室 / 保健室 / 卫生室、班主任 / 指定学生组成的晨检工作网络。

（三）工作程序

1. 学校医务室 / 保健室 / 卫生室对各班指定的晨检监测员开展培训，使其掌握肺结核可疑症状和晨检工作的相关内容。

2. 各班监测员负责每天晨检工作，通过询问和观察了解每名到校学生是否有咳嗽、咳痰、发热、盗汗等症状，如发现学生出现相应症状，监测员应在《学生晨检记录表》（附件 8）中记录出现症状的学生姓名、症状及其出现时间，及时向学校医务室 / 保健室 / 卫生室报告。如当天没有学生出现咳嗽、咳痰等症状，要做到零报告，需要在《学生晨检记录表》（附件 8）中记录“无”。

3. 医务室 / 保健室 / 卫生室应做到晨检工作周核查，每周核查《学生晨检记录表》（附件 8），及时发现持续咳嗽、咳痰者。

4. 对发现的肺结核可疑症状者，学校医务室 / 保健室 / 卫生室填写《肺结核可疑症状者 / 疑似肺结核患者推介 / 转诊单》（附件 9），由学校指定人员或通知家长陪伴学生到当地结核病定点医疗机构接受检查，并将转诊单交给结核病定点医疗机构。

5. 对已转诊的学生，班主任或医务室 / 保健室 / 卫生室要密切追踪转诊后的到位情况、收集结核病定点医疗机构的最后诊断结果，并将诊断结果填写到《学生晨检记录表》（附件 8）中。

二、因病缺勤病因追查及登记

（一）适用学校

适用于幼托机构、普通中小学、中等职业教育学校、普通高等学校和特殊教育学校等各级各类学校。

（二）建立相关制度和工作网络

各级各类学校要重视因病缺勤的学生 / 教职员工的追踪管理工作，建立因病缺勤病因追查及登记制度，构建由校医院和医务室 / 保健室 / 卫生室、班主任 / 辅导员、班干部、宿舍长等组成的因病缺勤追踪管理网络。

（三）工作程序

1. 班主任或班干部应当关注本班学生每天的出勤情况，对缺勤学生要核实是否为因病缺勤，尤其对已有慢性咳嗽、咳痰等肺结核可疑症状、缺勤请假时间较长、一段时间内反复请假的学生，应及时了解其请假原因。

对无固定班级的大专院校或走班制学校，可以宿舍为单位开展工作，由宿舍长了解学生请假原因，并报告给班主任 / 辅导员。

2. 对确定是因病缺课的学生，班主任 / 辅导员要第一时间掌握学生的诊断情况，根据医院出具的诊断证明，在《学生因病缺勤病因追查登记表》（附件 10）中登记，并将登记表和学生的诊断证明材料提交校医院或医务室 / 保健室 / 卫生室审核。

3. 校医院或医务室 / 保健室 / 卫生室要及时调查患病学生情况，进行初步诊断，对肺结核可疑症状者或疑似肺结核患者，及时填写《肺结核可疑症状者 / 疑似肺结核患者推介 / 转诊单》（附件 9），由学校指定人员或通知家长陪伴学生到当地结核病定点医疗机构进行进一步诊断。对疑似肺结核但仍需在校等待诊断结果的学生，应进行隔离。

4. 校医院或医务室 / 保健室 / 卫生室应对全校各班级学生因病缺勤情况进行定期收集、统计、调查和报告，进行数据及疫情预警分析，及早发现校内传染病疫情传播的苗头。

同时鼓励学生开展自我或互相之间的健康监测，在校内外出现咳嗽、咳痰、发热、盗汗等肺结核可疑症状时，尽快报告学校和主动就医。

因病缺勤教职员工的病因追查，按同样流程实施。

不管是晨检发现的肺结核可疑症状者、还是因病缺勤病因追查发现的疑似肺结核患者，转诊到结核病定点医疗机构后需接受结核病检查，对诊断的活动性结核病患者进行登记和治疗管理。相关内容详见第五章、第六章和第七章。

第四节　密切接触者筛查

当学校出现活动性肺结核病例时，需对指示病例的密切接触者开展筛查，后续根据筛查情况可能会进一步扩大筛查至一般接触者和偶尔接触者。通过密切接触者筛查，一方面，可以及时发现所有肺结核患者，以阻断传播；另一方面，对筛查发现的感染者进行预防性治疗干预，可降低发病风险，减少续发病例。密切接触者筛查是发现学校肺结核患者和高危人群的重要途径之一，有助于早期发现肺结核患者和 LTBI 者，是开展结核病疫情处置、确定传播范围、评估疫情规模和研判疫情风险的关键环节。

密切接触者筛查范围、主要方式及筛查后的处理，详见第十章。

第五节　其他健康体检

按照体检人群分类，其他健康体检主要包括除新生入学体检之外的其他学生体检和教职员工体检。

一、其他学生体检

1. 各地需要关注从高疫情地区转入低疫情地区学生的体检工作，高疫情地区可依据全国各省（区、市）结核病报告发病率判断。根据需要可增加学生体检项目和/或次数，如高疫情地区转入低疫情地区入学新生可增加感染检测，或对来自高疫情地区的学生每年开展一次胸部X线片检查等。

2. 其他时段的在校学生体检

（1）按照国家卫生健康委员会和教育部联合印发的《中小学生健康体检管理办法（2021年版）》（国卫医发〔2021〕29号）的要求，中小学校每年组织1次在校学生健康体检，体检基本项目包括：形态指标检查（身高、体重、腰围、臀围）、内科检查（心、肺、肝、脾，血压，肺活量）、外科检查（头部、颈部、胸部、脊柱、四肢、皮肤、淋巴结）、耳鼻喉科检查（听力、外耳道与鼓膜、外鼻、嗅觉、扁桃体）、眼科检查（眼外观、远视力、屈光度）、口腔科检查（牙齿、牙周）及实验室检查，实验室检查除血常规和丙氨酸氨基转移酶外，还应明确提出需要进行结核分枝杆菌感染检测（入学体检已测过的可以不测）。对发现的感染者，需转诊至结核病定点医疗机构接受进一步的结核病检查。

（2）所有要参加高考的高中三年级学生都必须参加高考体检，一方面，考生可以了解自己的身体健康状况；另一方面，体检结果将作为考生档案的一部分供高校录取时参考。高考体检包括眼科、外科、内科、耳鼻喉科、口腔科、放射、检验等科室系统的体格检查。通过高考体检，可以及时发现疑似肺结核患者。

（3）有条件的地区可根据实际情况，对高中二年级学生进行含胸部X线片在内的体检。

二、教职员工体检

（一）体检对象

幼托机构、普通中小学、中等职业教育学校、普通高等学校和特殊教育学校等各级各类学校的教师、行政和后勤等所有员工，包括临时聘用人员。

（二）体检时间和频度

1. 新入职的教职员工应按照《教师资格条例》（中华人民共和国教育部令第 10 号 2000 年 9 月 23 日发布实施）的要求，在指定的县（区）级以上医院进行新教职员工体检。新教职员工体检应在入职前完成。

2. 学校在职教职员工，应在指定的体检机构，每年开展 1 次健康体检。

（三）体检方法

无论是新入职的教职员工体检，还是在职教职员工体检，结核病检查内容均应包括肺结核可疑症状筛查和胸部 X 线片检查，有任一异常者应转诊至当地结核病定点医疗机构接受病原学检查。

结核病检查和活动性结核病患者登记和治疗管理的相关内容，详见第五章、第六章和第七章。

（四）体检后的处理

新入职员工体检中发现的活动性肺结核患者暂时不能进入学校；在职教职员工年度体检中发现的不同人员，参照新生入学体检后不同人群的处理方法进行，详见本章第一节。

培训要点

1. 新生入学体检应选择符合资质要求的体检机构开展，原则上应在学生入校前完成，最晚应在开学后 1 个月内完成。可采取集中体检或分散体检的方式开展。

2. 不同类型的学校，新生入学体检结核病检查方案不同。完成体检后的入学新生分为活动性肺结核患者、疑似肺结核患者、LTBI 者和其他人员共四类，需落实各类人群的后续工作。

3. 晨检适用于托幼机构和中小学，有条件的大中专院校也可以开展；因病缺勤病因追查适用于各级各类学校。学校应建立相关制度和工作网络。

4. 新入职教职员工的体检应在入职前完成，在职的教职员工应定期体检，均应包含胸部 X 线片检查。

练习题

一、单选题

1. 健康体检中要进行结核病检查，应选择具备哪种能力的机构（　　）
   A. 具备开展症状筛查、结核分枝杆菌感染检测的能力
   B. 具备开展症状筛查、胸部 X 线片检查的能力
   C. 具备开展结核分枝杆菌感染检测、胸部 X 线片检查的能力
   D. 具备开展结核分枝杆菌感染检测、胸部 CT 检查的能力
2. 学校和体检机构在开展体检之前应对学生及家长进行动员和宣传，尤其是要解释哪两种检测 / 检查的目的、意义以及相关注意事项（　　）
   A. 感染检测和胸部 CT
   B. 感染检测和胸部 X 线片检查
   C. 抗体检测和胸部 CT
   D. 抗体检测和胸部 X 线片检查
3. 新生入学体检最晚应在开学后多长时间内完成（　　）
   A. 1 个月内
   B. 15d 内
   C. 2 个月内
   D. 1 周内
4. 幼儿园、小学及非寄宿制初中入学新生体检问诊内容包括（　　）
   A. 肺结核可疑症状的问诊和 TST 检测
   B. 肺结核患者密切接触史和肺结核可疑症状的问诊
   C. 肺结核可疑症状的问诊、TST 检测和胸部 X 线片检查
   D. 肺结核可疑症状的问诊和胸部 X 线片检查
5. 高中和寄宿制初中入学新生体检内容包括（　　）
   A. 肺结核可疑症状的问诊和结核潜伏感染检测
   B. 肺结核可疑症状的问诊、感染检测和胸部 X 线片检查
   C. 肺结核患者密切接触史和肺结核可疑症状的问诊
   D. 肺结核可疑症状的问诊和胸部 X 线片检查
6. 所有大学入学新生体检结核病检查内容应包括（　　）
   A. 肺结核可疑症状的问诊和感染检测
   B. 肺结核患者密切接触史和肺结核可疑症状的问诊
   C. 肺结核可疑症状的问诊、感染检测和胸部 X 线片检查
   D. 肺结核可疑症状的问诊和胸部 X 线片检查

7. 因症就诊不包括以下哪种类型（ ）
   A. 直接就诊
   B. 转诊和追踪
   C. 新生入学体检
   D. 推介
8. 学校开展晨检工作时可由谁担任班级监测员（ ）
   A. 家长
   B. 班主任或指定的学生
   C. 朋友
   D. 校长
9. 学校开展晨检工作时班级监测员重点了解每名到校学生是否有哪些症状（ ）
   A. 腰酸、腿痛
   B. 三多一少症状
   C. 咳嗽、咳痰、发热、盗汗等
   D. 视力模糊、情绪低落
10. 开展因病缺勤病因追查工作时应尽早掌握出现某些情况的学生请假原因，其中不包括以下哪个内容（ ）
   A. 已有慢性咳嗽、咳痰等肺结核可疑症状
   B. 缺勤请假时间较长
   C. 一段时间内反复请假
   D. 已有三多一少症状

二、名词解释

1. 直接就诊
2. 追踪

三、问答题

1. 不同类别学生新生入学体检内容有哪些?
2. 新生入学体检后如何进行分类管理?
3. 教职员工体检结核病检查的内容有哪些?

第五章 结核病诊断

学习目的

1. 掌握学生结核病的临床表现。
2. 掌握学生结核病检查的内容和方法。
3. 掌握学生结核病的诊断原则及常见需鉴别诊断的疾病。
4. 掌握传染病报告和结核病患者登记的要求。

早期发现、诊断肺结核是当前控制结核病最有效的措施，对于学生群体尤为重要。一方面，在学校期间，同龄学生集体生活、学习在有限的空间里，不利于经呼吸道传播的结核病的控制；另一方面，学生身体处于生长发育阶段，学习任务繁重，家长、学生的关注重点在学业上，容易忽略结核病症状，导致延误，造成疾病在群体中的传播。早期诊断、规范治疗、落实休复学（课）管理，是治愈患病师生、消除传染性、阻断校园内结核病传播的关键措施。

第一节　结核病临床表现

发生在学生群体的结核病临床症状表现差异较大，总体上与成人结核病比较，临床症状轻微，更多表现为无症状，往往在排菌的传染性肺结核患者的密切接触者筛查中发现。学生结核病患者的临床表现分为全身症状和局部症状。

一、全身症状

1. 发热，一般表现为长期低热，体温 37.5℃ 左右，由于起病缓慢，往往被忽视。少数表现为中、高度发热，体温 38℃ 以上，多见于结核性胸膜炎、干酪性肺炎、血行播散型结核病。

2. 精神不振、疲乏无力、盗汗、食欲减退、体重下降、生长发育迟缓，青春期患者可能出现月经不规律，甚至停经。

3. 结核超敏反应症状，为机体对 MTB 产生的超敏反应，关节周围对称出现结节红斑，疱疹性结膜炎。

二、局部症状

1. **咳嗽、咳痰** 为肺结核病常见症状，当合并有气管、支气管结核时咳嗽为刺激性干咳，痰为白色黏液痰。

2. **咯血** 当肺内病变形成空洞，或有气管、支气管结核时可出现少量到大量咯血。

3. **呼吸困难** 当肺内病变广泛、结核性胸膜炎出现大量胸腔积液、肿大淋巴结压迫支气管时可出现呼吸困难。

4. **肺外结核症状** 肺外结核的症状与受累器官相关，结核性脑膜炎可出现头痛、喷射样呕吐、高颅压表现；肠结核可出现腹痛腹泻、腹部包块、呕吐、肠梗阻表现；骨关节结核可出现受累部位疼痛、活动受限。

三、体征

结核病体征不明显，当病灶进展缓慢，肺部病变广泛时，听诊可闻及湿啰音，气管、支气管受压或存在病变时可出现固定部位的哮鸣音；学生结核病常伴有浅表淋巴结轻中度增大，常为无痛性，增大迅速时可出现疼痛、局部红肿，甚至破溃、形成窦道。

四、问诊内容

根据不同的场景下，问诊的内容和侧重点不同，健康监测人员及医生需要根据人员的具体情况仔细问诊，避免遗漏重要信息。

（一）结核潜伏感染者

对 LTBI 者，需要详细问诊，甄别患者是否有活动性结核病，问诊内容包括是否有咳嗽、咳痰、发热及盗汗等结核病症状、是否有身体其他部位不适？近 1 年体重是否有下降？已经有月经来潮的女学生近期是否有停经或月经不规律？密切接触者及家庭成员中是否有结核病患者？目前处于什么状态，诊断未治疗、治疗中、治疗结束？是否排菌？是否耐药？对于拟进行预防性抗结核治疗的人员需要进一步询问既往是否有药物过敏史？是否合并其他疾病？是否有精神疾患？是否有各种原因的肝病及转氨酶升高情况？

（二）结核病可疑症状者

对有结核病可疑症状或有结核病患者密切接触史者，在结核病定点医疗机构要进行详细的问诊，问诊内容包括但不限于以下内容：咳嗽、咳痰、发热、盗汗时间？是否有乏力、食欲不振？近一年体重是否有下降？已经有月经来潮的女学生近期是否有停经或月经不规律？身体是否有其他不适？比如关节部位间断出现红斑、出现角膜炎？家庭成员中是否有结核病患者？目前处于什么状态，诊断未治疗、治疗中、治疗结束？是否排菌？是否耐药？

（三）活动性肺结核患者

对已经明确诊断的活动性肺结核患者，重点问诊内容包括以下内容。

1. 是否有肺外结核，如头痛、恶心、呕吐（是否有结核性脑膜炎可能），胸部、腰部、肢体及关节部位疼痛（是否有骨、关节结核的可能）？是否有腹痛？大便是否正常？是否有腹泻、便秘情况（是否有结核性腹膜炎、肠结核可能）？是否有尿急、尿痛等不适（是否有泌尿系结核可能）？女性患者需要询问月经是否规则（是否有盆腔结核可能）。

2. 是否有耐药可能，包括传染源（密切接触者）是否耐药？治疗机构？治疗结局？

3. 是否有其他影响治疗的合并症及用药，包括重点问诊是否合并有糖尿病、自身免疫系统疾病、精神系统疾病（抑郁症等）、肝病（各型病毒性肝炎、脂肪肝、自身免疫性肝炎）、家族遗传病史，是否正在服用其他药物？

第二节　结核病检查

MTB 是结核病的致病菌，找到来自病灶标本中 MTB 的直接证据是诊断结核病的金标准；但并不是所有结核病都能获得来自病灶的标本，尤其是学生肺结核，排菌较少，不易获得病原学诊断依据，临床需要结合结核病接触史、结核感染相关免疫学检查、影像检查，经过鉴别诊断，排除其他疾病，综合判断，做出正确诊断。

一、病原学检查

中华人民共和国卫生行业标准《肺结核诊断标准》（WS 288—2017）将细菌学（涂片、培养）及分子生物学检查方法统称为病原学检查方法，作为肺结核病确诊依据；《中国结核病预防控制工作技术规范（2020 年版）》也要求结核病的治疗依据药敏结果分类管理，分为利福平敏感和耐药结核病，同时治疗过程中痰培养和涂片也是肺结核疗效判断标准。虽然在结核病诊断中，为了及早开始抗结核治疗，避免疾病传播，在满足临床诊断标准的情况下，即可开始抗结核治疗，但是临床诊断结核病由于无病原学检查依据，存在误诊、误治的风险，因此在结核病诊断、治疗过程中医生、患者应该充分认识病原学诊断依据的重要性，积极留取合格样本进行病原学检查，以期获得正确的诊断、精准的治疗。

（一）标本采集

正确的标本采集过程是获得准确病原学检查结果的基础。适用于结核病病原学检查的标本类型包括痰、支气管灌洗液、体液、组织穿刺物及血液标本，各种类型标本的采集注意事项分述如下。

1. **痰标本**　痰标本分为即时痰、清晨痰、夜间痰、24h 痰。即时痰为患者就诊时深呼吸后咳出的痰液，即刻送检；清晨痰是就诊当日晨起立即用清水漱口后深咳出的痰液；夜间痰为就诊前一日夜间咳出的痰液。如果患者痰量较少，可于送检前 24h 开始留取痰标本，将 24h 内所有的痰液留在一个带有螺旋盖的标本瓶中送检。

合格的痰标本应该是脓样、干酪样或脓性黏液性质的痰液，痰量以 3 ~ 5mL 为宜。

送检痰标本应及早完成检查，对当天不能完成的标本应置于 4℃ 冰箱临时存放，存放时间不能超过 7d，尤其是拟进行 MTB 培养的标本，在留取后需要尽快送检，完成前处理，接种到培养基开始培养程序。

2. **支气管灌洗液**　利用纤维支气管镜，对肺段和肺亚段灌洗后所采集到的肺泡表面衬液。支气管镜检查留取肺泡灌洗液检测适用于诊断阶段痰检阴性或无痰标本送检的患者，通过灌洗，获得来自肺段及亚肺段以下的标本，可以提高病原学阳性率，灌洗液直接经吸引管负压吸引，直接收集于无菌标本采集瓶中送检。

3. **体液标本**　胸腔积液、腹水、心包积液、脑脊液、尿液、胃液、脓肿穿刺液均可送检 MTB 病原学检测。胸腔积液、腹水、心包积液建议送检 3 ~ 50mL 样本，脑脊液脓液标本至少 1mL；当脓液较少，不能满足培养和分子生物学检测需求时，可以直接涂片，镜检查找抗酸染杆菌；胃液检测多用于不会配合留痰的婴幼儿；尿液标本建议留取 24h 尿，将尿沉渣 3 ~ 10mL 送检。

4. **组织标本**　各种组织的穿刺标本、手术标本除进行传统病理检测以外，可行分子病理检查，寻找 MTB 病原学证据。拟送检分子病理检测的标本取材时需要注意无菌操作，避免标本污染，导致误诊。

（二）涂片检查

利用 MTB 细胞膜含有的分枝菌酸具有抗酸性，能抵抗盐酸乙醇的脱色作用，标本被复红染色后再用酸性酒精脱色，标本中的非抗酸杆菌及脱落细胞脱色，而 MTB 抵抗脱色，保持紫红色，很容易在显微镜下被识别，称为抗酸杆菌阳性。具有同样抗酸性的细菌除 MTB 外，尚有 NTM，由于 NTM 在人群中的感染比例远远低于 MTB，因此，当不具有培养和分子生物学检查条件时，痰中查到抗酸杆菌等同于 MTB，因此《肺结核诊断标准》（WS 288—2017）中将涂片抗酸阳性作为结核病确诊条件，以期及早针对病例开展抗结核治疗，针对密切接触者开展结核感染筛查。

痰涂片抗酸染色镜检操作容易、价格低廉，但是敏感性差。当痰标本中菌量超每毫升 5 000 ~ 10 000 个菌时才能报告阳性，另外，涂片阳性不能区分是死菌还是活菌，一般认为未经有效治疗情况下涂片阳性为活菌，具有传染性。

按照以下标准判定涂片检查结果如下。

齐 - 内染色抗酸菌阴性：连续观察 300 个不同视野，未发现抗酸杆菌。

齐 - 内染色抗酸菌阳性，抗酸杆菌菌数：1 ~ 8 条 /300 视野。

齐 - 内染色抗酸菌阳性（1 +），3 ~ 9 条 /100 视野，连续观察 300 个视野。

齐 - 内染色抗酸菌阳性（2 +），1 ~ 9 条 /10 视野，连续观察 100 个视野。

齐 - 内染色抗酸菌阳性（3 +），1 ~ 9 条 / 视野。

齐 - 内染色抗酸菌阳性（4 +），≥ 10 条 / 视野。

报告 1 +是至少观察 300 个视野，报告 2 +是至少观察 100 个，3 +、4 +时至少观察 50 个视野。

根据以上结果判定条件，涂片阴性仅说明在观察到的 300 个视野中未见到抗酸菌，不能确认为绝对“无菌”；当涂片阳性，抗酸杆菌菌数为 1 ~ 8 条 /300 视野时说明痰标本中见到较少量的抗酸菌，不能排除是由于环境污染造成的，需要进一步确认；齐 - 内染色抗酸菌阳性（1 +）以上阳性时，菌量较多，被认为是来自于病灶的细菌。

（三）结核分枝杆菌培养

将经过前处理的标本接种到培养基中，进行一定时间的培养，通过观察 MTB 的生长情况，证实标本中存在 MTB，相比涂片，培养的优势是提高阳性检出率，一般每毫升标本中 100 条菌即可培养阳性，另外培养阳性代表标本中的 MTB 是活菌，是治疗对象。因此培养阳性不但是确诊结核病的金标准，也是疗效评价的金标准。由于 MTB 生长缓慢，培养阳性结果的报告时间为 2 ~ 8 周。

MTB 培养有两种方法，一种为改良罗氏培养，亦称为固体培养，将经 4% NaOH 处理后的标本接种在含有主要成分包括新鲜鸡蛋液、谷氨酸钠、甘油、孔雀绿、磷酸二氢钾、硫酸镁、柠檬酸镁、马铃薯淀粉的培养基上，每周观察，直至菌落形成，典型的菌落为黄色褶皱，无明确边缘，菌落经镜检证实为抗酸染色阳性后，方可报告抗酸杆菌培养阳性，并随后进行菌种鉴定；观察至 8 周，未见菌落生长，则报告为培养阴性；另一种为液体培养方法，也称为快速培养方法，用MB/Alert仪自动培养检测，采用产二氧化碳检测技术，准确侦测、及时报告培养瓶内是否有微生物的存在和生长。因其所用的培养液瓶底部含有颜色感应器，当培养瓶中的分枝杆菌生长，消耗氧气，产生 CO_2 时，颜色感应器由绿色变成黄色。仪器自动连续检测，并自动显示培养瓶中有无分枝杆菌。该系统是一个全自动非侵入性的培养系统，用于无菌体液标本和含杂菌的痰液中分枝杆菌的培养，分离率提高，培养阳性报告时间明显缩短，2 周即可观察到 MTB 生长，报告培养阳性，未报告阳性的样本观察至 6 周，如未观察到 MTB 生长则报告阴性。

（四）分子生物学检查

近些年发展的分子生物学检测方法，以临床标本为检测对象，MTB 相关基因为诊断标志物，完成对标本中是否含有 MTB 核酸或耐药基因的一系列检测方法，不同检测技术的最低检测限值差异较大，在 $10 \sim 10^3$CFU/mL 之间，与培养方法最低检测限值相似，弥补了传统的涂片方法敏感性低、培养方法耗时长、对实验室生物安全要求高的缺点，可以在 24 ~ 48h 内报告结果，获得是否查到 MTB的 DNA 和是否存在异烟肼、利福平、乙胺丁醇、氟喹诺酮耐药等检测结果，用以指导临床医生根据药敏结果选择正确的治疗方案。由于分子生物学检测方法的高灵敏度，对于耐药诊断，为避免假阳性造成的临床误诊误治，《中国结核病预防控制工作技术规范（2020 年版）》规定，对于耐药结核病发病率低的初治患者如果分子生物学检测为利福平耐药，需取另一份痰标本重复检测，若仍为利福平耐药，判定为利福平耐药，否则按利福平敏感处理；而对于耐药率高的复治肺结核患者，尤其是有一线药物治疗失败的情况下，一次耐药结果即可确诊为耐药，给予耐药方案治疗。

（五）耐药性检查

对所有病原学阳性的患者都要进行耐药性检查。如果具备分子生物学核酸耐药检测技术，则优先采用分子生物学耐药检测，对于利福平耐药的患者进行传统二线抗结核药物和异烟肼药敏试验。如果仅具备传统药敏试验检测技术，则对涂阳或分子生物学检测阳性的痰标本进行痰培养，并应用传统药敏试验检测技术对培养阳性的菌株进行一线、二线抗结核药物敏感性试验。

（六）特殊情况处置

1. 初治患者如分子生物学检测为利福平耐药，需取另一份痰标本重复检测，若仍为利福平耐药，判定为利福平耐药，否则按利福平敏感处理。

2. 初治患者如传统药物敏感性试验检测为耐多药，但采用利福平敏感治疗方案治疗有效（2 个月末痰涂片阴转和肺部病变明显吸收），则按利福平敏感诊断和治疗，但须密切观察（2 年内每 3 个月复查 1 次，若痰培养阳性，需进一步开展药敏试验检测进一步确定诊断）。

二、免疫学检查

机体感染 MTB 后会产生相应的致敏淋巴细胞，具有对 MTB 的识别能力，当再次遇到少量的 MTB 或 MTB 蛋白时，致敏 T 淋巴细胞受相同抗原再次刺激会释放出多种可溶性淋巴因子，导致血管通透性增加，巨噬细胞在局部集聚，导致浸润。基于这个原理有两类结核感染细胞免疫诊断方法，一类是体内免疫诊断方法，即皮肤试验，包括 TST 和 C-TST；另一类为体外结核感染 T 细胞免疫诊断试验，也称为 IGRA，包括 Quanti FERON 试验和 T-SPOT.TB 试验。

现有的免疫诊断方法的阳性结果仅能证明机体感染过 MTB，但是不能区别 LTBI、活动性结核病及非活动性结核病，因此免疫诊断方法阳性结果代表机体感染过 MTB，是否为活动性结核病需要结合临床表现、影像及病原学检测结果，综合判断。

由于免疫学诊断方法的原理是依赖于机体对 MTB 特异性蛋白的识别能力，无论体内免疫诊断方法还是体外免疫诊断方法，均受机体免疫状态的影响，在以下情况下可能会出现假阴性：①变态反应建立前期，在结核分枝杆菌感染后的早期（4 周之内），机体对结核分枝杆菌的免疫反应尚未建立；②免疫功能受干扰，如同时罹患急性传染病如百日咳、麻疹、白喉等；③免疫功能低下，重症结核、肿瘤、结节病、艾滋病、应用免疫抑制剂等。

因此，免疫诊断方法主要用于诊断结核感染状态，是活动性结核病的辅助诊断工具，判读阴性结果需要结合患者的免疫状态，避免假阴性结果干扰诊断。

三、影像学检查

胸部影像检查是诊断肺结核的重要手段。胸部影像检查可以显示肺内是否有病变、是否为结核病病变、是否为活动性病变。《中国学校结核病防控指南（2020 年版）》要求，当学校报告有活动性肺结核患者时，应对密切接触者开展筛查，15 岁及以上者均需进行胸部影像检查，胸部 X 线片为主，必要时行胸部 CT 检查，对 15 岁以下有结核可疑症状者或 TST 检测强阳性 /C-TST 阳性 /IGRA 阳性者，均需进行胸部影像检查，以胸部 X 线片为主，必要时可行胸部 CT 检查，胸部 CT 检查较胸部 X 线片可以更清晰显示胸内淋巴结、肺门淋巴结，有助于发现肺野外的病变，完善诊断。各型肺结核影像特点分述如下。

（一）原发性肺结核

原发性肺结核主要表现为肺内原发病灶及胸内淋巴结肿大，或单纯胸内淋巴结肿大。儿童原发性肺结核也可表现为空洞、干酪性肺炎以及由支气管淋巴瘘导致的支气管结核。

（二）血行播散性肺结核

急性血行播散性肺结核表现为两肺均匀分布的大小、密度一致的粟粒阴影；亚急性或慢性血行播散性肺结核的弥漫病灶，多分布于两肺的上中部，大小不一，密度不均，可有融合。儿童血行播散性肺结核有时表现为磨玻璃样影，婴幼儿粟粒病灶周围渗出明显，边缘模糊，易于融合。

（三）继发性肺结核

继发性肺结核胸部影像表现多样。轻者表现为斑片、结节及索条影，或表现为结核瘤或孤立空洞；重者可表现为大叶浸润、干酪性肺炎、多发空洞形成和支气管播散等；反复迁延进展者可出现肺损毁，损毁肺组织体积缩小，其内多发纤维厚壁空洞、继发性支气管扩张，或伴有多发钙化等，邻近肺门和纵隔结构牵拉移位，胸廓塌陷，胸膜增厚粘连，其他肺组织出现代偿性肺气肿和新旧不一的支气管播散病灶等。

（四）气管、支气管结核

气管及支气管结核主要表现为气管或支气管壁不规则增厚、管腔狭窄或阻塞，狭窄支气管远端肺组织可出现继发性不张或实变、支气管扩张及其他部位支气管播散病灶等。

（五）结核性胸膜炎

结核性胸膜炎分为干性胸膜炎和渗出性胸膜炎。干性胸膜炎为胸膜的早期炎性反应，通常无明显影像表现；渗出性胸膜炎主要表现为胸腔积液，且胸腔积液可表现为少量或中大量的游离积液，或存在于胸腔任何部位的局限积液，吸收缓慢者常合并胸膜增厚粘连，也可演变为胸膜结核瘤及脓胸等。

第三节　结核病诊断与鉴别诊断

学校结核病的诊断遵循结核病诊断标准，但对临床诊断病例的质量控制有一些特别的要求，且需与其他疾病进行鉴别。

一、结核病诊断原则

肺结核的诊断是以病原学（包括细菌学和分子生物学）检查结果为主，流行病学史、临床表现、胸部影像学和相关的辅助检查及鉴别诊断等进行综合分析判断做出诊断。儿童肺结核的诊断，除痰液病原学检查外，还要重视胃液提取物的病原学检查。

二、结核病诊断标准

根据流行病学史及影像学检查、实验室检查，按照《肺结核诊断》（WS288—2017）中的结核病诊断要求，做出诊断，并根据《结核病分类》（WS196—2017）进行分类。

三、肺结核临床诊断病例的质量控制

对于无实验室阳性结果，经临床诊断为肺结核的师生患者，诊断须符合以下全部要求：

1. 患者须经至少3份痰标本的齐-内染色显微镜检查或荧光染色显微镜检查均为阴性。送检的标本须为合格检验标本，不合格标本须重新送检。

2. 至少经1份痰标本结核分枝杆菌分离培养和/或结核分枝杆菌核酸检测为阴性，无检查条件的需送上级检查。

3. 临床表现不典型的患者，可暂时不定诊，先进行鉴别诊断。必要时请上级医疗机构会诊。未明确诊断前，疑似病例须进行隔离。

暂时不能确诊而疑似其他致病菌感染的患者，可进行抗感染治疗（一般观察2周）或使用其他检查方法进一步确诊。抗感染治疗不能使用喹诺酮类、氨基糖苷类等具有明显抗结核活性的药品。

4. 所有患者须经当地结核病诊断专家组集体讨论定诊。发生3例及以上有流行病学关联病例的散发疫情和学校结核病突发公共卫生事件时，所有患者的诊断须经地（市）级及以上专家组集体讨论确定。

四、肺结核分类

肺结核可按不同的分类方法进行诊断分类，具体内容见《结核病分类标准》（WS 196—2017）。

1. 病变部位分为原发性肺结核，血行播散性肺结核，继发性肺结核，气管、支气管结核和结核性胸膜炎。

2. 病原学检查结果分为病原学阳性、病原学阴性和病原学未查肺结核。病原学阳性包括痰涂片阳性、培养阳性或分子生物学阳性。

3. 耐药状况分为敏感肺结核和耐药肺结核，其中耐药肺结核又可分为：单耐药、多耐药、耐多药、广泛耐药和利福平耐药。

4. 既往治疗史分为初治肺结核和复治肺结核。

五、鉴别诊断

肺结核应与以下疾病进行鉴别。

1. **肺炎** 当患者有发热、肺内炎性病变时需要与细菌肺炎、支原体肺炎等相鉴别。白细胞不高、抗感染治疗无效、结核感染指标阳性、有结核病密切接触史、支持肺内病变为结核可能性大。

2. **淋巴瘤** 当患者有发热，肺门、纵隔淋巴结肿大，需要与淋巴瘤进行鉴别，除寻找结核感染证据外，需积极行淋巴结活检明确诊断。

3. **病毒性脑炎** 当患者出现高热、头痛、高颅压、脑脊液蛋白升高时需要与病毒性脑膜炎鉴别诊断，结核性脑膜炎常常是血性播散性结核病的一部分，但极早期肺内粟粒状血行播散性肺结核延迟出现，极易造成误诊，需要动态观察脑脊液变化及肺部病灶变化，同时收集结核病接触史、结核感染的相关信息。

4. **结节病** 双侧肺门对称出现淋巴结肿大时需与结节病鉴别诊断。结核感染指标阴性、临床症状轻微、血管紧张素转换酶（ACE）升高、淋巴结穿刺病理显示为非坏死性肉芽肿性病变支持结节病诊断。

5. **结缔组织疾病引起的胸膜炎** 如系统性红斑狼疮、类风湿性关节炎全身型等，尤其是以胸膜炎或多发性浆膜炎为首发症状时，易误诊为结核。鉴别要点：类风湿性关节炎全身型引起的胸膜炎，胸腔积液糖明显降低，无结核病的感染依据。系统性红斑狼疮引起的胸膜炎，胸腔积液抗核抗体阳性，无结核病的感染依据。

第四节　病例报告

按照《中华人民共和国传染病防治法》的规定，依法对传染性肺结核患者进行网络报告。

一、责任报告单位及报告人

各级各类医疗卫生机构为责任报告单位，其执行职务的人员和乡村医生、个体开业医生均为疫情责任报告人。

二、报告对象

依据《中华人民共和国传染病防治法》，诊断的肺结核患者（包括确诊病例、临床诊断病例）和疑似肺结核患者均为法定传染病报告对象。患者为学生、幼托儿童或教师须填报其所在学校 / 幼托机构全称及班级名称。

三、报告时限

凡肺结核或疑似肺结核病例被诊断后，实行传染病信息报告管理系统的责任报告单位应于 24h 内进行网络报告；不具备传染病信息报告管理系统条件的责任报告单位要及时向属地乡镇卫生院 / 社区卫生服务中心或县（区）级疾病预防控制机构报告，并于 24h 内将传染病报告卡寄至代报单位，由其进行代报。

四、订正与查重

医疗卫生机构发生报告病例诊断变更、已报告病例因该病死亡或填卡错误时，应由该医疗卫生机构及时进行订正报告。

县（区）级疾病预防控制机构要对报告的病例进行信息核实和追踪调查，发现传染病报告卡信息有误或排除病例时应当在 24h 内订正。

县（区）级疾病预防控制机构及具备传染病信息报告管理系统条件的医疗卫生机构每日对报告信息进行查重，并对重复报告信息进行删除。

培训要点

1. 学生结核病患者的临床表现分为全身症状和局部症状，与成人结核病比较，总体上临床症状轻微，更多表现为无症状，青春期女性结核病患者可能出现月经不规律甚至停经等特殊表现。

2. 学生就诊者的结核病检查内容主要包括问诊、病原学检查、免疫学检查和影像学检查。

3. 学生肺结核的诊断是以病原学检查结果为主，结合流行病学史、临床表现、胸部影像学和相关的辅助检查及鉴别诊断等进行综合分析后做出，学生肺结核需与肺炎、淋巴瘤、病毒性脑炎、结节病、结缔组织疾病引起的胸膜炎等疾病鉴别。

4. 诊断肺结核或疑似肺结核病例后，实行传染病信息报告管理系统的责任报告单位应于 24h 内进行传染病网络报告。

练习题

一、单选题

1. 以下哪项不是肺结核的典型临床表现（　　）

A. 咳嗽

B. 咯血

C. 咳脓臭痰

D. 呼吸困难

2. 以下哪项是肺结核的临床表现（　　）

A. 月经不规律

B. 呼吸困难

C. 咯血

D. 以上都是

3. 以下哪项不是结节病的诊断依据（　　）

A. 结核感染指标阴性

B. 临床症状轻微

C. 血管紧张素转换酶（ACE）升高

D. 淋巴结穿刺病理显示为坏死性肉芽肿性炎

4. 支持肺结核的诊断依据不包括以下哪项内容（　　）

A. 肺内显示感染性病变阳性

B. 低蛋白血症

C. 白细胞不高

D. IGRA

5. 结核病免疫学诊断方法不包括以下哪项内容（　　）

A. PPD 皮试

B. IGRA

C. Xpert

D. C-TST 皮试

6. 结核病病原学诊断方法有（　　）

A. 涂片

B. 罗氏培养

C. 结核分枝杆菌核酸检测

D. 以上均正确

7. 肺结核登记报告责任单位包括（ ）
   A. 社区卫生服务站
   B. 结核病专科医院
   C. 综合医院呼吸科
   D. 以上都是
8. 下面哪项描述不是支气管结核的表现（ ）
   A. 气胸
   B. 管腔狭窄或阻塞
   C. 狭窄支气管远端肺组织可出现继发性不张或实变、支气管扩张及其他部位支气管播散病灶等
   D. 气管或支气管壁不规则增厚
9. 学生肺结核需与什么疾病鉴别（ ）
   A. 肺炎
   B. 淋巴瘤
   C. 结缔组织疾病引起的胸膜炎
   D. 以上都是
10. 凡肺结核或疑似肺结核病例被诊断后，实行传染病信息报告管理系统的责任报告单位应在多长时间内进行网络报告（ ）
   A. 24h
   B. 48h
   C. 72h
   D. 一周之内

二、名词解释

1. 结核分枝杆菌分子生物学检查
2. 病原学阳性

三、问答题

1. 肺结核的分类有哪些？
2. 结核性胸膜炎的影像表现特点是什么？
3. 对于无实验室阳性结果、经临床诊断为肺结核的师生患者，诊断须符合的条件有哪些？

第六章 结核病治疗

学习目的

1. 掌握抗结核治疗原则。
2. 掌握不同类型结核病的治疗方案。
3. 掌握常见抗结核药品的不良反应判断与处理方法。
4. 掌握肺结核治疗转归的判断。

发现和治愈结核病患者是防止结核病传播最重要的措施，尤其是对病原学阳性结核病患者。患者一经诊断，及时进行规范治疗是迅速消除传染性、阻断传播、治愈患者的首要措施。同时，有效的管理是治疗成败的关键。

第一节 治疗原则及治疗方案

早期发现、规范治疗、治愈结核病患者是防止结核病传播最有效的措施。按照结核病病变类型、病变程度，选用抗结核药品组成适宜治疗方案开展抗结核治疗是提高患者治疗成功率、减少耐药的重要保障。

一、治疗原则

1. **早期** 在结核病的早期病变没有或很少有干酪样坏死，为可逆性病变，治疗后可以完全吸收，在早期病变中的 MTB 生长繁殖活跃，生长繁殖越活跃的 MTB，抗结核药物的抗菌作用越强，治疗越早，疗效越好。

2. **联合** 治疗结核病必须联用多种抗结核药物，其目的主要是利用多种抗结核药物的交叉杀菌作用，提高杀菌、灭菌能力，防止产生耐药性，提高临床疗效。在结核病灶中，MTB 有不同代谢菌群，这些菌群对不同的药物敏感性不同，因此，联合多种不同作用机制的药物可杀死不同代谢状态的 MTB。抗结核药物联合用药可以发挥药物的协同作用，增强疗效，也可延缓和减少耐药性产生。抗结核治疗分强化期、继续期。强化期阶段使用 3～4 种药物联合治疗，目的在于迅速消灭生长分裂活跃的细菌，一般为 2～3 个月，是治疗的关键阶段，利福平敏感结核患者一般联合使用异烟肼（isoniazid，INH，H）、利福平（rifampin，RFP，R）、吡嗪酰胺（pyrazinamide，PZA，Z），有表达能力的儿童也可加乙胺丁醇（ethambutol，EMB，E）。继续期阶段使用 2～3 种药品联合治疗，目的在于消灭生长缓慢及细胞内存活的结核分枝杆菌，巩固治疗效果，防止复发，一般为 4～6 个月。利福平敏感结核病患者继续期阶段一般使用异烟肼、利福平。

3. **适量** 根据不同病情及不同个体规定了不同的给药剂量，以发挥最大的杀菌和抑菌作用，同时使用合适的剂量减少药物不良反应的发生。抗结核药物用量过小，治疗无效，容易产生耐药性；用量过大，不良反应增多。按抗结核药物使用说明书要求用量即为适量，就能使药物发挥最强抗菌作用，收到的疗效最高，产生的不良反应也最少。

4. **规律** 规律用药的含义包括：患者使用医生处方规定的药物、规定的用量、规定的次数、规定的疗程时间（月数），未经医生允许，不得随意改动。规律用药可以减少耐药，提高疗效，减少复发，是保证治疗成功的关键，只有严格实施督导治疗才能确保患者规律用药和治疗。

5. **全程** 即全疗程，是指患者必须按照方案所定的疗程坚持治满疗程，尽可能杀死缓慢生长的 B 菌群以及 C 菌群，减少复发的可能。

二、抗结核药品及用法

（一）利福平敏感结核病治疗常用抗结核药品

利福平敏感结核病治疗常用抗结核药品包括：异烟肼（INH，H）、利福平（RFP，R）、利福喷丁（RFT，L）、利福布汀（rifabutin，RFB，B）、吡嗪酰胺（pyrazinamide，PZA，Z）、乙胺丁醇（EMB，E）。这些药品按照包装类型，可分为散装药（表 6-1）和固定剂量复合制剂（fixed dose combination，FDC）（表 6-2、表 6-3）。抗结核治疗用药应选择以口服用药为主，为避免不联合用药、降低低剂量用药发生率，抗结核治疗推荐使用 FDC。

表 6-1 常用散装抗结核药物用量

药名	每日疗法		
	成人 /g		儿童 /(mg·kg⁻¹)
	< 50kg	≥ 50kg	
INH	0.30	0.30	10 ~ 15
RFP	0.45	0.60	10 ~ 20
RFT	—	—	—
PZA	1.50	1.50	20 ~ 30
EMB	0.75	1.00	15 ~ 25

注：利福喷丁，体重 < 50kg 患者推荐剂量为 0.45g，体重 ≥ 50kg 推荐剂量为 0.6g，每周 2 次用药，主要用于肝功能轻度受损不能耐受利福平的患者，目前无儿童用药剂量。婴幼儿及无反应能力者因不能主诉及配合检查视力慎用乙胺丁醇。

表 6-2 四联抗结核药品 FDC 的规格及用量

规格	不同体重患者每日用量			
	30 ~ 37kg	38 ~ 54kg	55 ~ 70kg	≥ 71kg
H75mg + R150mg + Z400mg + E275mg	2 片	3 片	4 片	5 片
H37.5mg + R125mg + Z200mg + E137.5mg	4 片	6 片	8 片	10 片

表 6-3 二联抗结核药品 FDC 的规格及用量

规格	不同体重患者每日用量	
	< 50kg	≥ 50kg
H150mg + R300mg	—	2 片
H100mg + R150mg	3 片	4 片
H75mg + R150mg	—	4 片

（二）利福平耐药结核病治疗常用抗结核药品

根据有效性与安全性，将长程方案中使用的抗结核药物划分为 A、B、C 3 组，推荐首选全疗程口服用药（表 6-4）。

表 6-4　常用利福平耐药治疗每日药物剂量

组别	药物（缩写）	剂量（体重分级）成人 /mg			儿童 /（mg·kg^{-1}）
		< 50kg	≥ 50kg	最大剂量	
A 组	左氧氟沙星（Lfx）/莫西沙星（Mfx）[a]	400 ~ 750/400	500 ~ 1 000/400	1 000/400	Lfx：15 ~ 20；Mfx：7.5 ~ 10
	贝达喹啉（Bdq）	前 2 周 400mg；之后 200mg 每周 3 次（周一、三、五），用 22 周		400	—
	利奈唑胺（Lzd）	300	300 ~ 600	600	12 岁以下 10mg/kg；12 岁以上参照成人剂量
B 组	氯法齐明（Cfz）	100	100	100	—
	环丝氨酸（Cs）	500	750	750	10 ~ 0
C 组	乙胺丁醇（E）	750	1 000	1 500	15 ~ 25
	德拉马尼（Dlm）	100mg 每日 2 次			—
	吡嗪酰胺（Z）	1 500	1 750	2 000	20 ~ 30
	亚胺培南 - 西司他汀（Ipm-Cln）[b] 美罗培南（Mpm）[b]	1 000mg 每日 2 次			Ipm-Cln：体重大于 40kg 参照成人，体重小于 40kg，15mg/kg，q6h，每日最大剂量 2 000mg； Mpm：体重大于 50kg 参照成人，小于 50kg，10 ~ 20mg/kg，q8h
	阿米卡星（Am） 链霉素（S） 卷曲霉素（Cm）[c]	400 750 750	400 ~ 600 750 750	800 750 750	Am：15 ~ 22.5mg Sm：15 ~ 25mg
	丙硫异烟胺（Pto）	600	600 ~ 800	800	15 ~ 20
	对氨基水杨酸（PAS）	8 000	10 000	12 000	150 ~ 200mg

注：a. 左氧氟沙星与莫西沙星为同一类药物，组成方案时只能选择一种；b. 亚胺培南 - 西司他汀或美罗培南应与阿莫西林 / 克拉维酸（Amx-Clv）（125mg 每日 2 次）合用，视为一种药物；c. 卷曲霉素作为可选的药物。

（三）注射用母牛分枝杆菌辅助抗结核药品

规格：复溶后 1.0mL/ 瓶。每次人用剂量 1.0mL，含母牛分枝杆菌菌体蛋白 22.5μg。

本品可作为联合用药，用于结核病化疗的辅助治疗。用 1.0mL 灭菌注射用水稀释，摇匀后，臀部肌肉深部注射。

三、治疗方案

（一）利福平和异烟肼敏感或耐药状况未知肺结核

治疗方案：2H-R-Z-E/4H-R

推荐使用抗结核药品 FDC。

1. **强化期治疗** 使用 H-R-E-Z 四联抗结核药品 FDC，每日 1 次，连续服用 2 个月，共计用药 60 次。根据患者的体重确定每次药品用量（片数）（表 6-2）。

2. **继续期治疗** 使用 H-R 二联抗结核药品 FDC，每日 1 次，连续服用 4 个月，共计用药120次。可选择使用3种FDC规格，根据患者的体质量确定每次药品用量（片数）（表6-3）。

（二）结核性胸膜炎

治疗方案：2H-R-Z-E/7H-R-E

推荐使用抗结核药品 FDC。

1. **强化期** 四联抗结核药品 FDC，每日 1 次，连续服用 2 个月，共计用药 60 次。用量：按照四联抗结核药品 FDC 的规格和用量（表 6-2）。

2. **继续期** 二联抗结核药品 FDC 加上乙胺丁醇，每日 1 次，连续服用 7 个月，共计用药 210 次。重症患者（如结核性脓胸、包裹性胸腔积液，以及并发其他部位结核等）继续期适当延长 3 个月，治疗方案为 2H-R-Z-E/10H-R-E。用药剂量按照二联抗结核药品 FDC 的规格和用量（表 6-3），加上乙胺丁醇。患者体重 < 50kg，乙胺丁醇每日用量为 0.75g；体重 ≥ 50kg，乙胺丁醇每日用量为 1.0g。

（三）其他类型肺结核及肺外结核患者

本方案适用于以下患者：①血行播散性肺结核、气管支气管结核、胸内淋巴结核患者；②肺结核并发糖尿病和矽肺等患者；③肺结核并发肺外结核患者；④单纯肺外结核病患者。

治疗方案：2H-R-Z-E/10H-R + E

推荐使用抗结核药品 FDC。

强化期使用 H-R-Z-E 四联 FDC 治疗 2 个月，继续期使用 H-R 二联抗结核药品 FDC+E 治疗 10 个月。药品用量和用法同结核性胸膜炎。

（四）异烟肼单耐药肺结核治疗

治疗方案：6-9R-Z-E-Lfx。

注：已知或怀疑左氧氟沙星（Lfx）耐药的患者，方案为 6-9RZE，用量见表 6-1 和表 6-4。①病原学阳性肺结核如患者治疗至 2 个月末痰菌检查仍为阳性，则应延长 1 个月的强化期治疗，继续期治疗方案不变；② 5 岁以下无正确表达能力的儿童慎用乙胺丁醇。

（五）利福平耐药结核病治疗

15 岁以下儿童耐药结核病治疗临床数据较少，目前多采用与成人一样的治疗原则，按照千克体重计算用药剂量。

治疗方案分长程治疗方案和短程治疗方案，如患者适合短程治疗方案，优先选择短程治疗方案。

1. **长程治疗方案**　长程治疗方案是指至少由 4 种有效抗结核药物组成的 18 ~ 20 个月治疗方案。

（1）氟喹诺酮类敏感

推荐治疗方案：6Lfx（Mfx）BdqLzd（Cs）Cfz /12Lfx（Mfx）CfzLzd（Cs）

在不能获得 Bdq、Lzd 药物的情况下，且二线注射剂敏感，推荐治疗方案：6Lfx（Mfx）Cfz Cs Am（Cm）Z（E，Pto）/14Lfx（Mfx）CfzCsZ（E，Pto）。当 A 组和 B 组不能组成有效方案、选择 C 组药物时，强化期治疗方案至少由 5 种药物组成。

（2）氟喹诺酮类耐药

推荐治疗方案：6 BdqLzdCfz Cs/14 LzdCfz Cs

若不具备氟喹诺酮类快速药敏检测能力，采用固体或液体培养需要等待 2 个月左右时间，可以先按 2 Lfx（Mfx）BdqLzdCfz Cs 方案进行治疗。获取药敏结果后，若氟喹诺酮类敏感，调整为 4 Lfx（Mfx）BdqLzd（Cs）Cfz /12 Lfx（Mfx）CfzLzd（Cs）方案；若氟喹诺酮类耐药，则调整为 4 BdqLzdCfz Cs/14 LzdCfz Cs 方案。

2. **短程治疗方案**

推荐治疗方案：4 ~ 6 Bdq（Am）Lfx（Mfx）PtoCfz Z H（高剂量）E/5 Lfx（Mfx）Cfz Z E

Bdq 需要使用 6 个月。治疗分强化期和继续期，如果治疗 4 个月末痰培养阳性，强化期可延长到 6 个月；如果治疗 6 个月末痰培养阳性，判定为失败，转入个体治疗方案进行治疗。

适用人群：未接受或接受短程治疗方案中的二线药物治疗不超过 1 个月，并且对氟喹诺酮类敏感的利福平耐药患者（使用 Am 治疗的患者应同时对二线注射药物敏感），同时排除以下患者：①对短程方案中的任何药物不能耐受或存在药物毒性风险（如药物间的相互作用）；②妊娠；③血行播散型结核病、脑膜或中枢神经系统结核病，或合并 HIV 的肺外结核病。

注：儿童使用链霉素或乙胺丁醇前，必须知情同意，同时注意听力和视力的监测。儿童 MDR-TB 使用氟喹诺酮类药物，必须知情同意，同时密切观察肌肉骨骼的异常表现，幼儿慎用氟喹诺酮类药物。

（六）注射用母牛分枝杆菌结核病化疗的联合治疗方案

结核病患者化疗 1 周后，可联合使用本品，每隔 2 ~ 3 周给药一次，每次 1 瓶。初治肺结核疗程 6 个月，复治及难治性肺结核患者可酌情延长，或遵医嘱。

对于 5 周岁以上儿童，无须调整剂量，具体用法用量同成年人。儿科治疗中对于 5 周岁以下儿童应酌减剂量，或遵医嘱。

老年患者无须调整剂量，或遵医嘱。

第二节　不良反应观察与处理

抗结核治疗时间长，用药种类多，药物引发的各种不良反应，直接影响患者治疗的依从性、疗程和疗效，进而影响全国结核病防治规划的进展，因此，掌握如何发现和处理抗结核药物常见不良反应十分必要。

一、药物不良反应的定义

药物不良反应（adverse drug reaction，ADR）是指合格药品在正常用法、用量的情况下出现的与用药目的无关或以外的对患者的有害反应。因此，药物不良反应有 3 个前提条件，一是指使用的药物是经过检验的合格药品而非伪劣产品或由于药物不合格所致的有害反应；二是指用药剂量、方法等符合药物说明书中的规定范围或专业内共识的范围内出现的损害，误服、错服、过量服用者所出现的损害不属于不良反应；三是指发生的有害反应与治疗目的无关且难以预测，如发生的不良反应在药物说明书未记载则为新的不良反应。

二、不良反应的严重程度

1. **轻度**　指轻微的反应，症状轻微无发展或有好转，无须特殊治疗处理即可恢复。

2. **中度**　指有较明显的药物不良反应表现，重要器官或系统功能受到损害，需治疗处理或停用相关药物。

3. **重度**　即严重药物不良反应，通常指以下情况中的任一种。

（1）引起死亡。

（2）致癌、致畸、致出生缺陷。

（3）对生命有危险并导致人体永久的或显著的伤残。

（4）对器官功能产生永久性损害。

（5）导致住院治疗或住院时间延长。

三、常见不良反应的种类和可能相关的抗结核药品

常见的抗结核药物不良反应在临床上的表现包括副作用、毒性反应、过敏反应、特异质反应、后效应、致畸作用及二重感染。副作用也叫副反应，与药物不良反应不是同义词，两词的含义不尽相同，副作用是药物不良反应的一部分。临床上主要有肝肾功能损害、消化道或胃肠道反应、中枢及周围神经系统损害、血液系统损害、骨关节损害及内分泌系统损害等，其中以肝损害、胃肠道反应、血液及周围神经系统损害等相对常见。

常见不良反应的种类和可能相关的抗结核药品，见表 6-5。

表 6-5　常见不良反应的种类和可能相关的抗结核药品

不良反应	可疑药品
恶心、呕吐、食欲不振、腹痛或腹泻	丙硫异烟胺，对氨基水杨酸钠，吡嗪酰胺，乙胺丁醇，利福平
电解质紊乱	卷曲霉素，阿米卡星，链霉素
外周神经炎	环丝氨酸，异烟肼，链霉素，阿米卡星，卷曲霉素，乙胺丁醇，丙硫异烟胺，氟喹诺酮类药物
耳毒性（听力下降或丧失）	链霉素，卡那霉素，阿米卡星，卷曲霉素
精神症状	环丝氨酸，异烟肼，氟喹诺酮类药物，丙硫异烟胺
抑郁	环丝氨酸，丙硫异烟胺
甲状腺功能减退症	对氨基水杨酸钠，丙硫异烟胺
惊厥	环丝氨酸，异烟肼，氟喹诺酮类药物
肝脏毒性	丙硫异烟胺，吡嗪酰胺，对氨基水杨酸钠，利福平，异烟肼，乙胺丁醇，氟喹诺酮类药物
肾毒性	链霉素，阿米卡星，卷曲霉素，利福平
视神经炎	乙胺丁醇
关节痛或肌肉痛	吡嗪酰胺，氟喹诺酮类药物
血液系统（白细胞和血小板降低）	利福平，氟喹诺酮类药物
过敏反应（如皮疹、药物热等）	链霉素，卷曲霉素，对氨基水杨酸钠，利福平等以上药品均有可能

四、常见药物不良反应处理

（一）处理原则

1. 抗结核药物引发的不良反应是结核病治疗过程中最常见的问题之一，正确监测、早期发现和及时处理不良反应，是防止或避免严重不良反应发生的最佳手段。

2. 如果患者不良反应症状轻微，未引起肝肾功能、血尿常规、听力检查等异常，可在继续抗结核治疗的同时密切观察并监测不良反应，必要时可给予药物辅助治疗、适当调整剂量或治疗方案等处理，但需严格掌握由于药品不良反应需要更换抗结核药品或中断治疗的指征。

3. 在抗结核治疗过程中如出现严重不良反应，如高热、皮疹、皮肤黄染、听力改变、尿少或癫痫等症状应立即就诊，同时停用所有抗结核药品，住院治疗，必要时请相关专科医生会诊，共同诊治。

4. 对婴幼儿语言表达不清者，禁用氨基糖苷类药物，对小于 18 岁者，慎用氟喹诺酮类药物，如根据病情需要使用，必须获得患者家长的知情同意并签字。

（二）常见不良反应处理方法

1. **恶心和呕吐** 恶心和呕吐是抗结核药品引起的常见胃肠反应，多数结核病患者在治疗过程中，特别是开始阶段会出现此症状，一般不需要停止治疗。

处理方法如下。

（1）轻微的恶心、呕吐但肝功能正常的情况，可采取改变用药方法，如原空腹服药改为饭后服用，继续观察的方式处理。

（2）症状加重或恶心、呕吐不可控制者，首先排除是否为高颅压、严重消化道疾病等所致，同时监测肝功能，要考虑到抗结核药物引发肝损害的可能性。如肝功能正常，可根据患者具体情况（体重、年龄、有无低蛋白血症、贫血等），在不影响疗效的情况下适当调整可疑药物的剂量，同时给予止吐药或中药对症治疗。另外应注意维持水盐平衡，及时补液。

（3）如怀疑患者患有胃炎、胃溃疡或患者出现呕血症状时，应立即停用抗结核药品，并采取相应治疗措施，如抗酸药的应用，必要时应住院治疗。

2. **腹泻** 腹泻是指频繁的肠道蠕动导致的水泻，也是抗结核药物的不良反应之一，应注意观察粪便是否为水样、每日几次，要避免对发热或血便的患者使用肠蠕动抑制剂。

处理方法如下。

（1）进行大便常规、便潜血、便的革兰染色涂片、菌丝及血电解质等检查，确定是否与不洁饮食相关，如便红、白细胞增多或有脓细胞等。

（2）注意有无合并消化道出血，如便潜血阳性。

（3）排除菌群失调，如便中细菌球杆比例失调并有菌丝或便中细菌量明显减少等。

（4）如以上检查正常，可疑药品常见有利福类或对氨基水杨酸，可暂停使用相关药品，根据患者脱水情况，酌情给予补液。待腹泻缓解后，可调整所用药品剂型、用药途径和给药方法，如将利福平改为利福喷丁并饭后服用、每周两次，对氨基水杨酸改为静脉缓慢滴注等。

3. **肝损害** 轻微肝损害也可能是严重肝损害的早期表现，因此须重视早期肝损害的临床表现，如恶心、呕吐、乏力、腹胀、肝区不适和头晕等，特别在强化期由于用药多且剂量大，发生肝脏损害概率高于继续期，因此患者如有可疑症状要随时检测肝功能，尤其是高危人群，如乙肝病毒携带者、低蛋白血症或贫血等，必要时增加肝功能监测的频率。

引起肝损害的可疑药品，见表 6-5。

处理方法如下。

（1）肝功能异常：单项 ALT ＜ 80U/L，加强保肝治疗的同时，排除肝脏基础疾病、感冒或额外服用其他所致肝损害的药品，如红霉素、乙酰氨基酚等。同时密切监测肝功能。

（2）如 ALT 继续升高≥ 80U/L，胆红素也同时升高则停用引起肝损害的可疑药品如一线抗结核药的吡嗪酰胺和利福平，后者引起肝损害的概率较前者小，多见利福平过敏所致；增加静脉保肝药，如还原型谷胱甘肽，口服硫普罗宁片和茵栀黄口服液等，嘱患者注意休息，避免进食油腻食物，短期（5 ~ 7d）内复查肝功能。

（3）如仍无改善或好转不明显，则停用所有引起肝损害的抗结核药品，继续保肝治疗，必要时住院治疗。

（4）待肝功能恢复正常后，逐步增加安全有效并适合该患者的抗结核药品，组成新的有效方案并定期复查肝功能。

（5）患者病情较重，不允许停用抗结核药时，如发生抗结核药物所致肝损害，应住院治疗。可在强有力的保肝治疗和密切监测肝功能的同时使用引起肝损害相对小的抗结核药品，如异烟肼，乙胺丁醇等，可局部用药者可增加局部给药，如胸腔内等。

4. **肾损害** 在服抗结核药物前应常规检查肾功能和尿常规，在这两项检查指标正常的情况下可使用抗结核药品，一般口服的一线和二线抗结核药物极少引起患者的肾功能损害，除非对利福平严重过敏者。不建议儿童应用氨基糖苷类和卷曲霉素，此二类药物可引起肾功能损害，如蛋白尿、管型和血尿，严重者出现氮质血症，全身水肿、少尿 [少于 17mL/h]、肾功衰竭。

处理方法如下。

（1）立即停用可疑引起肾损害的抗结核药物，如氨基糖苷类、卷曲霉素或利福平。同时排除其他引起肾损伤的原因，如糖尿病、脱水、充血性心衰、尿道梗阻、泌尿系感染、其他药品如磺胺类药品和利尿剂等。

（2）给予适量补液，加速体内残余药品的排泄，要注意出入量的平衡。

（3）在随后的抗结核治疗中，要密切观察患者的肾功能和尿常规，避免再次应用对肾损害的药品。

（4）肾功能损害严重者，如少尿、全身水肿、乏力、恶心等，应立即住院治疗，监测血中尿素氮、肌酐水平，对尿常规及尿沉渣进行分析，并采取相应治疗措施。

（5）如正在使用的药物对肾功能无损害，但主要经过肾脏排泄的药物，如乙胺丁醇和氟喹诺酮类应适当减量。

5. **血液系统异常** 利福类、氟喹诺酮类和氨基糖苷类等均可以引起外周血白细胞计数或血小板减少，但发生率一般较低，多数为轻者，临床上可全无症状，或有乏力、皮下出血点等症状，停药后可很快恢复；个别重者白细胞可低于 2.0×10^9/L，或血小板可降至 50×10^9/L 以下，甚至为零，如抢救不及时也可导致死亡。

处理方法如下。

（1）白细胞大于 3.0×10^9/L、血小板正常者，可在应用口服升白药（利血生、利可君等）的同时，继续原方案治疗，但要密切观察血常规的变化。

（2）白细胞小于 3.0×10^9/L、血小板较前明显降低（如从正常降至 50×10^9/L ~ 70×10^9/L）时，须谨慎处理，应立即停用利福类、氟喹诺酮类药品，给予生白药、维生素等辅助治疗，动态观察血常规，必要时调整治疗方案。

6. **过敏反应** 各种抗结核药品均可引起变态反应，不同药品、不同体质的临床表现各异。轻者常为不同类型的皮疹，重者为药物热或过敏性休克等。

处理方法如下。

（1）轻者：可给予对症、抗过敏治疗，避免食用易引起过敏性的食物，如水产品，特别是海中的鱼、虾等。如未见好转，应停用可疑药品，注意观察病情变化，一般在停用致敏抗结核药品后症状、体征逐渐消失。

（2）重者：如出现过敏性休克、疱性皮炎、血小板严重减少、药物热等，应立即停用所有药品。给予肾上腺素、糖皮质激素和补液等住院抢救治疗。

（3）重新开始治疗时，一定待皮疹完全消退、各脏器功能恢复正常后再逐一试药。应从产生不良反应可能性小的药品或该患者未曾使用过的抗结核药品中，小剂量起应用，在密切观察下逐一增加。怀疑利福平引起的过敏反应恢复后，不建议再使用利福平，避免再次引起严重不良反应的发生。

7. **低钾血症** 低钾血症是指血钾水平低于正常（< 3.5mmol/L）时的临床表现。低钾血症可以与其他电解质紊乱，如低镁血症相关。持续的呕吐和腹泻是低钾血症的常见病因。一些抗结核药品，特别是氨基糖苷类和卷曲霉素，会导致肾流失过多的钾和镁。

处理方法如下。

（1）因低钾血症可危及患者生命，建议患者接受治疗时，应经常监测血钾水平。轻度低钾血症时（3.3 ~ 3.5mmol/L）临床症状和体征不明显，或有心慌、乏力等症状。可给予门冬氨酸钾镁预防性治疗，并注意寻找病因，治疗呕吐和腹泻，密切监测血钾。

（2）如血钾水平低于 3.3mmol/L，口服氯化钾等无效，并继续发展时，应静脉补钾（必要时适量补镁）并住院治疗，同时针对病因治疗，继续监测血钾。

8. **神经系统损害**

（1）视神经损害：乙胺丁醇引起球后视神经炎，可能与用药后锌离子（Zn^{2+}）和钙离子（Ca^{2+}）排泄过多有关。早期表现为眼睛不适、异物感、疲劳、视物模糊、眼睛疼痛、畏光、流泪等，或视野缺损、视野缩小，失明罕见。

处理方法：服用乙胺丁醇者，应注意早期监测视觉情况，早期发现及时停药，可用大剂量维生素 B 类，烟酸、复方丹参、硫酸锌等辅助治疗。

（2）听神经损害：耳蜗损害的先兆表现有耳饱满感、耳鸣、头晕等，也可无预兆，高频听力往往先减退至消失，继以耳聋。前庭损害，显示前庭功能低下或丧失，表现眩晕、恶心、呕吐、平衡失调、步态不稳等。

孕妇应用氨基糖苷类时药品可通过胎盘而影响胎儿耳蜗，可导致胎儿出生后先天性耳聋。婴儿、高敏易感者或有耳毒反应家族史者更应特别注意。

处理方法如下。

1）早期发现为主，由于耳毒性多不可逆，因此出现症状时应避免观察时间过长，及时采取措施。

2）轻者仅有耳鸣症状，可调整用药剂量和给药方法，如氨基糖苷类可改为隔日应用，同时给予六味地黄丸等治疗；如耳鸣症状无改善或有进展者，则停用相关药物，如链霉素、阿米卡星和卷曲霉素，并给予积极对症和支持治疗，如多种维生素、氨基酸、ATP、辅酶 A、细胞色素 C 等治疗，防止症状的进一步发展。

3）如用氨基糖苷类药后出现听力下降，则无须观察，立即停药，同时给予积极治疗。

（3）外周神经炎：指位于中枢神经系统以外的神经炎症。当患者出现外周神经系统症状时，还应考虑抗结核药品以外的其他原因，如维生素缺乏、HIV、甲状腺功能减退和糖尿病等。常见临床表现为四肢末端感觉麻木，严重可出现刺痛、常为双侧对称。

处理方法：使用维生素 B_6（100～200mg/d）和多种维生素及对症治疗，可适当减少异烟肼用量。

（4）中枢神经损害：除与药物进入中枢神经系统的浓度、药物与神经系统亲和力的差异、患者的中枢神经系统是否患有炎症有关，还与用药剂量、患者体重、疗程、年龄及患者的自身状况等密切相关，其临床表现各异。

1）癫痫发作：可以是一些特定的抗结核药物本身和 / 或中枢神经系统病变所致。患者发作时应注意保护患者头部和身体，移开患者附近可能会导致伤害的物体，保护患者舌头，可在患者口腔放置一个较大的不会被吞下的软物，直至患者惊厥停止，待癫痫症状缓解应住院治疗。检查颅内有无病变，根据患者病情需要，适当减少异烟肼用量，并给予抗癫痫药品直至抗结核治疗结束。如持续癫痫大发作，应静脉给予抗癫痫药品，暂停环丝氨酸、异烟肼和氟喹诺酮类药物的使用，保护气道，吸氧，考虑插管积极救治。

2）头痛、头晕、失眠和记忆力下降：是抗结核治疗过程中较少见的不良反应，一线抗结核药物很少引起难以忍受的头痛，当头痛发生时，应首先排除头痛的其他病因，如发热、感冒、脑膜炎或偏头痛，必要时作相关的辅助检查，如腰穿测颅压和脑脊液化验、脑电图和脑核磁等。

引起头痛、头晕和失眠的可疑药物有环丝氨酸、异烟肼、吡嗪酰胺和氟喹诺酮。

处理方法：嘱患者休息，轻者可对症治疗，如百服宁、维生素 B 族药、地西泮等，在不影响药效情况下，根据患者的具体情况对可疑药物酌情减量，观察 3 ~ 5d，如无好转，则需停用可疑药物（异烟肼、环丝氨酸、氟喹诺酮类药等），继续观察直至症状缓解。

9. **精神异常**

（1）抑郁症：临床上的抑郁是特定的精神病学诊断。抑郁症患者的临床症状包括睡眠习惯的改变、对惯常活动失去兴趣、有内疚情绪、活力降低、注意力不集中、食欲减退、精神活动迟缓（动作和思维缓慢），以及自杀的念头。如果患者表现出明显的行为或情绪改变以至于影响了日常活动，应进行抑郁症的评估。

1）采取咨询的方法为患者和家属提供特别的心理治疗，重点是消除产生压力的因素。

2）在精神科医生的指导下，停用相关药品，如环丝氨酸、丙硫异烟胺等，住院治疗并给予抗抑郁药干预性治疗。

3）同时注意排除引起抑郁症的其他病因，如甲状腺问题等。

4）密切观察，保证安全。

（2）精神症状：精神症状是指人格分裂或对事实感知缺失的一组症状，患者有出现幻觉或错觉的倾向。出现精神症状的原因可能与潜在的精神错乱、抗结核药物治疗（特别是环丝氨酸）以及其他的药物治疗有关。

首先要评价患者是否看见或听见别人感觉不到的事物；是否有难以理解的想法或言论；是否有异常的行为习惯，如有上述症状应住院治疗，停用环丝氨酸、丙硫异烟胺、异烟肼和氟喹诺酮类药，在精神科医生会诊、指导下用药，同时密切观察以保证患者和他人的安全。

10. **甲状腺功能减退症**　血清中促甲状腺激素（thyroid-stimulating hormone，TSH）浓度高于 10mU/L 可以诊断为甲状腺功能减退症，这种功能减退是由于甲状腺功能被抑制所致。造成甲状腺功能减退的主要原因是患者联合使用丙硫异烟胺和对氨基水杨酸钠。甲状腺功能减退症可以用左甲状腺素替代治疗，抗结核药品可以继续使用，但需要同时监测甲状腺素功能。患者完成疗程，停用抗结核药品后，甲状腺功能可以改善。

11. **关节痛或肌肉痛**　喹诺酮类药物主要影响儿童软骨发育，引起骨关节损害。儿童应尽可能避免使用喹诺酮药，除非患者对现有可以使用的抗结核药物不能组成有效治疗方案时，为救治患者生命，才考虑使用。

吡嗪酰胺可影响尿酸排泄造成高尿酸血症，患者出现痛风样关节痛和 / 或功能障碍。

处理方法：出现关节、肌肉疼痛等症状后，应检查血尿酸。由吡嗪酰胺引起高尿酸血症时，应首先调整患者饮食，不食用引起尿酸增高的高嘌呤食物，如尿酸仍高则给予丙磺舒或别嘌呤醇治疗，如仍不缓解则需停药。喹诺酮类药物也可引起关节、肌肉疼痛，必要时应减量或停药。

五、不良反应的预防

1. 在抗结核治疗前，医生应向患者的家人或患者介绍所用抗结核药品可能出现的常见不良反应及其表现，并告知如出现不良反应须及时汇报给医务人员给予相应的处理。必要时应与患者或家人签订不良反应告知同意书。

2. 基层医务人员特别是督导员要经过培训，充分了解抗结核药品常见的不良反应，如出现不良反应，特别是重度不良反应应将患者及时转至上级医疗机构。

3. 在治疗前医生应充分了解患者及其家族的药物过敏史，避免使用已知的可引起严重不良反应的同类药物。同时了解患者肝肾功能、血尿常规及患者的一般状况。

4. 掌握易出现抗结核药物不良反应的高危人群，在不影响疗效的前提下根据患者的体重及全身的营养状况等适当调整药品剂量和药品。

5. 对于可发生药物不良反应的高危人群，应合理使用预防性措施，如对肝损害的高危人群给予保肝治疗等。

6. 避免与其他可能加重药物不良反应的药物联用，如正在应用异烟肼、利福平和吡嗪酰胺的同时，应避免联合长期应用红霉素和乙酰氨基酚类药（如感冒、发热时），以免增加肝毒性反应。

7. 在通过停药处理不良反应，各脏器功能恢复正常后，重新开始治疗时，应从产生不良反应可能性最小的药物试起，在密切观察下逐一加药，可疑利福平过敏者应避免再次使用利福平，以防发生严重不良反应，所建立的新方案应除去可能引起严重不良反应的药物。

8. 对高危人群监测肝肾功能、血尿常规等指标要比非高危人群监测频率高。

9. 应指导患者和患者家属详细阅读各种药物的使用说明书，主动配合进行观察和监测药品不良反应。

第三节　疗效观察及治疗转归

抗结核治疗的效果包括近期效果或近期疗效、远期效果或远期疗效。在结核病临床和防治工作中，多偏重考虑近期疗效，在科研工作中则近期疗效和远期疗效要并重。治疗的效果实际上主要是治疗方案的效果，利福平敏感的结核病患者使用标准治疗方案的痰菌阴转率应在90%以上。

一、结核病治疗的疗效观察

1. **症状是否改善** 多数肺结核患者抗结核治疗后两周内体温逐渐恢复正常，咳嗽、咳痰等症状逐渐缓解。如经有效的抗结核治疗，患者症状不缓解或加重，应鉴别除外是否合并有其他肺部疾患。

2. **实验室指标改善** 病原学阳性肺结核患者经抗结核治疗，2 个月末痰 MTB 应阴转。

3. **胸部 X 线片** 抗结核治疗强化期末及治疗结束，结核病灶应部分或完全吸收。抗结核药物中链霉素、利福平、氟喹诺酮类抗生素具有抗结核感染和抗其他细菌感染的双重作用，如果抗结核方案中包含有这些药物，抗结核治疗 1 个月内病灶完全吸收，则应鉴别除外肺结核。

二、抗结核治疗转归

当患者停止治疗，要进行治疗转归评价。以痰涂片或痰培养检查作为肺结核患者治疗转归判定的主要依据。

（一）治愈

利福平敏感结核治愈：病原学阳性患者完成规定的疗程，治疗最后 1 个月末以及上一次的涂片或培养结果为阴性。

利福平耐药结核治愈：完成规定的疗程，无证据显示治疗失败，而且强化期后最少连续 3 次痰培养阴性，每次至少间隔 30d。

（二）完成治疗

利福平敏感结核完成治疗：病原学阴性患者完成规定的疗程，疗程末痰涂片或培养结果阴性或未痰检。病原学阳性患者完成规定的疗程，疗程结束时无痰检结果，但在最近一次痰涂片或培养结果为阴性。

利福平耐药结核完成治疗：完成规定的疗程，无证据显示治疗失败，但强化期后没有达到连续 3 次痰培养阴性，每次至少间隔 30d。

成功治疗：包括治愈和完成治疗。

（三）治疗失败

1. **利福平敏感结核治疗失败** 痰涂片或培养在治疗的第 5 个月末或疗程结束时的结果为阳性。

2. **利福平耐药结核治疗失败** 出现下列任一原因，治疗终止或治疗方案需要更换至少 2 种抗结核药物。

（1）强化期结束时痰菌未转阴。

（2）痰菌阴转后继续期阳转。

（3）对氟喹诺酮类药物或二线抗结核药物注射剂耐药。

（4）发生药物不良反应。

其中，痰菌阴转是指两次连续痰培养结果为阴性（每次间隔至少 30d），阴转日期为第一次阴性培养结果的痰标本采集日期。痰菌阳转是指在最初痰菌阴转后，连续 2 次痰培养结果为阳性（每次间隔至少 30d），阳转日期为第一次阳性培养结果的痰标本采集日期。

（四）死亡

在开始治疗之前或在治疗过程中由于任何原因死亡。

（五）失访

没有开始治疗或治疗中断连续 2 个月或以上。

（六）其他

除去以上 5 类之外的转归。

对于因“不良反应”而停止抗结核治疗的患者，其治疗转归要归为失访；对于因“诊断变更或转入利福平耐药治疗”而停止治疗的患者，则不进行治疗转归分析，要从转归队列中剔除，其中“转入利福平耐药治疗”的患者，要分析其耐药治疗转归。

三、抗结核治疗失败的原因及对策

抗结核治疗疗程结束时痰菌不能阴转或在疗程中转阳，说明治疗失败。结核病患者只要及时发现且得到规范治疗，一般均可治愈。然而在实际工作中，治疗的疗效却远远低于预期的结果，失败率很高。分析其原因是多方面的，但其主要原因如下。

1. **使用不规范的治疗方案** 不坚持规律用药或中断治疗，这是治疗失败的最普遍而又最重要的原因，治疗成功的关键是使用正确治疗方案，规律用药，完成足够的疗程。不规律用药和中断治疗的原因主要包括以下几点。

（1）患者结核病防治知识缺乏，不理解规律用药和完成全疗程对治疗结核病的重要性。忘记服药或误认为症状消失就当作疾病痊愈，而过早放弃治疗，或开始不规律服药。药物的不良反应发生后没有及时妥善处理而自行停药。

（2）药品供应中断或不足。

（3）患者迁居失去联系或更换医生，缺乏连续的用药指导和监督。

（4）因患者经济困难和其他原因而引起的就诊不便，或其他社会因素等造成中断治疗或不规律治疗。

为解决以上问题，需要对已确诊患者在开始治疗前进行一次系统认真的卫生知识宣传，做到三交底，即交病情底、交治疗计划底、交代规律治疗可以在预定时间内彻底治愈和不规律治疗所造成的后果，使患者对自己的病情和治疗有一个正确的认识和理解，自觉地配合与坚持规律治疗。另外，按照治疗方案的原则，加以全面管理，在采取规范治疗的同时，推行全面督导、强化期督导或全程管理办法，以确保患者坚持规律用药和完成疗程。

2. **药物不良反应处理不当** 医生应熟悉各种药物的毒副反应及发生机制，尽可能降低发生率。告知患者服用抗结核药品过程中可能出现的不良反应，要及时发现并规范处理不良反应，否则患者将不能坚持用药或被迫停药。

3. **患者发现过迟或合并症、并发症多** 患者发现过晚、病变严重、菌量多、体质差，尤其细胞免疫功能低下，影响治疗效果。咯血后导致病变播散、进展。合并糖尿病或硅沉着病（矽肺）也给治疗增加许多难度。对此类患者在给予规范的抗结核治疗外，还应重视合并疾病的治疗。

4. **存在耐药菌** MTB 耐药的产生是导致治疗失败的重要原因之一。2007—2008 年全国结核病耐药性基线调查结果表明，我国耐药性 MTB 流行状况严重，耐药率高达 37.79%，其中初始耐药率为 35.16%，继发耐药率 55.17%，耐多药率和广泛耐药率分别为 8.32% 和 0.68%。耐药性的产生必然影响药物的作用，为争取最好的疗效，就尽可能延缓或防止耐药性的产生。防止耐药性产生的主要措施是：联合用药、足量用药，以免耐药菌的产生。对于病原学阳性患者治疗前尽可能进行抗结核药物敏感试验检查，耐药患者接受耐药结核治疗方案治疗。

培训要点

1. 结核病治疗原则是早期、联合、适量、规律、全程。

2. 常用一线、二线抗结核药品的用量和用法应规范，参见正文要求。

3. 利福平敏感结核病治疗方案最常用 2H-R-Z-E/4H-R。

4. 抗结核可能引起的消化系统、肝脏、肾脏、血液系统、神经系统、皮肤过敏反应、内分泌系统等不良反应，应及时采取正确的处理方法。

5. 结核病治疗转归包括治愈、完成疗程、失败、死亡、丢失、其他。

练习题

一、单选题

1. 关于抗结核治疗联合用药，以下哪个表述不正确（　　）
   A. 治疗结核病必须联用多种抗结核药物，提高杀菌、灭菌能力，防止产生耐药性
   B. 利福平敏感结核强化期阶段使用 3 ~ 4 种药物联合治疗，一般为 2 ~ 3 个月
   C. 继续期阶段使用 2 ~ 3 种药品联合治疗，一般为 4 ~ 6 个月
   D. 为提高疗效，强化期阶段应首选注射用抗结核药品，病情缓解后改为口服药品
2. 关于抗结核治疗适量用药原则，以下哪个表述不正确（　　）
   A. 根据不同病情及不同个体规定不同给药剂量，发挥最大杀菌以及抑菌作用
   B. 在确保疗效基础上，使用合适的剂量减少药物不良反应的产生
   C. 如果患者不能耐受足量用药，可以增加用药品种，提高疗效
   D. 按抗结核药物使用说明书要求用量即为适量
3. 利福平敏感结核病抗结核药品，以下哪个表述不正确（　　）
   A. 抗结核治疗推荐使用抗结核固定剂量复合制剂
   B. 为确保疗效，首选一线药品、二线药品中最有效的使用
   C. 抗结核治疗首选口服用药，每日治疗
   D. 按照患者的千克体重足量用药
4. 治疗方案 2H-R-Z-E/10H-R-E，以下哪类利福平敏感患者不属于该方案使用对象（　　）
   A. 血行播散性肺结核
   B. 肺结核并发肺外结核患者
   C. 无合并症及并发症继发性肺结核
   D. 气管支气管结核
5. 以下哪类患者，不属于利福平耐药结核短程治疗方案适用对象（　　）
   A. 未接受治疗方案中的二线药物治疗患者
   B. 对氟喹诺酮类敏感的患者
   C. 接受治疗方案中的二线药物治疗不超过 1 个月患者
   D. 合并脑膜或中枢神经系统结核病患者
6. 以下哪种反应不属于严重不良反应（　　）
   A. 导致住院治疗或住院时间延长
   B. 反复呕吐，被迫调整用药方案
   C. 对器官功能产生永久性损害
   D. 致癌、致畸、致出生缺陷

7. 关于抗结核药物不良反应，以下哪个表述正确（　　）
   A. 服用过量抗结核药品所出现的机体损害
   B. 服用变质抗结核药品所出现的机体损害
   C. 抗结核药物不良反应也叫药品副作用
   D. 发生不良反应抗结核药品都是在有效期内的药品
8. 以下哪个是抗结核药物不良反应预防措施（　　）
   A. 治疗前，医生应向患者介绍所用抗结核药品可能出现的不良反应及其表现
   B. 医生应了解患者的药物过敏史
   C. 对于药物不良反应的高危人群，合理使用预防性措施
   D. 以上均正确
9. 利福平敏感结核治疗成功，以下哪个表述不正确（　　）
   A. 病原学阳性患者完成规定的疗程，在治疗最后两个月，每个月1次，连续两次痰培养均阴性
   B. 病原学阴性患者完成规定的疗程，疗程末痰涂片或培养结果阴性或未痰检
   C. 患者完成规定的疗程，胸部X线片检查，病变完全吸收
   D. 患者完成规定的疗程，疗程末痰涂片或培养结果阴性、胸部X线片检查病变完全吸收
10. 以下哪个是利福平耐药结核治疗失败（　　）
   A. 强化期结束时痰菌未阴转
   B. 痰菌阴转后继续期阳转
   C. 对氟喹诺酮类药物耐药
   D. 以上均是

二、名词解释

1. 规律用药
2. 药物不良反应
3. 利福平敏感结核治愈

三、问答题

1. 利福平和异烟肼敏感或耐药状况未知肺结核治疗方案是什么？
2. 抗结核治疗失败的原因有哪些？

第七章 患者管理与关怀

学习目的

1. 掌握学生患者管理的原则和内容。
2. 掌握师生患者休复学/休复课标准。
3. 掌握学生患者管理质量的评价方法和指标。
4. 了解学生患者关怀的重要性和基本要素。

对活动性肺结核患者开展治疗管理和关怀工作，可以降低患者病耻感、提高治疗依从性、及时发现和处理不良反应，从而改善患者预后，减少传播，是学校结核病防控工作极为重要的一个关键环节。

第一节 患者管理

学生肺结核患者的管理工作内容丰富，包括患者个案调查、服药管理、跨区域管理、休复学管理等。鉴于学校群体的特殊性及学校结核病疫情的社会影响性，学校活动性肺结核患者的管理尤为重要。

一、患者管理的重要性

由于结核病治疗疗程长，通常需要 6～8 个月，学生患者特别是未成年的学生患者，对于结核病的疾病认识和理解尚不成熟，容易受外界影响而对治疗或药物不良反应等产生害怕、恐惧、不在意等负面心理，导致随意漏服或中断服药的风险增大。此外，学生患者治疗过程中，如出现不良反应处理不及时等情况时，也容易引起社会关注。全程规律服药是治疗成功的关键，全程规范随访管理是保障患者依从性的重要手段。

二、患者管理的基本原则

1. 明确诊断并纳入治疗的活动性肺结核患者均为治疗管理对象。一旦开始治疗，24h内应确定治疗管理方式，立即纳入治疗随访管理。

2. 采用直接面视下全程督导化疗。根据不同管理方式，可由定点医院医务人员、经过培训的学校教师或村医作为服药督导员。

3. 可采用多种管理方式相结合，包括门诊治疗、住院治疗和在校治疗管理，多机构共同管理。

4. 在整个治疗期间，所有参与患者治疗管理的机构（包括学校、学校所在地疾病预防控制机构、学生治疗期间居住地的疾病预防控制机构和基层医疗卫生机构、对学校患者进行诊断的定点医疗机构、开展患者治疗随访的定点医疗机构等）必须密切配合、各负其责，无缝衔接，切实落实对患者的治疗管理。

5. 提供以患者为中心的全程关怀，注意保护患者隐私，保障患者的依从性。

6. 加强校园结核病防治健康促进宣传，消除歧视，为患者治愈提供良好氛围。

三、患者管理的主要内容

（一）患者个案调查

对所有活动性肺结核患者开展个案调查，是判断密切接触者筛查范围及追溯传染源的重要环节之一。疾病预防控制机构人员要在学校的配合下，对所有活动性肺结核患者逐一开展详细的流行病学个案调查。如患者已回到原籍，可请原籍所在地疾病预防控制机构协助完成。

个案调查主要了解每一例患者的发病和就医过程、掌握其发病后的活动范围和接触人员情况等。调查内容主要包括以下6个方面：①患者一般情况；②既往病史和校内外的肺结核患者接触史；③营养和其他健康状况；④发病和每次就诊情况；⑤诊疗情况；⑥发病后的学习和生活情况。《肺结核患者个案调查表》见附件11。

上述信息来自两个方面，诊疗情况应由开展调查工作的县（区）级疾病预防控制机构人员从全民健康保障信息化工程疾病预防控制信息系统中摘录，以避免患者不了解结核病临床诊疗而带来错误的信息；其他5个方面的情况，由调查人员采用面对面的方式，详细询问患者而获得。其中，第6方面“发病后的学习和生活情况”是获得与该患者密切接触的人员信息最重要的来源，通过了解患者在学校内外的学习和生活轨迹，判定哪些人员是其密切接触者。

（二）患者服药管理

1. 患者服药管理的内容概要

（1）督促患者按时服用抗结核药品，确保患者做到全疗程规律服药。

（2）观察患者用药后有无不良反应，对有不良反应者及时采取措施，最大限度地保证患者完成规定的疗程。

（3）督促患者定期复诊，掌握其痰菌变化情况，并做好记录。

（4）对患者及其家属进行结核病防治知识的健康教育，提高患者的治疗依从性及家属督促服药的责任心。

2. 患者管理分类及流程

在学校肺结核患者治疗过程中，根据患者的不同治疗阶段可分为住院治疗管理和门诊治疗管理。其中，门诊治疗管理按照患者休复学（课）管理要求又分为校内治疗管理和居家治疗管理。实施患者管理过程中，除需加强患者本身的治疗管理外，还需增加患病学生家长尤其是低龄患儿家长的依从性管理。以下以学生患者服药管理进行介绍，教职员工可参照实施。

（1）住院治疗管理：对于需要住院治疗的学生患者，定点医疗机构要指定患者住院所在病区的医护人员负责，采用医务人员直接面视下督导服药的方式进行。

对于病情稳定、转入门诊治疗的患者，出院前应由定点医疗机构告知和预约门诊医生、患者及家属、疾病预防控制机构和学校，采用“四见面”方式，确定患者出院后需携带的抗结核药品种类和数量，明确随访复查要求，商议和指定服药督导员并给予培训，确定随访复查时间和地点，共同落实出院后各方管理职责。

（2）门诊治疗管理：对于不需要住院或由住院治疗转入门诊治疗的患者，要根据休复学管理的规定，确定具体管理方式。无论何种门诊治疗管理方式，治疗随访管理均需由定点医疗机构、疾病预防控制机构、基层医疗卫生机构、学校和学生患者家长共同负责。

1）在校治疗管理：在校治疗对象主要包括不需要休学（休课），或者达到复学（课）标准但仍需继续抗结核治疗的患者。开始在校治疗前，疾病预防控制机构应提前组织患者及家长、定点医院结核门诊医生、学校负责人（包括班主任 / 辅导员、校医院或学校医务室 / 保健室 / 卫生室）采用“四见面”方式，建立多机构共同管理机制，明确各自职责。

在疾病预防控制机构的指导下，学校应指定专人负责患病学生的治疗管理，优先由校医院或学校医务室 / 保健室 / 卫生室医务人员承担，统一妥善保管抗结核药品，指定服药地点和服药时间，实施直接面视下督导服药，做好服药记录，并督促患者定期复查。

未设立校医院或学校医务室 / 保健室 / 卫生室的学校，可由班主任或生活老师，经过当地疾病预防控制机构培训后，负责患病学生的直接面视下督导服药，当地疾病预防控制机构定期进行随访。也可根据实际需求，直接委托或由疾病预防控制机构协调学校所在地的基层医疗卫生机构承担随访管理工作。承担患者服药管理工作的基层医疗卫生机构应按照《国家基本公共卫生服务规范——肺结核患者健康管理服务规范》要求，指定结核专干负责学生患者的在校管理，每周至少进行一次面访或电话随访，及时掌握患者服药动态和不良反应发生情况，并督促患者进行随访。

定点医疗机构指定专人负责学生患者的治疗管理，实时关注患者复查情况，在应开展随访检查的前 2d 主动提醒患者准备前来复查，同时将复查信息告知疾病预防控制机构和学校负责人，以便多方督促。

疾病预防控制机构、定点医疗机构、学校、患者及其家长之间要密切沟通与合作，在治疗过程中出现病情反复，应及时相互通报，按要求尽快采取隔离和 / 或休学（休课）等措施。

2）居家治疗管理

确定督导方式：对于居家治疗的患者（主要是寒暑假期间和休学的患者），在开始治疗前，由疾病预防控制机构指定服药督导人员，督导人员优先为医务人员，也可以根据实际情况选择家庭成员、志愿者或者智能工具。

医务人员管理：由医务人员对患者进行直接面视下督导服药，负责督导服药的医务人员以基层医疗卫生机构的医务人员为主，如患者因药物不良反应造成服药依从性较差，或出现持续漏服药情况，应转为定点医疗机构或疾病预防控制机构的相关医务人员实施督导服药。

家庭成员管理：由学生患者的家长或一起生活的其他家庭成员对患者进行直接面视下督导服药。实施督导服药的家庭成员需经过疾病预防控制机构培训，能达到督促患者服药、复诊和填写相关记录等要求。

志愿者管理：由志愿者（如教师、学生、邻居、社区其他人员等）对患者进行直接面视下督导服药。志愿者需年龄在 18 岁及以上，具有初中及以上文化程度，且经过疾病预防控制机构培训后能够督促患者服药、复诊和填写相关记录。

智能工具辅助管理：借助电子药盒、手机等智能工具进行服药和随访复查提醒，患者自行服药。智能工具至少要具备定时提醒服药和记录服药行为的功能，且患者的服药依从性相对较好。

第一次入户随访：定点医疗机构医护人员在患者出院前 24h 内开具肺结核患者管理通知单；当地疾病预防控制机构每日查看辖区内的患者及外地转入的患者信息，及时通知基层医疗卫生机构进行随访管理服务；在患者返回居住地 72h 内，乡镇卫生院 / 社区卫生服务中心、村卫生室 / 社区卫生服务站、患者及家属“三见面”，再次明确管理方式、指定服药督导员，并开展首次入户随访。若 72h 内 2 次访视均未见到患者，则将访视结果向疾病预防控制机构报告，以便及时进行处理。

督导服药和随访复查：在患者服药日，由指定的督导人员对患者进行直接面视下的督导服药并记录服药情况，同时定期提醒并督促患者按时到定点医疗机构进行复诊；或由智能工具提醒患者服药，患者自行记录服药情况。

定点医疗机构指定专人负责学生患者的治疗管理，实时关注患者复查情况，在应开展随访检查的前 2 天主动提醒患者准备前来复查，同时将复查信息告知疾病预防控制机构和学校负责人，以便多方督促。

随访评估：对于由医务人员督导服药的患者，医务人员至少每个月记录 1 次患者随访评估结果；对于由非医务人员或智能工具辅助管理的患者，基层医疗卫生机构医生要在患者的强化期内每 10d 随访 1 次，继续期内每个月随访 1 次，并在“肺结核患者随访服务记录表”上记录随访情况。当患者随访复诊时，定点医疗机构医生要询问患者的服药情况，核实患者剩余药量，评估患者服药依从性，确认有无漏服药或错服药；询问患者是否有药物不良反应，并根据情况采取相应措施；评估患者心理及社会支持的情况；完成定期的临床评估和实验室检查，并将相关信息填写在门诊病案中。

如患者存在漏服药的情况，需要根据漏服药次数，调整患者的管理方式：若患者 1 个月内漏服药 6 次以上，要对患者进行“加强管理”，即根据患者漏服药具体情况制定有针对性的加强管理方案并通知基层管理医生。例如：可增加入户随访次数并再次进行规则服药重要性的健康宣教，或更换使用智能工具辅助服药管理，也可通过联系当地志愿者 / 同伴增加社会支持，提高服药依从性。

结案评估：当患者停止治疗时，县（区）级结核病定点医疗机构要及时将停止治疗的相关信息告知基层医疗卫生机构和疾病预防控制机构，由基层医疗卫生机构对患者进行结案评估，并将归档材料上报至县（区）级结核病定点医疗机构。县（区）级结核病定点医疗机构要根据基层医疗卫生机构上报的信息和患者治疗随访复诊的信息，对患者的治疗管理情况综合判定并结案。

师生患者复学（复课）以后停止治疗的，上述流程需由承担随访管理的基层医疗卫生机构人员参照居家治疗管理执行。

（三）跨区域管理

对于需要返回原籍继续治疗的学校肺结核患者应参照《中国结核病预防控制工作技术规范（2020 年版）》的“跨区域患者管理”的要求做好转出和转入管理工作，实施跨区域管理，确保患者转出转入、信息无缝衔接。

在学校结核病患者中，跨区域管理的情况比较多见，特别是异地求学的学生，因大部分学生患者在诊断肺结核后需休学治疗，这部分学生往往会选择回到家庭所在地继续后续的治疗管理。

1. 如患者确定回家庭所在地或其他辖区进行后续治疗随访管理，则首诊医生需问清患者转入地的详细地址和联系方式，并在全民健康保障信息化工程疾病预防控制信息系统中将患者病案信息转出到患者去往地的结核病定点医疗机构。

转出地疾病预防控制机构负责向转入地疾病预防控制机构提供转出患者的登记信息和转出前的治疗与管理信息，并跟踪转出肺结核患者的治疗管理情况，在全民健康保障信息化工程疾病预防控制信息系统中查看转入地定点医疗机构是否已填写“患者到位反馈单”。如在2周内未能获得转入地定点医疗机构有关患者到位情况的反馈信息，应联系患者转入地疾病预防控制机构加强追访。待患者到去往地定点医疗机构后，按照本地患者落实后续的治疗管理，及时通知基层医疗卫生机构落实患者居家期间健康管理；同时，转出地疾病预防控制机构要继续关注转入地定点医疗机构是否已将患者到位后的后续治疗管理信息录入全民健康保障信息化工程疾病预防控制信息系统。如未查看到上述信息，要及时与转入地定点医疗机构联系，必要时可请求上级疾病预防控制机构协助。

2. 患者转入到位后，转入地定点医疗机构负责及时向患者转出地反馈患者的到位情况，按照转出地提供的患者前期治疗情况落实后续的治疗管理及随访检查，并在全民健康保障信息化工程疾病预防控制信息系统中转入的该患者病案中更新后续检查治疗结果、停止治疗时间和停止治疗原因等信息。

转入地疾病预防控制机构负责对所有转入本地的肺结核患者进行追踪和访视；协调本地定点医疗机构接收转入的肺结核患者，确保患者前往本地定点医疗机构能接受后续的治疗，并通知基层医疗卫生机构落实患者的后续服药管理。

3. 省、地（市）级疾病预防控制机构负责对省间和地（市）间的跨区域肺结核患者治疗管理工作进行协调，督促辖区内相关单位及时进行信息反馈。

（四）休复学（课）管理

学生被诊断为活动性肺结核患者后，定点医疗机构应根据患者的病情，参照休复学标准，对达到休学和复学标准的学生患者开具休学 / 复学诊断证明，学校据此进行休学 / 复学管理。教职员工肺结核患者的休复课管理参照学生休复学管理要求执行。

1. **休复学（课）标准**　学生和教职员工的休复学（课）标准均相同，内容详见表7-1。

表7-1　活动性肺结核患者休复学（课）标准

患者类型	休学(课)标准	复学(课)标准
病原学阳性	须休学(课)	经过规范治疗，完成全疗程，达到治愈或完成治疗的标准
病原学阴性 无病原学结果	符合下述病情条件之一者须休学 / 休课：①胸部X光片显示肺部病灶范围广泛和 / 或伴有空洞；②具有明显的肺结核症状，如咳嗽、咳痰、咯血等；③其他情况，根据患者实际情况判断	重症患者(包括有空洞 / 大片干酪状坏死病灶 / 粟粒性肺结核等)经过规范治疗完成全疗程，达到完成治疗的标准。 其他患者经过2个月的规范治疗后，症状减轻或消失，胸部X线片病灶明显吸收；自治疗3个月末起，至少2次涂片检查均阴性且至少1次结核分枝杆菌培养检查为阴性(每次检查的间隔时间至少满1个月)

注：如遇特殊情况的患者，需由当地结核病诊断专家组综合判定。

2. **休复学（课）诊断证明**　结核病定点医疗机构要严格掌握休复学（课）标准，按照标准开具相应诊断证明。

（1）休学（课）诊断证明：休学（课）诊断证明原则上由学校所在地的县（区）级及以上结核病定点医疗机构开具，对未诊断即已返家治疗的患者，可由最终诊断的定点医疗机构开具。

开具休学（课）诊断证明（参考模板见附件 12）时，医生应详细填写患者基本信息，写明休学依据。诊断证明一式 3 份，患病学生和结核病定点医疗机构各执 1 份，另 1 份由定点医疗机构直接或通过疾病预防控制机构送达学校。

（2）复学（课）诊断证明：复学（课）诊断证明（参考模板见附件 13）应由患者实际接受规范治疗的定点医疗机构开具，以便明确说明复学（课）标准中要求的治疗完成情况和检查结果。

开具复学（课）诊断证明时，应详细填写诊断、治疗时间、痰菌状态、病变吸收程度等。诊断证明一式 3 份，患病学生、学校和结核病定点医疗机构各执 1 份。

3. **休复学（课）手续**　学校依据定点医疗机构开具的“休学（课）诊断证明”和“复学（课）诊断证明”为学生 / 教职员工患者办理休复学（课）手续，并将休复学（课）诊断证明存档。

学校要做好返校学生的复学（课）诊断证明核实工作，非本辖区定点医疗机构开具的复学（课）诊断证明和相关资料须经学校所在地结核病定点医疗机构 / 疾病预防控制机构复核；如不能提交相关资料须重新检查。对未达到复学（课）标准者，辖区定点医疗机构应开具继续休学（课）治疗的诊断证明，如“经复核 / 重新检查，该患者目前痰涂片检查仍为阳性”，注明“未达到复学标准，建议继续休学”，并将核实结果告知学校所在地的县（区）级疾病预防控制机构。

部分地区或学校针对学生长期病假或休复学（课）有特殊的管理办法，应在满足上述休复学要求的前提下执行本地或本校规定。

四、患者管理的评价指标

（一）学校肺结核患者管理率

学校肺结核患者管理率（%）= 已管理的学校肺结核患者人数 / 本辖区（校）确诊的学校肺结核患者人数 ×100%。

主要考核当地对学校肺结核患者落实随访管理服务的情况（含本地学校已确诊且在本地治疗管理的患者和异地学校已确诊但在本地治疗管理的患者），避免因疏忽造成个别患者管理脱失。也可用于考核某学校对本校确诊的肺结核患者的管理情况。

数据来源包括以下两项。

1. **分子** 考核期内已在学校所在地/患者现住址所在地基层医疗卫生机构建立随访服务记录表并开展随访服务的学校肺结核患者总人数。

2. **分母** 考核期内县（区）级（针对非耐药患者）、地（市）级（针对耐药患者）疾病预防控制机构开具管理通知单的辖区内学校肺结核患者数，以及异地转入管理的学校肺结核患者数的总和。疾病预防控制机构已通知基层医疗卫生机构管理肺结核患者数应不少于全民健康保障信息化工程疾病预防控制信息系统中登记的纳入管理人数。

（二）学校肺结核患者规范管理率

学校肺结核患者规范管理率（%）= 按照要求规范管理的学校肺结核患者人数/本辖区（校）已完成治疗的肺结核患者人数 ×100%。

规范管理是指在整个疗程中，按规定完成第 1 次入户随访并且每月至少有 1 次随访记录的患者。该指标主要用于考核当地对学校肺结核患者的管理质量。

数据来源：

分子：辖区内已完成治疗的学校肺结核患者（含本地学校已确诊且在辖区治疗管理的患者和异地学校已确诊但在本地治疗管理的患者）中，按照要求规范管理的人数。

分母：同期辖区内学校已确诊且在辖区治疗管理的患者，以及异地学校已确诊但在本地治疗管理且已完成治疗的患者人数的总和。上一年同期辖区内登记管理患者中停止治疗的肺结核患者人数，来源于上一年管理的肺结核患者随访服务记录表中已结案评估的患者数。

（三）学校肺结核患者规则服药率

学校肺结核患者规则服药率（%）= 按照要求规则服药的学校肺结核患者人数/本辖区（校）已完成治疗的肺结核患者人数 ×100%。

规则服药是指在整个疗程中，患者在规定的服药时间内实际服药次数占应服药次数的 90% 以上，服药次数以患者服药记录卡为准。主要用于评判学校肺结核患者的治疗管理质量。

数据来源包括以下两项。

1. **分子** 是以下两个部分的患者数合计，一是辖区内学校已确诊、在本地治疗管理且已完成治疗的患者中规则服药的患者；二是异地学校已确诊、在本地治疗管理且已完成治疗的患者中规则服药的患者。

2. **分母** 该时期内辖区/该学校纳入管理的患者中已停止治疗的学校肺结核患者总数（含治愈、完成疗程、死亡、失败丢失，其他如不良反应、诊断变更等，不含拒治）。

第二节　患者关怀

开展患者关怀活动，对于降低患者病耻感、提高治疗依从性具有积极作用，是改善患者预后、增强患者身体健康、减少结核病在校园内传播的不可忽视的重要措施。本节的内容着重针对儿童与青少年进行阐述。

一、患者关怀的定义和对象

结核病患者关怀的核心是医疗卫生服务者在患者就诊、检查、诊断、治疗和管理的全过程为患者提供优质的服务。包括结核病的预防和诊疗服务，对患者的心理疏导关怀，以及对特殊人群和脆弱人群的生活救助等关怀服务。

学校的患者关怀对象特指师生患者人群，对于学生则涵盖了儿童、青少年与青年 3 个独特的成长发育阶段。

二、患者关怀的重要性

临床成功治疗肺结核疾病，不仅需要医务人员及时进行确诊并制订合理有效的抗结核化疗方案，还需要肺结核患者能严格遵守医嘱、规律服用抗结核药物和坚持完成整个化疗疗程。治疗依从性是患者在疾病治疗期间遵守医嘱和治疗方案的程度，治疗不依从则是指患者治疗期间不遵守医嘱，擅自停药、减量或加量等不规范服药表现。患者关怀与支持在结核病预防、治疗与护理服务中起着至关重要的作用。患者关怀与支持措施能提高患者治疗依从性、治疗成功率，改善患者治疗体验，提高患者生活质量。

三、学校患者关怀的原则

对于学校教职员工结核病患者，按照常规的患者关怀原则开展相关工作。而学生群体受生活环境、学习环境、生理、心理、智力发育等因素的影响，不能一刀切按普通患者的管理与关怀模式来对待他们，更不能完全将他们当小孩子看待，不考虑他们的意见或感受。因此，学生确诊为结核病后，应该为他们提供有针对性的关怀，从而确保这一群体对结核病诊疗服务的可及性与可接受度。

针对学生患者这一特殊群体的关怀，需要考虑以下几个方面。

1. 根据学生的年龄、身心与智力发育的水平来调整内容，其中包括是否将确诊结果告知患者的决定。

2. 除了患者本人外，还需要学校、患者家长及社区的参与。

3. 最好由经过儿童与青少年关怀专业培训的人员来进行。
4. 必须借助一些特定的行为改变交流工具与活动来进行。

四、学生患者关怀服务的主要内容

（一）知识宣教与咨询

向患者及其家长、监护人开展有针对性的结核病治疗教育与咨询，这包括在结核病定点治疗医院及社区开展的所有宣教与心理支持活动，包括结核病诊断检测、结果告知、治疗前基线评估、上药治疗与治疗准备、后续随访。

（二）社会心理支持

患者的心理支持主要包括：心理健康教育、处理对疾病及并发症的多种心理反应（如恐惧、焦虑、抑郁、绝望等），处理对治疗措施（如隔离措施、药物不良反应）的心理反应，纾解因疾病造成的心理压力和提高身体免疫力等。在可能的情况下，可组织同伴支持小组，这对于患者坚持治疗是有益处的，这里的支持小组也包括儿童与青少年患者的家属之间的经验分享与交流。心理支持活动也可以包括对存在治疗依从性风险（孤儿、由老人照顾的儿童）、依从性差或治疗失败患者的家访。

患者心理支持的服务者需具有心理学背景和资质的心理工作者，具有一定心理支持经验或接受过心理支持培训的医疗服务人员、社会工作者及患者的家长。

对于学生患者来说，其家长是除咨询员外主要为患者提供心理支持与关怀的人员，对于患者保持良好的治疗依从性发挥着举足轻重的作用，因此，对患者家长的相关培训与支持也很重要。

为患者提供关怀的工作人员及督导服药人员应该接受一定的儿童与青少年心理学沟通技能培训。经过培训的咨询员或督导员根据患者的具体情况开展后续的支持与心理支持，包括：后续根据需要对患者进行结果告知及服药过程中的心理支持。

（三）营养支持

结核病和营养之间存在着双向关系，相互影响，互为因果。结核病也可以导致营养风险发生，营养风险未及时纠正易出现营养相关性疾病，如营养不良、药物性肝损伤、免疫功能低下、肺部感染、电解质紊乱等，从而增加抗结核药物治疗失败的风险。学生群体处于生长发育的旺盛期，对营养的需求更加明显。为了及时发现与处理营养不良的问题，应针对患者在启动治疗时及其治疗过程中评估与监测其体重及营养状况。营养支持涉及内容包括：结核病患者营养风险评估方法、针对性营养干预措施、结核病患者营养治疗处方、重症患者及特殊疾患患者营养管理等。为此，需要关注家中食品供应的情况、居家卫生保健情况（如喂养与卫生习惯）。

五、不同阶段学生患者关怀的重点

（一）治疗前的结果告知和咨询

在结果告知环节，咨询员应充分考虑患者及其家长可能存在的心理反应。学生是一个特殊群体，尤其是中、小学阶段的学生，他们处于青春发育期，生活阅历较浅、情绪不稳定，长期过着集体生活，功课紧张。许多家长的生活重心全部放在小孩的学习上，对自己的孩子寄予厚望。而上学期间诊断为结核病，会对包含患者在内的教师、学生乃至学生家长产生较大程度的心理影响，多数学生会觉得紧张、焦虑等，尤其是与结核病患者接触较为密切的学生。学生被诊断为结核病后，会因为隔离治疗、休学而陷入孤独和痛苦，或多或少会出现心理障碍，有的担心疗程长而影响学习成绩或升学进度，有的惧怕药物不良反应而不愿服药，也会因担心自己将疾病传染了其他同学而深感内疚等。

为提高学生的心理健康水平，促进学生形成健康的心理素质，减少和避免各种不利因素对学生心理健康的影响根据教育部《中小学心理健康教育指导纲要》的相关要求，各级学校开展了心理健康教育师资的培养，有条件的学校配备了专业的心理学教师，开展了学生心理健康教育活动，是提供学生心理支持的重要资源。可以利用好这部分资源，对其进行结核病健康教育与咨询的相关培训，使其能够开展结核病结果告知、学生的情绪与心理状况评估、学生及家人关注问题分析、如何与学生及家长一起制订休学和治疗计划，减少因治疗给学生学习和生活带来的不利影响等。

（二）启动治疗及治疗初期

患者家长（及患者）做出治疗决定后，咨询员需要针对患者及照顾孩子治疗的家长开展治疗前的相关准备，包括以下几项。

1. 进一步评估患者家长及患者的治疗意愿。
2. 给药前的综合评估。
3. 帮助家长及患者设立治疗的短期与长期目标。
4. 帮助患者家长或患者认识药物。
5. 让患者及其家长掌握服药方法及药物存贮方法。
6. 制订合理的服药计划。
7. 介绍可能出现的不良反应及应对方法。
8. 介绍定期复诊的意义及必要的治疗监测内容。
9. 让患者及其家长掌握家庭中应采取的感染控制措施。

（三）治疗中期

随着治疗的深入，患者或患者家长会出现一些新的状况，包括：①症状缓解或消失，患者认为病情好转，坚持服药的决心动摇；②因为症状缓解，复诊时留取痰标本困难，逐渐不重视痰检；③患者承受不了药物副反应，患者及其家长对坚持服药的决心动摇；④患者会因不能像其他孩子一样正常玩耍、学习与生活而感到烦恼；⑤家长可能面临工作的压力，患者复课后面临学习方面的压力，患者希望学习进度能赶上同学；⑥家长担心孩子得病的事传开后在学校受到影响；⑦家长可能因琐碎的日常工作、生活方面的压力或困境导致对患者的治疗督导与支持力度不够，而使孩子出现无法按时服药、漏服药的情况，甚至不能够按要求返院复查。

针对以上的情况，患者关怀的重点应该放在了解患者及其家长在治疗与生活方面所面临的变化，与患者及其家长一起分析面临的处境和困难，寻找解决实际问题的办法，通过鼓励、心理支持及提供实用的技能，帮助家长及患者继续坚持规范的治疗。继续评估患者病情披露方面的需求，并提供相应的知识宣传教育与咨询。在此阶段，患者所属学校、居住社区的结核专干可以为患者及其家长提供支持，多角度地协助患者树立信心，坚持治疗。

（四）治疗末期

患者进入结核病治疗疗程后期可能又会出现一些新的状况，包括：个人健康状况进一步改善，觉得自己已经好了，有擅自停药的可能；觉得没有必要再返回医院复查。

针对这一阶段的患者，需要利用复发患者的故事向患者本人或其家长强调善始善终的重要性；动员患者返院复查确认是否治愈，让自己真正放心。

（五）耐药患者的咨询与关怀

耐药结核病患者需要接受抗结核治疗的确是巨大的挑战，更长的治疗周期及更严重的药物不良反应使患者难以坚持下去。另外，孩子所患的耐药结核病有可能是家长传染的，作为患者督导员的家长可能背负巨大的内疚负罪感。

除了家庭承受的沉重经济压力之外，耐药结核病患者及其家长的最大需求就是心理上的支持。咨询员及其随访工作人员需要格外用心地倾听患者的倾诉，表达共情才能说到点上。随访工作人员应该意识到，耐药结核病患者的感受并不是那么简单地容易理解的。随访工作人员能做的，是给患者倾诉的机会，站在患者的角度一起分析处境，帮助其解决一些实际的问题。将患者介绍给其他有相同处境的耐多药结核病患者同伴支持小组，同伴间的经验分享与支持会更有帮助。

培训要点

1. 患者管理的内容包括对所有的活动性肺结核患者开展个案调查、全程服药管理、跨区域管理和休复学（课）管理。

2. 学校的师生病原学阳性肺结核患者必须休学（课），经过规范治疗完成全疗程、达到治愈或完成治疗的条件下方可开具复学（课）诊断证明。

3. 病原学阴性患者根据其病情及有无症状等综合判定是否需要休学（课），休学（课）的重症患者经过规范治疗完成全疗程、达到完成治疗的标准方可开具复学（课）诊断证明；其他患者经过 2 个月的规范治疗后，症状减轻或消失，胸部 X 线片病灶明显吸收，自治疗 3 个月末起，至少 2 次涂片检查均阴性且至少 1 次结核分枝杆菌培养检查为阴性，方可开具复学（课）诊断证明。

4. 学生结核病患者关怀应贯穿在患者就诊至治疗管理的全过程，不同阶段的内容各有侧重，可分为治疗前结果告知咨询、休学患者咨询、启动治疗及治疗初期、治疗中期及治疗末期关怀等。

练习题

一、单选题

1. 学校肺结核患者个案调查应由谁负责完成（　　）
   A. 定点医院首诊医生
   B. 学生家长
   C. 疾病预防控制机构
   D. 社区管理人员
2. 病原学阳性肺结核患者什么情况下可以复学（　　）
   A. 治疗 2 个月末、3 个月末涂片检查均阴性且至少 1 次结核分枝杆菌培养检查为阴性
   B. 经过规范治疗完成全疗程，达到治愈或完成治疗的标准
   C. 规律治疗 2 个月，痰涂片检查阴性
   D. 规律治疗 2 周，痰涂片检查阴性
3. 学校肺结核患者复学诊断证明应由哪个机构开具（　　）
   A. 学校所在地的疾病预防控制机构
   B. 患者现住址所在地的疾病预防控制机构
   C. 患者现住址所在地的定点医疗机构
   D. 患者实际接受规范治疗的定点医疗机构

4. 规则服药是指在整个疗程中，患者在规定的服药时间内实际服药次数占应服药次数的（　　）以上。

A. 90%

B. 80%

C. 50%

D. 30%

5. 对学生肺结核患者关怀的描述中，错误的是哪一项（　　）

A. 患者关怀与支持措施能提高患者治疗依从性、治疗成功率，改善患者治疗体验，提高患者生活质量

B. 学生肺结核患者的关怀主要由学校完成，不需其他机构和人员参与

C. 患者心理支持的服务最好由经过儿童与青少年关怀专业培训的人员来进行

D. 学生肺结核患者关怀需要根据学生的年龄、身心与智力发育的水平来调整内容

6. 学校肺结核患者在校治疗管理的对象是以下哪一类患者（　　）

A. 年龄小于 15 周岁的患者

B. 病原学阳性的患者

C. 不需要休学及达到复学标准后仍需继续抗结核治疗的患者

D. 家庭住址距离学校 30km 以上的患者

7. 患者管理的内容包括以下哪项（　　）

A. 督促患者按时服用抗结核药品

B. 督促患者定期复诊

C. 对患者及其家属进行结核病防治知识的健康教育

D. 以上都是

8. 学校肺结核患者个案调查的意义是什么（　　）

A. 为判断密切接触者筛查范围及追溯传染源提供线索

B. 判断患者是否需要休学

C. 为制定个性化治疗方案提供依据

D. 判定治疗管理效果

9. 下列说法中错误的是哪一项（　　）

A. 年龄小于 15 岁的学生肺结核患者需要关怀服务

B. 患者关怀服务在治疗开始前完成即可

C. 患者关怀服务须借助一些特定的行为改变交流工具与活动来进行

D. 学生肺结核患者关怀服务不仅对患者本人，也应对其家长、监护人开展有针对性的结核病治疗教育与咨询

10. 肺结核患者随访管理的频次描述正确的是哪一项（　　）

A. 每个季度随访 1 次

B. 每个月随访 1 次

C. 强化期内每 10d 随访 1 次，继续期内每个月随访 1 次

D. 强化期内每个月随访 1 次，继续期内每两个月随访 1 次

二、名词解释

1. 学校肺结核患者规范管理
2. 学校肺结核患者规则服药

三、问答题

1. 学生肺结核患者的休复学标准是什么?
2. 学生肺结核患者关怀分为几个阶段？不同阶段关怀服务的侧重点分别是什么?

第八章
感染控制

学习目的

1. 掌握学校通风和校内隔离的要求。
2. 掌握学校消毒的方法与操作。
3. 掌握个人防护的要求。
4. 掌握学校结核感染控制的评估方法。
5. 了解结核病患者考场的感染控制措施。

结核病是经由空气传播的慢性传染病，日常采取针对性的感染控制措施能够降低结核病在学生和教职员工之间的传播风险，避免发生聚集性疫情，为学生营造一个安全卫生的学习生活环境。

第一节　通风

学生在学校的大部分时间均在室内活动，因此良好的室内空气质量（indoor air quality，IAQ）对于学生的健康起到至关重要的作用。通风（ventilation）是指将室外新鲜空气引入室内的过程，有效的通风可以维持良好的室内空气质量，同时也是学校防控呼吸道传播疾病的重要措施之一，适用于学校几乎所有室内环境。在发生学校结核病疫情时，更应重视通风。

一、通风方式

（一）自然通风

自然通风是指利用室外的自然风，通过开门、开窗或其他与外界连通的开口实现室内外空气交换的过程。自然通风易于实现且成本低廉，但其依赖于室外天气条件，也会带来如风向和风量随时变化、存在污染邻近房间的风险等不良影响。在中低收入、资源有限地区，同时自然气候条件满足的情况下，自然通风是有效且应优先考虑选择的通风方式。

（二）机械通风

机械通风是指使用机械通风装置将室外新鲜空气经过过滤、加热 / 制冷等处理后送入室内，并将室内污染空气经过过滤后排到室外环境中的过程。机械通风系统能够控制空气流动方向和单位时间内的通气量，需由专业的设计和施工机构来实施，但其在使用过程中需要监测运行情况，并定期进行维护，需要花费较高的安装、使用和（能耗）维护成本。机械通风系统如果设计不当或维护不良，可能会在无意中造成更大的危害。

（三）混合通风

混合通风是在自然通风的基础上，使用送风扇或排风扇辅助进行通风的过程。混合模式通风系统可能比全机械通风系统或循环空气过滤系统的成本更低廉，是在中低收入、资源有限地区提高通风效率的有效途径。

（四）经过高效颗粒空气过滤器的循环风

经过高效颗粒空气过滤器的循环风是指在单位时间内室内的空气仅部分与室外新鲜空气进行置换，而其他室内空气则通过安装有高效颗粒空气过滤器（HEPA）的机械装置后在室内循环使用。循环空气过滤系统可以是永久安装的系统，也可以是便携式独立的装置，其相比全机械通风系统可能花费更低的能耗成本和安装成本。

学校在建设设计之初要基于当地的自然气候条件、地理环境、经济发展水平、常见多发传染病的流行情况、资源可及性等因素，综合考虑采用何种通风方式，在完成建设后对通风系统进行改造往往是比较困难的。需要特别指出的是只要设计、安装及维护得当，自然通风、混合模式通风和机械通风系统的功能是等效的。不同通风系统的比较，见表 8-1。

表 8-1　不同通风系统推荐优先度比较

项目	自然通风	混合模式通风	机械通风	通过高效微粒空气过滤器的循环风
效果的均衡性	★★★★☆	★★★★☆	★★★★☆	★★★☆☆
所需资源	★★★★☆	★★★☆☆	★☆☆☆☆	★★☆☆☆
成本效果	★★★★★	☆☆☆☆☆	☆☆☆☆☆	☆☆☆☆☆
公平性	★★★★☆	★★★☆☆	★★☆☆☆	★★☆☆☆
可接受性	★★★★★	★★★★☆	★★★★☆	★★★★☆
可行性	★★★★☆	★★★☆☆	★★☆☆☆	★☆☆☆☆

注：本量表内所有项目星级越低，推荐的优先度越低。

二、通风标准

通风的两个核心要素是通风量和通风方向。通风方向一般是指清洁空气从清洁区域流向污染区域，从需保护的易感者流向风险人员。学校环境与医疗环境不同，并没有真正意义上的清洁区和污染区划分，因此通风量是学校环境主要考虑的要素。

（一）通风量要求

《托儿所、幼儿园建筑设计规范》（2019 年局部修订）要求托儿所、幼儿园建筑通风设计符合如下规定：活动室、寝室、睡眠区、活动区、喂奶室换气次数不应低于 3 ~ 5 次 /h，卫生间不低于 10 次 /h，多功能活动室不低于 3 ~ 5 次 /h；活动室、寝室、活动区、睡眠区新风量不低于30m^3/（h・人），保健观察室不低于38m^3/（h・人），多功能活动室不低于30m^3/（h・人）。

我国《中小学校教室换气卫生要求》规定，小学生必要换气量不宜低于 20m^3/（h・人），初中生不宜低于 25m^3/（h・人），高中生不宜低于 32m^3/（h・人）。《室内空气质量标准》也明确规定建筑物室内新风量不应低于 30m^3/（h・人）。

上述涉及学校通风量或通风率的标准并不完全一致，且未必能够覆盖到从托儿所到大学所有的室内区域，但总的来说学校室内新风量不应低于 30m^3/（h・人），一般室内区域换气次数不应低于 3 ~ 5 次 /h，卫生间或医务观察室等狭小或具有一定疾病传播风险的区域的换气次数不应低于 10 次 /h。

（二）通风换气制度

采用自然通风的学校应制定合理的教室、宿舍、餐厅及其他室内区域的通风换气制度，并指定专人负责。自然气候等条件允许的情况下应尽可能延长开门开窗通风的时间。在夏热冬冷需要关闭门窗使用空调或采暖装置的情况下，可以在课前和课间休息、学生离开教室时利用教室和走廊的门窗进行通风换气；也可利用学生上课时间，由宿舍管理员或学生自行打开门窗进行通风换气。

采用机械通风的学校应在每天学生进入到教室、图书馆等公共区域前半个小时开启通风系统，并在学生最后离开该区域后继续运行半个小时后关闭。例如，图书馆在每天开馆前 30min 开启通风系统，在闭馆 30min 后关闭通风系统。

（三）建筑设计要求

学校建筑设计应满足通用建筑设计规范要求，留有足够的楼间距，并充分考虑当地主导风向，在主导风向垂直对立的墙面上开门开窗，形成“穿堂风”。采用自然通风的居室，其通风开口面积不应小于该居室地板面积的 1/20。当采用自然通风的居室外设置阳台时，阳台的自然通风开口面积不应小于采用自然通风的房间和阳台地板面积总和的 1/20。

采用机械通风的居室，应采用上送风、下排风的方式设置通风口，且通风口应分布在室内对立的位置，使得室内空气能够充分混合。

第二节　隔离

隔离是将疑似肺结核患者或肺结核患者与其他人员分开，不处于同一个空间，这是防止病原体从患者传播给他人的重要措施，可避免结核病的进一步传播，这一措施对于学校结核病防控尤为重要。

一、休学（课）人员的隔离

符合休学（课）条件的师生患者应住院或居家隔离。住院期间的隔离参照医疗卫生机构有关规范执行。居家患者应由医务人员进行居家隔离指导和健康教育，在家内要相对隔离，应分室单独居住，房间内保持空气流通。要减少外出，尽量不要去公共场所，必须外出时佩戴外科口罩，并注意咳嗽礼仪。痰等口鼻分泌物应放置于专门容器内并进行消毒。

二、疑似患者的隔离

住院待明确诊断的疑似患者，其隔离按照医疗卫生机构有关规范执行。不需住院的疑似患者，在诊断结果未明确之前，应进行隔离：①如条件许可，建议居家隔离，由医务人员进行居家隔离指导和健康教育，其内容与“休学（课）对象的隔离”相同；②不适宜居家隔离的师生，在校内隔离时，学校应临时调整宿舍，为其提供单独住宿（应位于宿舍区的下风向），疑似患者佩戴医用外科口罩，暂时停止与其他同学同教室一起上课，学校要确定专门人员负责管理，并做好个人防护。

所有疑似患者应尽快明确诊断，如最终诊断为肺结核且达到休学（课）标准者，应按照相关管理规定处置；如诊断为肺结核且未达到休学（课）标准、或排除肺结核诊断者应解除隔离。解除隔离应依据定点医疗机构的诊断证明进行。

三、未休学（课）人员的隔离

不需休学（课）或休学（课）后达到复学（课）标准、需在校内进行治疗的师生患者，原则上不需隔离。学校要加强对患者的健康教育，包括咳嗽礼仪、个人卫生及结核病防治相关知识。考虑到潜在因患者病情恶化、未能及时发现所造成的可能传播和其他在校学生的心理需求，有条件的学校可以安排其单独上课和住宿，宿舍应通风良好，位置相对独立。

如果患者在校治疗期间出现病情加重（咳嗽、咳痰、咯血、发热等），要及时到结核病定点医疗机构就医，明确是否结核病情加重。对达到休学（课）标准的患者，结核病定点医疗机构应为其开具休学（课）诊断证明。

第三节　消毒

消毒（disinfection）是清除或杀灭传播媒介上的病原微生物，使其达到无害化的处理，是切断传染病传播途径的重要措施之一。在学校环境中，日常应以清洗清洁为主、预防性消毒为辅，但在常见多发传染病流行或发生疾病暴发期间应采取加强消毒措施，降低疾病的传播风险。下面将简要介绍学校环境中常用到的消毒方法。

一、物理消毒法

（一）光照消毒法

光照消毒法是利用日光的热、干燥和紫外线的作用来杀菌，常用于被褥、书籍、衣服，以及不易清洗的毛绒玩具等物品的消毒。该方法简便易行，在日常生活中经常用到，将所需消毒物品置于阳光下暴晒数小时即可达到杀菌消毒的目的。对于学生宿舍内使用的被褥等床上用品建议至少每个月清洗 1 次，每两周暴晒 1 次。

（二）蒸汽 / 煮沸消毒法

蒸汽 / 煮沸可以使微生物受热变性，从而失去致病力，常用于棉织品（如毛巾、被褥等）、餐具，以及其他耐湿热的金属或塑料等物品的消毒。一般可采用流通蒸汽 100℃ 作用 20 ~ 30min，或者煮沸消毒作用 15 ~ 30min。蒸汽消毒的物品应疏松放置，保证热蒸汽能够在物品间充分流通。煮沸消毒时，被消毒物品应全部浸没在水中，并从水沸腾时开始计时，如果在消毒过程中加入新的物品，应重新开始计时。对于毛巾、餐具等常用物品，建议每 1 ~ 2 周消毒 1 次，其他物品可根据使用频率情况，适当提高或降低消毒的频次。

（三）紫外线照射消毒

紫外线照射消毒广泛应用于医疗环境，在学校环境中也有较多应用，可用于室内空气消毒和物表消毒。但需要强调的是，由于紫外线对人的眼睛和皮肤有损伤作用，长时间直接照射可造成不可逆的损伤，因此无遮挡的紫外线灯需在无人的条件下使用；紫外线灯的开关应安装在幼儿和低龄学生不能触及的地方，并安排专人管理。常用的紫外线灯有悬挂式紫外线灯和移动紫外线灯车，一般照射时间为30～60min，温度低于20℃或高于40℃，相对湿度大于60%时应适当延长照射时间。消毒后应开窗通风，驱散残留臭氧后人员方可进入室内，因此紫外线消毒应安排在中午或下午放学后。

二、化学消毒法

化学消毒是指用化学消毒剂作用于微生物和病原体，使其蛋白质变性，失去正常功能而死亡。在学校发生结核病疫情时，化学消毒是一种常用的消毒方法。

（一）常用化学消毒剂及消毒浓度标准

化学消毒剂按照消毒效果可以分为高效消毒剂、中效消毒剂和低效消毒剂。高效消毒剂是指能杀灭一切细菌繁殖体（包括分枝杆菌）、病毒、真菌及其孢子等，对细菌芽孢也有一定杀灭作用的消毒制剂，包括含氯制剂、邻苯二甲醛、过氧化氢、臭氧、碘酊等。中效消毒剂是指能杀灭分枝杆菌、真菌、病毒及细菌繁殖体等微生物的消毒制剂，包括碘类消毒剂（碘伏、氯己定碘等）、醇类和氯己定复方、醇类和季铵盐类化学物的复方、酚类等。低效消毒剂是指能杀灭细菌繁殖体和亲脂病毒的消毒剂，包括季铵盐类消毒剂（苯扎溴铵）、双胍类消毒剂（氯己定）等。MTB对于消毒剂的敏感性较低，应使用中度及以上的消毒制剂。

日常学校环境中常用的消毒剂主要有含氯消毒剂，可以用来消毒餐具、桌椅、厕所洁具等物品，以及教室、宿舍、餐厅、图书馆、计算机房、多功能活动室等场所的地面和墙面等。一般情况下，居室空气无须使用专门的消毒剂消毒，通风换气是保证居室空气卫生质量的重要措施。确实需要用消毒剂进行杀菌、消毒时，可选择一定浓度的过氧乙酸、过氧化氢或二氧化氯进行超低容量喷雾消毒，也可选择臭氧空气消毒机，消毒后还要通风换气。教室、宿舍、餐厅、图书馆、计算机房、多功能活动室等场所一般使用250mg/L的含氯消毒液，卫生间、医务观察室等相对高风险的场所使用500mg/L的含氯消毒液进行日常预防性消毒，一般场所建议每1～2周消毒1次，卫生间等场所进行每日消毒。发生结核病疫情后的终末消毒，应将含氯消毒液的浓度提高至1 000～2 000mg/L。

（二）消毒液配置方法

1. **配置物品准备** 在配置消毒液前，需准备好包括工作服、乳胶手套、一次性帽子和医用口罩在内的个人防护用品，以及带刻度的量杯、带盖容器、电子秤、勺子、搅拌棒等配置用品，此外还需准备消毒原液（片剂、粉剂）和浓度试纸。

2. **计算消毒剂用量** 计算消毒液用量公式如下：

$$\text{所需原液量（mL）}=\frac{\text{拟配消毒液浓度（\%）}\times\text{拟配消毒液量（mL）}}{\text{原液有效含量（\%）}}$$

计算消毒片剂用量公式如下：

$$所需消毒剂片数 = \frac{拟配消毒液浓度（mg/L）\times 拟配消毒液量（L）}{消毒剂有效含量（mg/片）}$$

计算消毒粉剂用量公式如下：

$$所需消毒粉剂重量（g）= \frac{[拟配消毒液浓度（mg/L）\times 拟配消毒液量（L）]/1\,000}{消毒剂有效含量（\%）}$$

3. **配制消毒液** 配制人员应在穿戴好个人防护用品后开始配制消毒液，按照计算公式准备相应量的消毒原液（片剂、粉剂），使用量杯量取对应的水，将消毒剂加入水中，使用搅拌棒搅拌均匀或至完全溶解。使用浓度试纸浸入配制好的溶液中 1s，半分钟内与标准色块进行比较，评价是否达到了所需的浓度。浓度符合要求后，消毒液配制完成，应存放于加盖容器内保存待用。

（三）常用消毒方式

1. **空气消毒** 日常的学校环境中，一般无须进行空气消毒，做好日常的通风换气即可。在发生结核病散发病例或聚集性疫情时，在患者离开后需要对其活动过的场所进行终末消毒，需由专业人员进行。常用的空气消毒方法包括熏蒸法和超低容量喷雾消毒。消毒需在无人且关闭门窗的情况下进行，消毒人员需做好个人防护，采用熏蒸消毒法需将过氧乙酸稀释成 5 000 ~ 10 000mg/L 水溶液，在 60% ~ 80% 相对湿度，室温下加热蒸发，过氧乙酸量按 1g/m^3 计算，熏蒸消毒 2h。采用超低容量喷雾消毒法，用 2% 过氧乙酸 8mL/m^3，消毒 1h。完成消毒后，需打开门窗散去残留消毒剂。

2. **物体表面消毒** 物体表面消毒应考虑被消毒物品表面的特点，光滑表面宜选择合适的消毒剂进行擦拭消毒（如桌椅表面），面积较大的光滑表面可以采取拖拭消毒的方法（如光滑地面），对于多孔材料的物体表面宜采用浸泡或喷洒 / 喷雾消毒法。

擦拭 / 拖拭消毒或喷洒 / 喷雾应覆盖所有被消毒表面，作用 30min 后用清水除去残留消毒剂，在消毒规定时间内被消毒表面应保持湿润。采用浸泡消毒应将被消毒物品完全浸没于消毒液中，作用 30min 后取出用流动水洗去残留的消毒剂。浸泡过程中如添加其他物品，需重新计算消毒时间。

第四节 个人防护

做好个人防护能够有效降低易感者被感染的风险，是防控经接触和经呼吸道传播疾病的重要措施之一。

一、日常个人防护

在学校日常环境中，应随时开展手卫生，特别是在餐前便后、参加体育运动或卫生劳动等之后，同时还应养成良好的生活卫生习惯，不用手触摸眼鼻口。

手卫生的具体步骤包括以下几步。

1. 在流动水下，使双手充分淋湿。
2. 取适量洗手液（肥皂），均匀涂抹至整个手掌、手背、手指和指缝。
3. 认真揉搓双手至少 15s，应注意清洗双手所有皮肤，包括指背、指尖和指缝。具体揉搓步骤为：①掌心相对，手指并拢，相互揉搓；②手心对手背沿指缝相互揉搓，交换进行；③掌心相对，双手交叉指缝相互揉搓；④弯曲手指使关节在另一手掌心旋转揉搓，交换进行；⑤右手握住左手拇指旋转揉搓，交换进行；⑥将五根手指尖并拢放在另一手掌心旋转揉搓，交换进行。
4. 在流动水下彻底冲净双手，擦干，取适量护手液护肤。
5. 擦干宜使用纸巾。

此外，在日常学习生活过程中应注意与他人保持 1m 安全社交距离，尽量减少参加人员密集的室内聚集性活动。学生还应保持规律作息，加强体育锻炼，注意补充营养，调节自我心理状态，提高身体免疫力。

二、发生疫情时的个人防护

发生结核病疫情时，应在日常个人防护的基础上采取加强防护措施。在专业机构完成疫情处置前，学生、教职员工、后勤人员应不去结核病患者活动过的室内场所，取消非必要的室内聚集性活动。有校内隔离的疑似肺结核患者，负责实施隔离管理的指定人员应佩戴医用防护口罩，并接受专业机构人员的佩戴指导；其他无关人员应远离隔离区域。

三、消毒人员的个人防护

由于化学消毒剂普遍具有刺激性、腐蚀性等，消毒人员进行消毒作业时应做好个人防护，避免带来身体伤害。

日常预防性消毒时，消毒人员个人防护需采用基本防护措施，需要穿戴工作服、帽子、一次性口罩、手套、防水工作鞋。工作期间，严禁用戴手套的手接听手机或触摸裸露的皮肤、黏膜。工作结束后，进入指定区域摘脱个人防护装备，并进行手卫生。一次性防护用具使用后可作为垃圾分类中的“其他垃圾”处理。发生疫情时开展终末消毒或空气消毒应穿戴工作服、长筒胶靴、帽子、防护服、医用防护口罩、防雾化护目镜、橡胶手套。

工作结束，应立即从污染区域撤出并到指定地点摘脱个人防护装备。使用过的一次性个人防护装备应装在随身携带的黄色医疗废物垃圾袋中，双层包裹后作为医疗垃圾处理。此外，使用紫外线杀菌灯消毒的操作人员应注意避免紫外线直射裸露皮肤和眼睛，可加戴头专用头套或防紫外线护目镜。

第五节　考场的感染控制措施

正在休学的学生肺结核患者或正在隔离的学生疑似肺结核患者，经过辖区教育行政部门审批同意、参加当年的中高考时，需按以下要求实施考场结核感染控制措施。

1. 考点做好相关医疗应急救护方面准备，如条件许可，建议设置医疗点。

2. 选择相对独立的区域单独设立考场，且考场应具备良好的通风条件，提前做好路径规划，安排与其他考生错开时间出入考场。

3. 对学生患者进行一次考前结核病知识健康教育，教育其不要随地吐痰，遵守咳嗽礼仪，并佩戴医用外科口罩。

4. 在疾病预防控制机构的指导下，中高考期间对患者所在考场每半天进行一次消毒，可采用紫外线灯或化学消毒剂进行空气和物体表面消毒，并处理好患者的口鼻分泌物。考生试卷一般不具有传播结核可能，也可使用紫外线杀菌灯照射消毒 30min。

5. 对监考老师开展一次结核病防控的健康教育，消除其心理恐慌，做好个人防护，监考期间需佩戴医用防护口罩，保持与考生的安全距离，做好手卫生。条件许可的情况下，还可采用远程监考的方式，避免面对面直接接触。

第六节　感染控制评估方法

定期进行学校结核感染控制措施评估，能够及时发现实施过程中存在的问题、填补防控漏洞、降低学校结核传播的风险，对于维护全体师生健康具有重要的意义。

一、通风评估

1. 查阅通风管理制度，以及通风系统或设备的使用维护记录，同负责人、工程维护人员、后勤采购人员进行现场交流。

2. 现场察看学校所处地理环境、建筑物布局、教室宿舍等拥挤程度，是否存在使用地下室作为教室和宿舍的现象等。

3. 通风量现场评估，包括使用发烟管（笔）、风速计和测距仪等设备现场检测教室、宿舍、卫生间等，评价是否达到了学校通风量的有关标准，评价过程中要考虑通风的类型和日常使用时的状态。

通风量的评价指标为每小时换气次数（air change per hour，ACH），即每小时某空间气体体积全部置换的次数，ACH = 1 时，意味着在 1h 内整个房间的空气被交换 1 次，ACH 值越高，稀释效果就越好，空气传播感染的风险就越低。

计算公式：

$$\mathrm{ACH}=\frac{\text{每小时空气进入量或排出量（}\mathrm{m}^3\text{）}}{\text{房间容积（}\mathrm{m}^3\text{）}}$$

测量方法如下。

（1）观察待评价房间，掌握所有开口情况，以免遗漏，例如卫生间的排气装置开口；确定正常工作状态下所有开口的开闭状态，根据开口的位置和类型决定使用的测量工具。

（2）使用发烟管（笔）判断每个开口的气流方向，并做好记录。评价自然通风的房间时，需要注意在特殊情况下同一个开口会出现不同的气流方法，例如一扇窗户的上半部分从外向内，而下半部分为从内向外。对于这种情况，应通过测量找到进和出的平衡线，即在该处气流不进不出，风速为零。将平衡线的上下部分当作两个开口处理即可。

（3）使用风速计测量每个开口的平均风速。根据开口形状和面积，均匀选择几个点进行测量，记录每个点的风速，计算平均值即为该开口的平均风速，单位通常为 m/s。

（4）使用测距仪或米尺测量每个开口长和宽，并计算开口面积，单位通常为 m^2。

（5）计算每个小时进入房间和排出房间的气流量。将所有开口根据气流方向分成两类，即进入房间和排出房间，分别加和计算每小时进入房间的总气流量和排出房间的总气流量。

$$\text{气流量（}\mathrm{m}^3\text{）}=\text{开口面积（}\mathrm{m}^2\text{）}\times\text{平均风速（}\mathrm{m/s}\text{）}\times 3\,600\mathrm{s}$$

（6）使用测距仪或米尺测量房间的长宽高，并计算房间容积，单位通常为 m^3。

$$\text{房间容积（}\mathrm{m}^3\text{）}=\text{长（m）}\times\text{宽（m）}\times\text{高（m）}$$

（7）将进入房间的总气流量和排出房间的总气流量分别代入公式分子，将房间容积代入分母，即可获得该时点该房间的 ACH 值。一般来讲，根据质量守恒定律，通过计算房间气体的流入和排出应得到大致相近的 ACH 值，如果两者差别较大，应检查是否有遗漏的开口没有纳入测量。

（8）计算获得每个小时流入房间的气流量后，除以房间的人数也可获得人均换气量，评价是否满足不低于 $30\mathrm{m}^3$/（h·人）的标准。

二、隔离措施评估

1. 查阅学校因病缺勤、晨午检、隔离观察等制度，现场察看医务室隔离观察室配备情况，同校医和相关负责人进行交流。

2. 如学校发生过结核病散发病例或聚集性疫情，应查阅患者是否及时按照规范进行休复学（课）管理和隔离治疗，疑似患者是否及时隔离。现场查看校内临时隔离宿舍、教室是否满足感染控制要求，并查阅开展传染病防控健康教育和培训资料。

三、消毒工作评价

（一）化学消毒工作实施状况评价

查阅学校结核病疫情处置相关工作记录，判定是否完成终末消毒、对消毒区域的判定是否正确、消毒剂的配备和使用是否正确、消毒时的个人防护等情况。

（二）紫外线杀菌灯工作实施状况评价

查阅学校结核病疫情处置相关工作记录，判定是否完成终末消毒、对消毒区域的判定是否正确，并现场测量消毒所用的紫外线杀菌灯的强度是否达标。

测量方法：①做好个人防护，避免紫外线直接照射眼睛和皮肤；②打开紫外线灯预热 5min；③将长度 1m 的挂钩放置在紫外线灯的中央处，随后将紫外线强度指示卡水平放置在挂钩上，照射 1min 后，观察指示卡色块颜色，将其与标准色块比较，判断强度是否达标。如使用数字式紫外线辐照强度计，将探头放置在挂钩上，待仪表显示数字稳定后，所示数据即为该紫外线灯的辐照强度。

培训要点

1. 学校结核感染控制的关键环节包括通风、隔离、消毒和个人防护等内容。

2. 学校室内新风量不应低于 $30m^3$/（h·人），一般室内区域换气次数不应低于 3～5 次 /h；疑似患者在校内需要隔离。

3. 消毒方法包括物理消毒和化学消毒。物理消毒包括日照消毒、蒸汽（煮沸）消毒、紫外线照射消毒；化学消毒包括采用熏蒸和超低容量喷雾法进行空气消毒，以及对物表、地表进行擦拭，拖拭消毒、喷洒（喷雾）消毒。

4. 对学校的结核感染控制状况进行评价时，主要评价通风、隔离和消毒三个方面。

练习题

一、单选题

1. 学校感染控制的关键环节不包括以下哪项（　　）

A. 隔离　　B. 通风　　C. 消毒　　D. 体育锻炼

2. 学校室内人均换气量不应低于（　　）

A. 30m^3/（h·人）　　B. 10m^3/（h·人）　　C. 50m^3/（h·人）　　D. 100m^3/（h·人）

3. 学校一般室内区域换气次数不应低于（　　）

A. 3～5 次 /h　　B. 2 次 /h　　C. 8 次 /h　　D. 10～12 次 /h

4. 自然通风不如机械通风，因此学校应采取机械通风（　　）

A. 正确　　B. 错误

5. 每天应对教室和学生宿舍进行空气消毒（　　）

A. 正确　　B. 错误

6. 使用含氯消毒剂对教室桌椅进行预防性消毒，消毒液浓度应为（　　）

A. 250mg/L　　B. 1 000mg/L　　C. 5 000mg/L　　D. 10 000mg/L

7. 物理消毒不包括以下哪项（　　）

A. 日照消毒　　B. 蒸汽 / 煮沸消毒　　C. 紫外线照射消毒　　D. 终末消毒

8. 常用的化学消毒方式不包括以下哪项（　　）

A. 擦拭　　B. 喷洒　　C. 煮沸　　D. 浸泡

9. 紫外线照射杀菌说法正确的是（　　）

A. 紫外线不能用于物表消毒　　B. 紫外线照射对眼睛没有伤害

C. 紫外线照射能够引起皮肤损伤　　D. 结核分枝杆菌对紫外线不敏感

10. 学校消毒工作人员应关注的是（　　）

A. 个人防护　　B. 消毒区域和频次　　C. 消毒液配备　　D. 以上都是

二、名词解释

1. 自然通风
2. 消毒

三、问答题

1. 通风方式主要包括哪些？
2. 通风换气次数的计算公式是什么？
3. 手卫生的步骤有哪些？

第九章 学校结核病监测

学习目的

1. 掌握学校结核病疫情监测的方法。
2. 掌握学校结核病疫情的主要指标、分析方法和内容。
3. 了解结核病监测信息系统。
4. 了解舆情监测内容和方法。

采用多种方法做好学校结核病监测工作，可以及时发现学校结核病疫情，以便尽早启动疫情处置，降低学校结核病蔓延风险；还可通过监测数据汇总分析，发现高风险学校，利于早期采取干预措施。

第一节　疫情监测

校园内人群密集，一旦存在结核病传染源，容易造成传播和扩散，因此，建立完善的学校、疾病预防控制机构、医疗机构疫情监测和信息反馈网络，实现结核病疫情信息实时共享，将有利于及时发现患者，有效降低学校结核病疫情。

一、学校结核病报告发病监测

依托全民健康保障信息化工程疾病预防控制信息系统（以下简称为“系统”）监测报告管理模块中的病例报告部分，可对学校肺结核报告发病情况进行监测；同时，利用与该系统关联的国家传染病自动预警信息系统，可实现对学校肺结核单病例的自动预警。

（一）系统监测报告管理模块中的病例报告

1. **系统介绍** 2004年，为了提高传染病疫情报告的时效性，全国建立了传染病报告信息管理系统，后整合纳入全民健康保障信息化工程疾病预防控制信息系统之中，目前用户基本覆盖了全国各级各类所有医疗机构。所有发现的法定报告传染病患者，都必须在系统中报告，通过该系统可以实现对传染病疫情实时监测。医疗卫生机构责任报告人，对发现的肺结核或疑似肺结核患者，须填报《中华人民共和国传染病报告卡》并使用该系统在24h内进行传染病网络直报。其中，肺结核分类为“利福平耐药、病原学阳性、病原学阴性、无病原学结果”；根据人群分类分为18类，包括学生、幼托儿童、教师等学校相关人员。

2. **监测的工作内容** 通过系统监测报告管理模块中的病例报告部分开展学校结核病疫情主动监测，需要医疗机构和疾病预防控制机构的相互配合。

（1）医疗机构：各级各类医疗机构的门诊医生在日常诊疗中，一旦发现年龄为“3～24岁”的肺结核患者，需仔细核查，确定患者的身份是否为学生。

对于自报人群分类为“幼托儿童”“学生”或“教师”的肺结核患者或疑似肺结核患者，接诊医生必须逐项核实传染病报告卡的各项内容，在患者的工作单位栏中详细记录患者所在的学校（校区、学院和专业）和班级名称，还应清楚填写其现住址、身份证号码和联系电话。注意学校名称应填写当前的规范全称，避免错误填写同音异形字。

（2）疾病预防控制结构：通过定期浏览辖区内报告的肺结核报告卡，密切关注人群分类为“学生”“幼托儿童”和“教师”，以及人群分类为“其他”但年龄在“3～24岁”的肺结核或疑似肺结核患者信息，与学校肺结核单病例预警信息相互补充，及时开展信息核实和患者追踪，一旦发现学校活动性肺结核患者，要及时开展现场调查和接触者筛查等疫情处置。

3. **数据利用** 根据系统监测报告管理模块中的病例报告部分的报卡情况，每月、每季度或每年统计一次本辖区报告的及现住址为本辖区的人群分类为“幼托儿童”“学生”和“教师”的肺结核患者数量。按不同学校进行筛选，统计辖区内各学校的患者数，查找有无同一学校报告多例病例的情况。统计时注意识别学校名称填写不规范的情况，如对同一所学校，部分患者的单位填写了学校全称而其他患者单位仅填写简称，或使用了同音字等，应核实确认是否为同一学校。对部分在校学生众多（可达几万至十几万人）的大学等，应细分后按照校区、学院等进行汇总统计。根据当地结核病疫情现状、学校结核病疫情特征等进行流行趋势分析和预测，及时发现高风险学校。

若发现学校肺结核病例在某年或一年的某些季度或月份报告水平变化较大，要进行深入分析。分析全人群的报告情况是否有一致性的变化，如果变化一致，需要了解当地是否在这段时间内发生了某些影响疫情报告的事件，或是否采取了有利于患者发现的干预措施，如重点人群或全人群的健康筛查等；如果只是学校病例报告存在变化，是否对学校加强了监测和报告，是否增加了学生和教职员工的健康体检等措施。同理，如果发现某些地区的疫情水平变化较大，也要详细分析是哪些因素造成的，为降低疫情提供指导依据。

（二）传染病自动预警信息系统

1. **系统介绍** 基于互联网的传染病报告信息管理系统的启用为传染病暴发早期预警技术研发和应用提供了数据基础。为提高全国各级疾病预防控制机构，尤其是基层早期发现与识别传染病暴发和流行的能力。在科技部和原卫生部的支持下，中国疾病预防控制中心于2004年启动了传染病自动预警信息系统的研发。在经历了多个阶段的研发和试点后，于2008年4月21日在全国范围内正式将传染病自动预警信息系统（China Infectious Diseases Automated-alert and Response System，CIDARS）投入运行。

该预警系统是以传染病报告信息管理系统为基础，通过采用数学算法，及时发现疾病异常增加或聚集的信号，并发送给所在县（区）疾病预防控制机构的监测人员，实现预警信号响应结果的报告与查看功能。目前的预警系统是以县（区）为单位来进行异常探测的，空间范围较大；但幼托儿童、学生和教师人群在报告卡中录入了单位信息，可将这一人群传染病的基本预警单元精确到学校，大幅提高预警系统的准确性。该预警系统可将预警信号的发送和响应按照单位进行统计，使对学校肺结核进行单病例预警成为可能。

2. **预警系统运行** 2018年7月中国疾病预防控制中心将学校肺结核单病例预警纳入了传染病自动预警信息系统，预警系统对肺结核预警采用固定阈值法，其运行流程基本遵循预警系统的程序，分为预警信号的发送、预警信号初步核实和预警信号的响应3个步骤，预警信号接收和响应工作流程见第十章。

3. **数据利用** 根据《学生年龄段/教师肺结核患者信息核查表》（附件14）的记录，定期统计本辖区报告的和现住址为本辖区的人群分类为“幼托儿童”“学生”和“教师”的肺结核患者信息。通过统计结果分析，可发现半年内有多名学生/教师患者的疫情重点学校；通过核实后的数据，计算人群分类为非学生的学生年龄段患者中真正为学生的患者比例，获得本辖区学生/教师肺结核患者的真实数量，同时间接反映辖区内医疗卫生机构的传染病报告质量，发现隐瞒患者学生身份的高风险学校和未严格执行传染病信息报告管理规范的医疗卫生机构等。

由于学校肺结核单病例预警信号是来自传染病报告的二次信息，可能存在漏发预警信号等情况，因此，预警系统中获得的数据一般只用于对学校肺结核患者信息进行自动提醒、提示可能发生聚集性疫情的重点学校，不用于学校结核病疫情的监测数据分析。

二、学校结核病聚集性疫情监测

依托全民健康保障信息化工程疾病预防控制信息系统传染病监测模块中的结核病相关

报表信息，可收集学校 2 例及以上有流行病学关联的聚集性疫情发生及其处置进展，从而实现对聚集性疫情的监测。

（一）监测对象

为进一步强化学校结核病防控工作，及时发现学校发生的未达到结核病突发公共卫生事件级别的聚集性疫情，提高学校结核病疫情监测的敏感性，实现学校结核病疫情监测的全覆盖，自 2021 年 6 月开始，中国疾病预防控制中心结核病预防控制中心设计了 2 例及以上有流行病学关联的疫情信息表格，并自 2021 年 6 月开始收集。信息报告的对象是同一所学校半年内出现 2 例及以上有流行病学关联肺结核病例的疫情。

一所学校出现 2 例及以上肺结核患者后，由县（区）级疾病预防控制机构利用流行病学调查数据或实验室检查结果的信息，判断病例之间是否存在流行病学关联。一旦发现这些患者之间有流行病学关联、判定该学校发生了 2 例及以上有流行病学关联的聚集性疫情，县（区）级疾病预防控制机构要在 24h 内在系统的传染病监测模块中的《疫情发生情况记录表》（附件 15）填报“疫情报告表”，并根据疫情处置情况及时填报“疫情处置进展表”。

（二）监测的内容

“疫情报告表”主要收集发生聚集性疫情的学校的基本情况、疫情发生的班级、启动疫情处置的时间，以及截至报告时的患者总数及病原学阳性患者数。

“疫情处置进展表”主要收集每一轮接触者筛查工作实施的时间、筛查的范围和筛查率、截至报告时发现的患者总数和病原学阳性患者数及耐药患者数，以及预防性治疗的接受情况等信息。

（三）数据利用

各级疾病预防控制机构可通过系统中的填报情况，实时了解辖区内 2 例及以上有流行病学关联的聚集性疫情发生情况和后续处置进展；也可分时间段进行筛选，统计辖区内发生 2 例及以上有流行病学关联病例的聚集性疫情数量，尽早分析和梳理疫情信息，及时采取处置措施，锁定经常出现疫情的学校，减少学校结核病突发公共卫生事件的发生。

三、学校结核病突发公共卫生事件监测

依托全民健康保障信息化工程疾病预防控制信息系统中的突发公共卫生事件管理信息系统，可对报告的学校结核病突发公共卫生事件及其处置情况进行监测。

（一）系统介绍

突发公共卫生事件管理信息系统是以多类国家法定的突发公共卫生事件报告为基础的管理信息系统，于 2004 年 1 月 1 日启用，用于重大传染病疫情及其他公共卫生事件的综合监测，是获知各类传染病突发事件的信息渠道。获得突发公共卫生事件相关信息的责任报告单位和责任报告人，需在确定突发事件后的 2h 内进行网络报告，实现县（区）级疾病预防控制机构直接以事件为单位对突发公共卫生事件进行网上报告、确认、上报、审批、预警等功能，满足四级疾病预防控制机构对突发公共卫生事件连续、系统的动态监测，为及时组织采取响应措施、启动应急响应提供了条件。

（二）监测内容

县（区）级疾病预防控制机构获得或发现学校的结核病疫情达到突发公共卫生事件标准后，2h 内向所在地县（区）级卫生健康行政部门报告，卫生健康行政部门会同教育行政部门及时开展调查与核实，组织专家进行风险评估。在确认发生突发事件后的 2h 内在突发公共卫生事件管理信息系统进行网络直报，网络直报报告内容包括事件名称、初步判定的事件类别和性质、发生地点、发生时间、发病人数、死亡人数、主要的临床症状、可能原因、已采取的措施、报告单位、报告人员、通讯方式等及完整的初次报告。

根据事件的发展与变化，报告处置进程、势态评估和研判、控制措施等内容，同时对初次报告进行补充和修正。事件结束后，进行结案信息报告，对事件的发生和处理情况进行总结，分析其原因和影响因素，并提出今后对类似事件的防范和处置建议。

（三）数据利用

疾病预防控制机构可每日对网络报告的突发公共卫生事件进行动态监控，定期进行分析、汇总，并根据需要随时做出专题分析报告。

四、肺结核患者治疗管理监测

依托全民健康保障信息化工程疾病预防控制信息系统监测报告管理模块的病人管理部分，可收集结核病患者的个案信息，从而实现对其治疗管理状况的监测。

（一）系统介绍

2005 年，在传染病报告信息管理系统的基础上，中国疾病预防控制中心设计开发了结核病管理信息系统，简称“结核病专报系统”，覆盖了结核病防治机构和结核病定点医疗医院，除收集纳入结核病规划的肺结核病患者信息和规划活动信息外，对暂时没有纳入国家规划管理的肺外结核也进行了登记，从而实现了我国结核病防治信息的完整管理，该系统后被整合纳入全民健康保障信息化工程疾病预防控制信息系统。通过对结核病患者个案信息的网络电子化管理，系统能够实时了解和评价各地结核病患者发现、治疗管理和规划活动进展情况。

（二）监测的内容

所有诊断为活动性肺结核的病案均需要录入到该系统中，肺外结核患者的部分信息也需要录入。录入的肺结核患者病案信息包括诊断、治疗情况，及治疗期间的影像学检查结果、病原学检查（涂片、培养、分子生物学检测）结果、疗程结束后的治疗转归、患者管理情况等。由结核病定点医疗机构负责录入。

（三）数据利用

通过患者病案的信息，可分析各类学校学生和教职员工肺结核患者的流行病学特征，从而对学校结核病防控工作进行评价，对于发现工作薄弱环节、提出可进一步强化的干预点具有提示意义。如可通过分析学生和教师患者的来源，评价健康体检、密切接触者筛查等工作对学校肺结核患者发现的贡献；通过分析患者出现可疑症状后至首次就诊的时间间隔，发现是否存在就诊延迟，评价学校结核病健康教育的效果；通过分析患者到医疗机构就诊直至获得肺结核诊断的时间间隔，发现是否存在诊断延迟，评价医疗机构的诊断能力；通过分析患者结核病检查结果和诊断过程，评价定点医疗机构的诊断水平等。

五、其他

部分地区根据本地实际需要，开发了学校结核病信息系统，用于本地区的学校结核病报告发病情况、聚集性疫情预警等。如重庆市自主开发了重庆市学校结核病防治信息管理系统，并在全市范围内使用，以监测和处置为核心，从疫情监测、报告卡管理、学校人群病案管理及疫情处置、学校体检全过程进行信息化管理，借力“互联网+”信息技术，在线实时提醒。通过信息主动推送，转变了工作模式，由被动接收到主动发现，极大地提高了信息准确性、及时性，助推学校结核病防控工作。宜昌市依托“健康大数据平台”，在学校结核病智慧化监测和管理上开展了一系列的探索和应用，打通了居民健康档案库、医疗卫生机构等信息库，关联了空间地理库、教育学籍库等数据库，开发了传染病智能强制报告系统、转诊追踪监测系统、学校结核病疫情预警系统等，提升了结核病全程管理和学校结核病监测预警的灵敏性。

第二节　舆情监测

学校结核病疫情具有高度社会敏感性，容易成为媒体关注的焦点。疾病预防控制机构、学校除通过疫情监测发现学校结核病病例外，还应与当地舆情监测部门（如卫生健康、宣传或公安部门等）合作，充分利用各种渠道获得舆情信息，及时发现并核实学校肺结核病例和疫情信息，以便尽早规范处置疫情，及时应对舆情，平息社会恐慌，维护社会稳定。

一、舆情信息的来源

舆情是公众对某现象或事件的言论和观点，可通过多种渠道表达。最为常见的是网络舆情，即以互联网为载体，以事件为核心，是网民情感、态度、意见、观点的表达，传播与互动，以及后续影响力的集合。学校结核病疫情是社会关注的焦点，学校结核病相关的舆情信息是网络上大众较为关注的话题。

网络舆情信息的主要来源包括新闻媒体、社交媒体、主流门户网站、论坛、博客、微信公众号等。

二、舆情监测的方法

（一）监测方法

1. **人工法**　工作人员利用搜索引擎围绕学校结核病事件定向收集舆情信息。人工监测网络舆论往往需要圈定搜索范围，无法全网全面收集。

2. **智能法**　利用舆情软件定向收集舆情信息，采用数据挖掘、分词聚类、语义分析、情感分析等人工智能技术，实现动态对全网舆情的自动化采集和信息分类。

（二）舆情监测边界词

无论是人工法还是智能法，舆情监测的质量往往取决于边界词的设置，即填入搜索引擎工具或者舆情监测软件的信息。以学校结核病的关键词和标签词作为边界词，可以考虑将“结核”“学校”“学生”“休学”“多名”等关键词进行联合搜索，还可使用当地语言中对上述词语的描述用词。必要时可加当地学校名称等信息。

已开展传染病舆情监测的地区，应将上述边界词纳入监测范围。因各种原因尚未开展舆情监测的地区，负责舆情监测的科室应与结核病防治科共同制定学校结核病舆情监测方案，尽快准备相关设备设施、培训相关人员，以便尽早开展学校结核病舆情监测。

三、舆情监测程序

开展舆情监测是获取舆情信息的重要途径，随着互联网的快速发展，网络舆情监控已经成为了解事件动态、把握舆情动向、对突发事件做出快速响应和处理的不可或缺的手段。

（一）完善舆情监测方案

依托当地舆情监测部门的常规舆情监测系统开展结核病舆情监测，需增加结核病舆情监测相关的边界词，可以考虑将“结核”“多名”“感染”等关键词进行联合搜索。

（二）实施舆情监测

由指定的舆情监测人员每天进行实时信息监测收集，可采用人工法或智能法进行，以第二种方法更佳。

（三）研判舆情走向

获得结核病疫情相关的舆情信息后，需要对数据库里的信息进行处理。可利用舆情监测系统对事件发生的时间、热度、强度、内容等方面的信息进行筛选，剔除不必要的无关信息，自动过滤分类，获取有价值的信息，并对舆情的影响、下一步走向进行分析和研判。

（四）报告和反馈舆情

基于舆情分析和研判的结果，形成简报、报告、图表等舆情分析报告，向上级部门和领导报告和反馈。舆情报告的内容应至少包括舆情信息的来源和获取时间、舆情事件的详情、网友跟帖情况和转发转载情况、事件走势、媒体活跃度等，并根据热门舆情，从专业角度进行导读。

一般来说，舆情报告通常着眼于长期的事件报告，常为月度、季度或年度报告。在出现重大事件时，可针对这一事件单独撰写报告，可进行日报和周报。

四、舆情信息响应

在分析研判舆情信息后需要及时正确的响应，避免公众因不了解全面、真实的信息而擅自揣测、发表错误观点，从而使舆情走偏，产生负面影响。

（一）及时核实信息

获得结核病疫情相关舆情信息后，疾病预防控制机构应立即与信息中涉及的学校联系，赴现场核实信息的真实性和准确性。

（二）规范开展疫情处置

确认学校发生结核病疫情后，疾病预防控制机构应立即组建由疾病预防控制机构人员、结核病定点医疗机构人员、实验室检测人员等组成的现场疫情防控组，开展患者个案调查、密切接触者筛查等疫情调查和处置工作，积极发现活动性结核病患者，开展高危人群干预。

（三）正确引导舆论走向

应在当地政府领导和指导下，迅速反应。要及时建立媒体采访接待和审批制度，指定对外发言人，保持口径一致性。采访申请应归口管理，统一出口。根据实际情况，可采取接受采访、组织媒体沟通会、举办新闻发布会、利用官方信息平台主动发布信息、在线访谈和举办主题宣传活动等方式，积极回应社会和公众关切，正确引导舆论走向，避免造成不良社会事件。

第三节　监测数据分析

学校结核病疫情信息主要来源于系统中的不同模块，各模块的报告内容和监测范围均不相同，且互为补充，为实时了解和掌握学校结核病疫情提供了数据基础。各地要充分利用信息系统，定期开展监测数据分析，为制定政策和策略提供证据。另外，发生聚集性疫情时，也需要根据现场调查，收集相应资料做出分析，提出有针对性的防控措施。

一、常用分析指标

利用系统中的数据，可进行学校肺结核报告发病、患者来源、预警响应、患者治疗管理、聚集性疫情和突发事件及处置相关数据的分析。以下列出主要的常用分析指标的定义及其计算方法。

1. **报告发病数**　指一定地区在一定时期内，所有医疗卫生机构诊断、报告的肺结核患者数。可根据人群分类分别计算幼托儿童、学生、教师的报告发病数。通过分析本地区与上季度、上年度同期相比的报告发病数变化情况，评价本地区报告疫情变化趋势。

2. **报告发病率**　指一定地区在一定时期内，所有医疗卫生机构诊断、报告的肺结核患者数占该地区人口的比率，常用 1/10 万表示。可根据人群分类分别计算幼托儿童、学生、教师的报告发病率。通过分析本地区与上季度、上年度同期相比的报告发病率变化情况，评价本地区报告疫情变化趋势。

3. **学生 / 教师报告发病患者数的占比** 指一定地区在一定时期内，学生 / 教师报告患者数占同期全人群报告患者数的比例。用于反映报告发病患者中，学生 / 教师患者所占的比重，通过分析该占比的变化趋势，可用于评价学校结核病防控工作的效果。

4. **肺结核患者病原学阳性率** 指一定地区在一定时期内，登记的活动性肺结核患者中病原学阳性患者所占的比例。

5. **学生肺结核患者就诊时间** 指一定地区在一定时期内，诊断的学生肺结核患者从出现症状到首次去医疗卫生机构就诊的间隔天数平均值。可用于评价学校结核病健康教育的效果。

6. **学校肺结核单病例预警信号响应及时率** 指一定地区在一定时期内，在收到预警信号后 24h 内完成响应工作的信号数占同期发送的全部预警信号数的比例。可用于评价疾病预防控制机构的预警信号响应工作情况。

二、分析方法

监测信息分析方法包括描述性和分析性分析方法。在常规监测信息分析中，常用的是描述性方法，即对结核病监测数据按时间、地点、人群来描述结核病发病、患病和死亡的分布特点，也就是常说的“三间分布”。分析性方法主要通过病例对照研究、队列研究和实验研究探讨疾病发生的病因，评估药物的疗效、疫苗和预防性治疗的防治效果；该方法一般在科研或专题研究中应用较多。

（一）时间分布

时间分布指通常按年份或月份分析结核病监测数据变化趋势，实际分析过程中应根据不同的需要，选定不同的分析频度。常规的时间分析可以按月份、季度和年度进行分析，并与既往同期的升降变化进行比较。

（二）空间分布

空间分布指按不同行政区划对结核病监测数据进行分析。在分析中应根据所辖报告单位的数量进行有选择性的分析，常规分析应该对所辖全部区域进行分析，但在出现疫情时可针对某区域单独进行分析。由于结核病专报系统无法进行乡镇级统计报表产出，在需要进行乡镇级地区分析时，应将待分析时间段内的所有病案导出后再进行分析。

（三）人群分布

人群分布指按人群的各种特征，如年龄、性别、职业、民族等进行分布，如不同年龄和性别报告发病数和报告发病率，以及不同职业的报告发病数和构成比。

三、分析内容

（一）散发疫情分析

通过对结核病登记和报告的时间、地区和人群的特征分析，若发现其在一年的某些季度或月份登记或报告水平出现异常，就要进行深入分析，探索可能的原因。通过地区分布，可以发现结核病分布的聚集性特征，从而采取有针对性的干预措施。要密切关注那些登记报告肺结核水平较高的地区，分析其监测报告工作与其他地区相比有无变化，当地的疫情水平是否较高，当地是否采取了加强患者发现的工作，从而有针对性地开展专题调查。通过人群分布，可以发现防治工作的重点人群，对于疫情处于较高水平的人群，就要详细分析与此相关的因素，为人群干预提供指导依据。

（二）聚集性疫情和突发公共卫生事件分析

在学校等人群聚集场所发生结核病疫情或突发公共卫生事件时，常常需要对现场收集的资料及时进行分析。

通过现场流行病学调查，了解疫情发生学校的基本情况、疫情的发生发展过程、病例的发现过程等信息后，要整理所有活动性肺结核患者的详细个案资料，掌握病例的时间分布、班级和宿舍分布、人群分布等特征。

结合流行病学个案调查和密切接触者调查结果，综合分析首发病例及后续病例在时间、空间分布上的联系和流行病学关联情况，配合基因分型等实验室依据，查找传染源和传播链。通过分析，了解导致疫情传播的关键环节，制订有针对性的疫情控制措施，以及时控制疫情蔓延。

培训要点

1. 学校结核病监测包括疫情监测和舆情监测。

2. 学校结核病疫情监测主要通过全民健康保障信息化工程疾病预防控制信息系统中的监测报告管理模块、传染病监测模块、国家传染病自动预警信息系统和突发公共卫生事件管理信息系统开展。

3. 学校结核病疫情监测的主要指标包括报告发病数、报告发病率、不同职业报告发病患者的构成、肺结核患者病原学阳性率、学生肺结核患者就诊时间、学校肺结核单病例预警信号响应及时率。

4. 开展舆情监测，需要设立关键词，主要依托互联网开展，可采用人工法和智能法进行。

练习题

一、单选题

1. 学校结核病疫情监测主要通过以下哪种方式（　　）
A. 全民健康保障信息化工程疾病预防控制信息系统中的监测报告管理模块
B. 全民健康保障信息化工程疾病预防控制信息系统中的传染病监测模块
C. 突发公共卫生事件管理信息系统
D. 以上都是
2. 关于医疗机构实施学校相关人员结核病主动监测，以下说法错误的是（　　）
A. 医疗机构日常诊疗中需要关注学校相关人员
B. 医疗机构一旦发现年龄为“3～24 岁”的肺结核患者，需核查患者的身份是否为学生
C. 学校相关人员的单位名称可以填写当地的常规叫法，避免错误填写同音异形字
D. 对于学校相关患者，传染病报告卡的工作单位栏中详细记录患者所在的学校和班级名称
3. 开展学校结核病监测工作中，疾病预防控制机构在浏览传染病报告卡时，要关注以下哪类人员的信息（　　）
A. 幼托儿童或学生
B. 教师
C. 3～24 岁人群
D. 以上都是
4. 关于传染病自动预警系统，以下说法错误的是（　　）
A. 学校肺结核单病例预警已纳入传染病自动预警信息系统
B. 学校肺结核单病例预警对象为年龄为“3～24 岁”，或人群分类为“学生”“教师”和“幼托儿童”的肺结核确诊病例和疑似病例
C. 学校肺结核单病例预警信号以手机短信的方式发送至患者现住址所在地的县（区）级疾病预防控制机构指定人员
D. 收到学校肺结核单病例预警短信后，要在 24h 内完成人群分类、学校信息的核实，并在系统中反馈
5. 在全民健康保障信息化工程疾病预防控制信息系统中的监测报告管理模块中，可以查询到哪项信息（　　）
A. 肺结核患者诊断结果
B. 患者所在学校开展接触者筛查的结果
C. 预警信号
D. 预防性服药方案

6. 在全民健康保障信息化工程疾病预防控制信息系统中的传染病监测模块中，可以查询到哪项信息（　　）
   A. 卡介苗接种信息
   B. 2 例及以上有流行病学关联的聚集性疫情
   C. 预警信号
   D. 预防性服药方案
7. 关于 2 例及以上有流行病学关联的聚集性疫情报告，以下哪个说法是错误的（　　）
   A. 以实时报表的形式录入全民健康保障信息化工程疾病预防控制信息系统
   B. 报告对象为同一所学校同一学期内出现 2 例及以上肺结核病例的疫情
   C. 包括疫情报告表和疫情处置进展表
   D. 报告内容包括单位名称、性质、指示病例情况、肺结核患者数、筛查情况、预防性治疗情况等
8. 网络舆情信息的主要来源包括以下哪项（　　）
   A. 新闻媒体　　B. 社交媒体
   C. 微信公众号　　D. 以上都是
9. 开展结核病舆情监测，除需要专人实施舆情监测工作，还需要进行以下哪项工作（　　）
   A. 完善舆情监测方案　　B. 研判舆情走向
   C. 报告和反馈舆情　　D. 以上均是
10. 开展舆情信息响应时，以下说法正确的是（　　）
   A. 要及时核实信息
   B. 规范开展疫情处置
   C. 正确引导舆论走向
   D. 以上都是

二、名词解释

1. 学生肺结核报告发病率
2. 学校肺结核单病例预警信号响应及时

三、问答题

1. 学校结核病疫情监测主要通过什么方式进行？
2. 舆情监测的作用是什么？
3. 2 例及以上有流行病学关联的聚集性疫情如何填报？

第十章 疫情处置

学习目的

1. 掌握学校肺结核单病例预警信号响应工作及注意事项。
2. 掌握学校结核病疫情现场调查和疫情处置措施。
3. 掌握密切接触者筛查和后续处理及注意事项。
4. 掌握病例之间流行病学关联的判定方法。
5. 掌握不同疫情情况下进行疫情报告的要求。
6. 了解风险分析的方法。

学校是人口密集场所，一旦出现传染性肺结核患者，易造成结核病在校园内的传播蔓延。疾病预防控制机构应开展学校结核病疫情监测和预警，及时、规范采取各项疫情处置措施，并进行疫情报告。

第一节　学校结核病预警

国家传染病自动预警信息系统发送的学校肺结核单病例预警信号是学校肺结核疫情信息的重要来源，预警信息核实和信号响应也是疫情处置的第一步。已有研究显示，预警信号响应工作对提高学校肺结核监测灵敏度、缩短学校疫情处置时间间隔具有积极的推动作用。每个县（区）级疾病预防控制机构均指定专人负责学校肺结核疫情监测和预警信号的接收、信息核实和预警信号响应工作。

一、预警对象

学校肺结核单病例预警的对象主要包括以下两类人群中的肺结核确诊病例和临床诊断

病例：一是传染病报告卡上人群分类填写为“幼托儿童”或“学生”或“教师”，二是传染病报告卡上的人群分类为“其他”但患者年龄在 3～24 岁。

二、预警信号响应

（一）发送预警信号

一旦全民健康保障信息化工程疾病预防控制信息系统监测报告管理模块中的病例报告部分出现满足上述两类预警对象条件的传染病报告卡，国家传染病自动预警信息系统会自动抓取该张传染病报告卡的信息，根据填写的患者现住址，向其现住址所在地的县（区）级疾病预防控制机构的指定专人发送一条手机短信，将患者的基本信息编写在短信中。

（二）核实患者身份信息

县（区）级疾病预防控制机构指定人员接收到预警短信后，要及时开展预警信号的核实。为保证患者信息的真实性和准确性，最佳方式是根据传染病报告卡上记录的患者现住址，与其现住址所在地的基层医疗卫生机构联系，请基层医疗卫生机构人员采用上门、或根据基本公共卫生服务项目中的登记信息、或根据居委会 / 村委会的相关人口信息等方式，核实患者是否为学校人员。

根据基层医疗卫生机构反馈的信息，将核实后的患者身份信息、学校详细信息等，填写在该患者的《学生年龄段 / 教师肺结核患者信息核查表》（附件 14）的后半段中，并留存。

（三）预警信号响应

县（区）级疾病预防控制机构指定人员要根据信息核实的结果，在收到预警信号的 24h 内，进入预警系统中，在“是否为疑似事件”中进行勾选。

如果核实后，患者的身份不是“幼托儿童”“学生”和“教师”（指在学校工作的人员，并不仅局限于授课教师），勾选为“否”；若是“幼托儿童”“学生”或“教师”，则勾选为“是”。

三、预警信号响应中的注意事项

1. **疑似事件的含义** 国家传染病预警信息系统中的“疑似事件”，指的是患者的人群分类，即患者是否为学校的人员，与疾病本身无直接关系。

2. **预警信号响应的及时性** 县（区）级疾病预防控制机构指定人员在收到预警信号后，需要在 24h 内完成信息核实和勾选疑似事件等全部工作。

3. 核实后出现信息变化的后续工作

（1）对于传染病报告卡上人群分类为“其他”的预警信号，经核实一旦确认患者是学校的人员，在24h内进行预警信号响应的同时，要在全民健康保障信息化工程疾病预防控制信息系统中对其传染病报告卡进行订正，将其人群分类更正为“幼托儿童”“学生”或“教师”。其中教师指在学校工作的人员，并不仅局限于授课教师。

（2）经核实信息后，一旦确认该肺结核患者的现住址发生跨县（区）及以上改变的，在24h内进行预警信号响应的同时，要在全民健康保障信息化工程疾病预防控制信息系统中对其传染病报告卡进行订正，将其现住址更正为患者当前真正的住址，以保证预警信号可以再次发送到患者现住址所在地的县（区）级疾病预防控制机构。

如果学校患者在就诊时自报现住址为户籍所在地，但其所在学校位于其他县（区）/其他地（市）/其他省，最好将其传染病报告卡上的现住址更正为学校的地址，以便预警信号的再次发送，使学校所在地的疾病预防控制机构能及时开展学校疫情处置。如未修订传染病报告卡，则应立即通知学校所在地的疾病预防控制机构。

4. **避免遗漏学校肺结核疫情信息**　各地疾病预防控制机构应定期浏览传染病网络报告信息系统，以及时发现所有的学校活动性肺结核病例信息。

第二节　信息通报

确认幼托儿童、学生或教职员工患者及其学校信息后，由县（区）级疾病预防控制机构负责相关信息的通报，以便及时开展学校疫情处置。

一、本地学校患者的信息通报

要在确认学校肺结核患者信息后的24h内向病例所在学校通报，并向学校发送《学校结核病疫情处置告知书》（附件16），及时启动疫情处置工作。

对在寒暑假期间发现的学校肺结核患者，县（区）级疾病预防控制机构要在72h内通知到学校，在学校的配合下尽快组织开展疫情处置。

二、非本地学校患者的信息通报

应填写《跨区域学生肺结核患者告知单》（附件17），向学校所在地的县（区）级疾病预防控制机构通报疫情信息。可通过电话、网络、传真、邮件等多种途径直接向对方通报，也可将信息报告给上级疾病预防控制机构，由上级机构向对方通报。

应在确认患者信息后的 48h 内，将信息通报到学校所在地的县（区）级疾病预防控制机构，以便对方及时启动疫情处置工作。

第三节　现场调查

对活动性肺结核患者开展个案调查是获得密切接触者信息的最重要的途径，在同一学校出现多例患者后开展的现场流行病学调查是掌握疫情规模、完善处置措施、查找疫情原因的重要手段。

一、患者个案调查

无论学校出现多少例活动性肺结核患者，对每一例患者均应在获得患病信息后立即进行详细的流行病学个案调查。调查内容和方法详见第七章。

二、现场流行病学调查

当学校出现 3 例结核病病例时，县（区）级疾病预防控制机构应当在 3 个工作日内完成现场流行病学调查。

（一）调查前准备

现场调查中所需要用到的专业人员队伍、材料和试剂、调查方案等，都应在日常工作中做好储备；一旦发生疫情，即可很快带齐所有人员和物资，赴现场开展调查。

1. **组建调查和疫情处置队伍**　县（区）级疾病预防控制机构应组建疫情防控应急处置小组，其组成应包括流行病学、结核病临床诊疗、影像学检查、实验室检测等专业人员，每个专业应至少储备 2 ~ 3 名人员，以保证各专业均能有相关专业人员到达现场。

疫情防控应急处置小组中各位人员的职责和任务分工应明确，以避免现场调查工作的遗漏或重复。如果县（区）级缺乏某专业的人员，可以请求上级疾病预防控制机构提供技术援助。

2. **准备物资**　应准备好现场调查和疫情处置中所需用到的所有物资，包括纸质记录本或电子产品、现场调查表（现场基本情况调查表、患者个案调查表和密切接触者筛查表等）、感染检测试剂和耗材、标本收集设施设备、消杀药品和器械、宣传材料，甚至流动 X 线车等。

3. **制订调查方案** 根据在前两例患者的疫情处置中掌握的情况，明确本次调查的目的和具体目标，确定调查对象、调查内容和方法、采集标本的种类、实验室检测项目与方法、拟采取的控制措施及其效果评价方法、工作计划和时间安排、人员组成及其职责分工，并写进本次调查的方案之中。

（二）调查前宣教

进入学校进行现场调查前，县（区）级疾病预防控制机构要与学校密切配合，共同做好师生的卫生宣传工作，这是开展现场调查和疫情处置非常重要的一环，可消除师生的恐慌心理，使其主动配合接受相关调查和检查，维持学校正常的教学和生活秩序。

可采取专题讲座、制作宣传展板、制作和发放有针对性的卫生宣传材料等进行，主要宣教内容包括：全球和我国结核病疫情概况、结核病的病原学特征、传播途径、症状和临床表现、患者发现途径和相关检查方法、肺结核患者的治疗管理和休复学（课）要求、疫情处置相关措施及注意事项、预防措施以及国家结核病防治相关的政策等。

（三）现场调查

除对活动性肺结核患者完成个案调查外，县（区）级疾病预防控制机构赴学校需了解以下 3 方面的信息。

1. **现场基本情况** 主要了解学校的师生数量等基本情况，以及学校结核病防控常规预防措施的落实情况。

可通过集体座谈或访谈关键人、查看相关资料等方式，掌握学校的年级（班级）组成及人数，在校学生数、教职员工数、学生来源，教室和宿舍容量、分布及教学安排等基本信息，以及学校传染病防控相关规章制度建立和落实、校医 / 疫情报告人的配置、各项常规预防措施的落实情况等；通过现场走访，实地考察结核病患者所在的班级和宿舍的面积、通风及环境卫生情况，以及食堂、图书馆、计算机房等人口密集的公共场所通风及环境卫生情况。

2. **疫情发生发展情况** 主要通过访谈，了解本次疫情的发生和发展过程、截至调查时已经采取的处理措施，以及患者 / 疑似患者 / 感染者的发现情况，以发现疫情处置中的薄弱环节，结合学校基本情况初步分析疫情发生原因，提出下一步疫情处置建议和工作安排。

同时，采取多种方式主动开展病例搜索，包括开展密切接触者筛查、查询学校晨检记录本和因病缺勤病因追查登记本、查询当地结核病定点医疗机构结核病门诊记录等，全面收集该学校所有的结核病患者信息，逐例核实已发现病例的诊断，尽可能发现所有的结核病患者。

3. **传播链和传染源的初步调查** 根据患者个案调查表信息，了解所有患者的发病、就诊、诊断和治疗处理过程，按照患者的发病时间顺序或患者诊断时间顺序，整理汇总全部患者的详细个案信息，分析患者的时间分布、班级及宿舍分布、患者特征分布，详细分析所有病例在时间、空间分布上的联系，对引起本次疫情发生的可能传染源和传播链做出初步判断。一般情况下，在同一传播链上，最早出现症状的患者是传染源的可能性最大。

完成现场调查后，县（区）级疾病预防控制机构要填写《学校结核病散发疫情现场调查核实反馈表》（附件 18），并通报给学校。

第四节 处置措施

在学校出现活动性肺结核患者后，县（区）级疾病预防控制机构应遵循“边调查、边处置、边完善”的原则，立即启动疫情处置工作，尽可能发现全部肺结核患者以控制传染源、对发病风险高的感染者开展预防性干预，以减少后续病例的发生，控制疫情进一步蔓延。

一、密切接触者筛查

研究显示，与肺结核患者密切接触的人员感染和发病风险高。患者发病多集中在感染 MTB 后的 1 ~ 2 年内，其中尤其以 1 年内为最高发病期。接触者筛查是进行病例搜索的重要手段，有助于及时发现所有肺结核患者，可尽早启动规范化治疗管理从而阻断传播；对发现的 LTBI 者进行预防性治疗干预，可降低发病风险，减少续发病例。发生学校结核病疫情时，及时进行密切接触者筛查，是开展结核病疫情处置、确定传播范围、评估疫情规模和研判疫情风险的关键环节。

（一）接触者定义

指示病例是学校内最初报告的活动性肺结核患者，包括确诊病例和临床诊断病例。根据与指示病例的接触方式、程度和时间，可将学生接触者划分成以下 3 类。

1. **密切接触者** 具备以下 3 条中任 1 条者，即可确定为指示病例的密切接触者。

（1）与患者在同一个教室学习的师生、在同一个宿舍居住的同学。

（2）与患者诊断前 3 个月至开始治疗后 14d 内在同一住宅接触达到 7d 的家庭成员。

（3）其他与病原学阳性 / 重症病原学阴性 / 症状明显的病原学阴性患者在诊断前 3 个月至开始治疗后 14d 内在封闭空间直接连续接触 8h 及以上或累计达到 40h 者，或与其他病原学阴性患者在诊断前 1 个月内累计接触达 40h 者。

如果患者出现症状后因各种原因未能在 3 个月内获得明确的诊断结果，则上述第 2 条和第 3 条中的定义要按照症状出现时间更新，即需更新为“患者出现症状后至开始治疗后 14d”，即按照开始治疗日期与症状出现日期、诊断日期之间的时间间隔判定，以时间间隔长者为准。

2. **一般接触者** 与指示病例在同一教学楼的其他教室学习、或在同一宿舍楼的其他宿舍居住者。

3. **偶尔接触者** 与指示病例在同一教学楼的其他楼层教室学习、或同一宿舍楼的其他楼层宿舍居住者，或偶尔接触的师生。

教职员工中出现活动性肺结核患者，其接触者参照上述定义确定。如学校办公区域分布不规整，则根据学校教学楼和办公楼的实际分布情况，由县（区）级疾病预防控制机构现场确定。

（二）筛查范围的确定

应合理确定筛查范围，避免范围确定过大和过小。范围过小将导致潜在的结核病患者和感染者不能及时被发现和干预，范围过大将消耗大量的人力物力和时间，造成浪费，同时也会增加影响学校教学和生活秩序的风险。

1. **首次筛查** 首次筛查一般限于指示病例的密切接触者，应基于患者个案调查的结果，覆盖全部的密切接触者，做到应查尽查。

如果首次筛查未发现新病例，且密切接触者的 TST 检测强阳性率 /C-TST 阳性率 /IGRA 阳性率与该地区同年龄组无明显差异，则筛查可终止；如果首次筛查新发现了 1 例及以上肺结核病例，或密切接触者的 TST 检测强阳性率 /C-TST 阳性率 /IGRA 阳性率明显高于该地区同年龄组，则需进行扩大筛查。

2. **扩大筛查** 扩大筛查对象包括两类，一是指示病例的一般接触者，二是新发现病例的密切接触者。要做到应查尽查。

如果扩大筛查未发现新病例，且一般接触者的 TST 检测强阳性率 /C-TST 阳性率 /IGRA 阳性率与该地区同年龄组无明显差异，则筛查可终止；如果扩大筛查新发现了 1 例及以上肺结核病例，或一般接触者的 TST 检测强阳性率 /C-TST 阳性率 /IGRA 阳性率明显高于该地区同年龄组，则需进一步扩大筛查。

3. **进一步扩大筛查** 扩大筛查对象包括两类，一是指示病例的偶尔接触者，二是新发现病例的密切接触者。要做到应查尽查。

如上述筛查仍能发现新患者，或者筛查结果显示校内发生多点结核传播，传染来源无法分辨，则应根据现场实际情况，进一步适当扩大范围，开展新一轮的筛查。

在确定是否需要扩大筛查时，主要考虑的是两个指标：一是是否发现新患者，二是接触者的感染检测结果。

（三）筛查和转诊

1. **筛查内容和方法** 为了减少儿童受到不必要的放射线照射，按照接触者的年龄将筛查对象分为以下两组，按照不同方案进行筛查。

（1）15 岁以下接触者：每一名接触者均需同时进行肺结核可疑症状筛查和 MTB 感染检测（可采用 TST/C-TST/IGRA检测）；对肺结核可疑症状者或 TST 检测强阳性 /C-TST 阳性 /IGRA 阳性者须进行胸部 X 线片检查，对需要鉴别诊断者可进一步采用 CT 等检查。

（2）15 岁及以上接触者：每一名接触者均需同时进行肺结核可疑症状筛查、MTB 感染检测（可采用 TST/C-TST/IGRA 检测）和胸部 X 线片检查。对需要鉴别诊断者可进一步采用 CT 等检查。

每一位密切接触者的每一项检查结果，均需填写在《学校肺结核患者接触者筛查一览表》（附件 19）上。

2. **筛查后的转诊** 转诊对象包括具有肺结核可疑症状、或 TST 检测强阳性 /C-TST 检测阳性率 /IGRA 检测阳性、或胸部 X 线片检查异常的密切接触者。

要为转诊对象开具转诊单并开展健康教育，指导其留取合格的痰标本，并及时到当地结核病定点医疗机构就诊。

（四）进行病原学检查

需接受进一步检查者，要在结核病定点医疗机构接受病原学检查，以明确诊断。在学校结核病疫情处置中，具备分子生物学检查条件的地区，尽可能同时采用分子生物学检查的方法，以提高检查灵敏度、缩短诊断间隔、及时启动患者治疗。

对每一名接触者，均应开展 MTB 培养，对培养阳性的菌株进行菌种鉴定、药物敏感性试验和基因型检测。

（五）筛查后不同人群的后续处理

根据筛查中不同检查的结果，筛查后的接触者可分为以下 5 类人群。

1. **活动性肺结核患者** 应尽快开始规范的抗结核治疗和督导服药管理。对达到休学（课）标准的师生患者，要按照规定进行休复学（课）管理。

2. **疑似肺结核患者** 应先行隔离，可采用居家隔离或在校内隔离的方式。对疑似患者最为重要的是要采取多种方式尽快明确诊断，待确诊或排除肺结核后再按照相关要求进行后续处理。

3. **TST检测强阳性 /C-TST 检测阳性 /IGRA 检测阳性者** 要开展健康宣教，尽量动员其签署知情同意书并接受治疗前检查，对达到标准者启动预防性治疗，做到应服尽服。对于经多次动员仍不愿接受进行预防性治疗的人员，要在首次筛查后 3 个月末、6 个月末和

12个月末各进行一次肺结核可疑症状筛查和胸部X线片检查，有可疑症状或胸部X线片异常者应转诊至定点医疗机构接受病原学检查；同时应加强健康教育和健康监测，一旦出现肺结核可疑症状要及时到结核病定点医疗机构就医，以明确诊断。

4. TST **检测中度阳性和一般阳性者** 加强健康教育和健康监测，一旦出现肺结核可疑症状要及时到结核病定点医疗机构就医，以明确诊断。当学校出现3例及以上有流行病学关联病例的散发疫情（聚集性疫情）时，建议对TST检测中度阳性和一般阳性者在3个月后再次进行肺结核可疑症状筛查和胸部X线片检查，有可疑症状或胸部X线片异常者应转诊至定点医疗机构接受病原学检查。

5. TST **检测阴性** /C-TST **检测阴性** /IGRA **检测阴性者** 加强健康教育和健康监测，一旦出现肺结核可疑症状要及时到结核病定点医疗机构就医，以明确诊断。如学校疫情已构成学校结核病突发公共卫生事件，需对该人群在3个月后再次进行TST检测或C-TST检测或IGRA检测，对感染检测阳转者进行胸部X线片检查。在学校出现聚集性疫情时，建议对该人群在3个月后再次进行TST检测或C-TST检测或IGRA检测。

（六）接触者筛查工作注意事项

1. 学校的指示病例指的是所有的活动性肺结核患者，其内涵需与2017年印发的《结核病分类》标准一致，单纯结核性胸膜炎、气管结核和支气管结核等均属于活动性肺结核。

2. 疾病预防控制机构按照患者个案调查表中的信息确定筛查范围，并请学校协助提供校内密切接触者名单，通知到患者的所有密切接触者，尤其注意患者家庭内密切接触者和非同班同宿舍的其他密切接触者。

3. 疾病预防控制机构在指定筛查机构时，需要考虑到筛查机构的能力。如果指定的筛查机构不是结核病定点医疗机构，在开展筛查时须有当地结核病定点医疗机构医护人员参与，全部筛查结果须经当地结核病定点医疗机构确认，必要时可邀请上级结核病定点医疗机构专家共同讨论确定，以保证筛查工作质量和结果判读的准确性。

4. 筛查工作结束后，疾病预防控制机构要将筛查一览表与筛查前确定的密切接触者名单进行核查。对未按要求接受筛查者，疾病预防控制机构应督促学校再次组织筛查；有特殊原因（如怀孕、过敏等）无法进行筛查的，须加强健康监测，一旦出现肺结核可疑症状，需要及时正确就医；对已返回原籍地的密切接触者，可委托其原籍地疾病预防控制机构协助完成筛查，并追踪其筛查结果。

二、其他处置措施

学校结核病疫情处置中，除需进行密切接触者筛查外，还应实施以下处置措施。

（一）患者治疗管理

无论是指示病例，还是在包括密切接触者筛查在内的病例搜索中发现的所有活动性肺结核患者，结核病定点医疗机构都要尽快为其提供规范的抗结核治疗和随访检查服务。

对休学（课）在家的师生患者，居住地的县（区）级疾病预防控制机构应组织基层医疗卫生机构落实治疗期间的规范管理；对师生患者，尽可能做到医务人员直接面视下督导服药，以保证规则服药，改善治疗效果。

对未达到休学（课）标准或已达到复学（课）标准返校治疗的师生患者，学校所在地的县（区）级疾病预防控制机构要与学校共同组织落实治疗期间的规范管理，由校医或班主任进行直接面视下督导服药、督促患者定期复查。

患者治疗和休复学（课）管理等详见第六章和第七章。

（二）疑似患者隔离

学校所在地的县（区）级疾病预防控制机构要指导学校做好疑似病例的隔离工作。对需住院进行辅助检查的疑似患者，定点医疗机构要按照医疗卫生机构结核感染控制的相关要求做好感染控制的工作；对具备居家隔离的师生疑似患者，可在做好健康教育后实行居家隔离；对不具备居家隔离者，疾病预防控制机构要在评估学校实际情况后确定适合开展隔离的场所，并为学校提供疑似患者隔离的结核感染控制指导。详见第八章。

（三）健康教育和心理疏导

学校发生结核病疫情后，师生甚至学生家长可能会产生恐慌心理，对学校的教学和生活秩序极可能产生影响。因此，从疫情发生开始直至整个处置工作结束，开展健康教育、进行心理疏导非常重要。

健康教育和心理疏导工作主要由学校来执行，但需在专业机构的指导和协助下进行。可以采取多种方式，强化师生及学生家长的结核病防治知识，使其了解结核病可防可治，并教授其相应的方法，消除其恐慌心理，稳定情绪。对师生患者做好人文关怀和隐私保护，促使其全程规律服药、接受预防性治疗，达到控制传染源、减少续发病例的效果。

（四）主动监测学生的健康状况

发生结核病疫情后，学校要进一步强化日常防控措施，以及早发现师生中的结核病患者。要加强中小学校及托幼机构每日晨检、因病缺勤病因追查及登记工作，高等院校要健全宿舍、班、院（系）、学生处和校医院等学生健康状况信息的收集和报送渠道，及时发现疑似肺结核患者或肺结核可疑症状者，并保证转诊到位。详见第四章。

（五）环境卫生和消毒

学校要进一步加强校园内的环境卫生管理，在疾病预防控制机构的指导下做好相关场所的消毒工作。在患者离开校园后，对其学习、居住、生活过的环境进行有效的消毒，加强教室、宿舍、图书馆和计算机房等人群密集场所的开窗通风换气，保持空气流通；指导肺结核患者和疑似肺结核患者正确处理痰液。详见第八章。

（六）高危人群预防性治疗

大量研究显示，预防性治疗可显著降低高危人群的结核病发病风险，其保护率可达到60%～90%。预防性治疗也是学校结核病疫情处置中的一个重要手段，可以保护与活动性肺结核患者密切接触的感染者，减少续发病例的数量，控制疫情规模，从而减少不良社会事件的发生。因此，在学校疫情处置中，应尽量做到应治尽治，已启动预防性治疗者要规范完成全疗程治疗，保证预防性治疗的覆盖率和治疗依从性。预防性治疗对象、推荐方案和用药管理，详见第三章。

第五节　流行病学关联的判定

流行病学关联对于判定学校结核病病例之间是否存在传播以及该起疫情波及的患者数量至关重要。疾病预防控制机构在完成病例个案调查、现场流行病学调查、了解事件经过并进行了信息的汇总分析后，可通过以下两种方法确定患者之间的流行病学关联。

一、基因分型

实验室证据是判定病例之间流行病学关联的金标准，如从不同病例获得的菌株具有相同的基因型，则可确定这些菌株具有同源性、这些病例之间具有传播的关系。

开展基因分型的工作，需要对疫情中发现的所有病例的标本进行 MTB 培养。对阳性菌株首先进行菌种鉴定，如鉴定结果为 MTB，则要进一步开展基因型检测。可采用以下两种方法进行，一是分枝杆菌散在重复单位 - 可变数目串联重复（MIRU-VNTR）方法，二是条件允许时最好进行全基因组测序。

开展基因分型工作，需要在疫情处置过程中对每一位结核病患者留取合格的标本，全部进行培养，同时需要提高实验室专业人员的能力和水平，提高培养阳性率，尽可能获得所有患者的菌株。

二、流行病学调查信息分析

在实际工作中，并非对所有患者的标本进行培养都能获得阳性结果，单纯依靠基因分型的方法判定病例之间的流行病学关联不具备可操作性，还需要结合现场流行病学调查的信息进一步完善。在缺乏实验室证据的情况下，病例之间的流行病学关联主要依靠这一方法进行。

在进行所有患者个案调查和现场调查时，要详细了解患者之间可能的接触情况，分析病例在教室、宿舍以及校园其他区域内可能接触的信息，绘制所有病例的发病 / 诊断时间轴、教室和宿舍分布图，分析病例在时间和空间上的联系。如在发病时间上符合结核病的流行病学规律，在空间分布上存在着彼此密切接触的可能，且没有发现患者有其他可能的感染来源，则可从流行病学角度判断患者之间具有流行病学关联。

单纯采用流行病学调查信息来判定病例之间的流行病学关联有可能存在误判，这就需要疾病预防控制机构的专业人员在流行病学调查和信息分析中不能放过每一个细节。一般来说，在缺乏实验室证据的情况下，同一个教室上课、同一个宿舍 / 家庭居住者，可判定为具有流行病学关联。

第六节　风险评估

疾病预防控制机构在对学校结核病疫情进行处置的过程中，要根据现场状况及时研判疫情，综合其他相关因素评估疫情风险，以掌握疫情规模和预测疫情下一步的变化方向，调整和完善疫情处置措施，控制疫情的进一步蔓延，同时降低疫情带来的舆情风险。

一、开展风险评估的时机

风险评估应贯穿于学校结核病疫情处置的全过程。

在发现学校结核病散发疫情后，要基于学校所在地区的结核病疫情和学生结核病疫情情况、疫情发生学校的结核病防控工作开展情况等信息，进行初始的快速评估。初始评估可为确定疫情处置措施提供依据。

在疫情处置过程中，尤其是开展每一轮接触者筛查后，要根据接触者筛查结果以及其他疫情处置措施的实施及其效果，进行阶段性的过程评估。阶段性评估可掌握处置措施的有效性和安全性，为处置措施的调整和完善提供依据。

在疫情处置整体工作结束后，要根据疫情处置措施实施情况及其效果、疫情发生学校的基本条件和结核病防控工作改善情况、后续处置措施落实的质量以及学校师生和公众对疫情事件的反应等信息，进行终末评估。终末评估可预测疫情进一步传播的可能性、疫情的严重性和舆情的可控性，为开展进一步风险管理提供依据。

二、需收集的信息

进行学校结核病疫情风险评估，需要首先识别风险点，即进行评估需要回答的关键问题。结核病疫情的风险识别需要收集结核病相关的风险要素，主要包括疫情发生和发展概况、患者的临床表现和流行特征、各项处置措施的落实情况等疫情相关信息，以及学校师生和家长、社会公众等对疫情的反应等。

学校结核病风险评估应包括对疫情扩大的风险性和严重性的评估，并应考虑舆情扩散的风险。需要收集的信息主要包括以下内容。

1. **学校的基本条件** 包括学校教学和生活区域的硬件条件、学校师生容量及学生来源、校区通风和环境卫生管理、学校传染病 / 结核病防控体系建立、各项日常防控措施实施状况、既往结核病患者发现状况等基本信息。

2. **流行病学特征** 包括活动性肺结核患者的三间分布特征、病情严重程度、发现方式和管理现状；疑似肺结核患者和 LTBI 者数量等信息。

3. **疫情处置措施的实施状况** 包括接触者筛查是否及时开展以及筛查范围确定是否合理、筛查手段是否规范，疑似患者的管理情况及后续措施，LTBI 者预防性治疗的覆盖面和治疗依从性、未接受预防性治疗者的后续管理，以及疫源地终末消毒、健康教育活动开展、常规预防措施的完善等信息。

4. **疫情相关风险要素** 包括学校教学和生活秩序是否稳定或恢复正常、社会公众对疫情的关注度和评价、风险应对能力和水平等信息。

三、风险评估的方法

风险评估的方法主要有 3 类：定量风险评估、定性风险评估、定性与定量相结合的综合评估。

（一）定量评估方法

定量评估方法是指运用数量指标来评估风险，要求特别关注可测量的量化数据，其结果是基于事件发生的概率和可能造成的损失来获得。典型的分析方法有因子分析、聚类分析法、故障树分析法、决策树法、马尔可夫分析法、蒙特卡罗模拟分析法、贝叶斯统计法等。

定量分析方法的优点是风险及其结果充分建立在独立客观的方法和衡量标准之上，为风险环节措施的成本效益分析提供了可靠的依据，评估结果更易于理解。但这一方法的缺点也非常明显，由于其评估结果需要量化数据，而要获得可靠而精确的数据往往在实际工作中无法实现，对评估结果必然产生影响；另外，未必有适宜技术能够对评估因素进行测量，有的风险因素被量化后可能被误解和曲解。

（二）定性评估方法

定性评估方法是最广泛使用的风险评估方法，该方法更多关注事件所带来的损失，容易忽略事件发生的概率。多数定性评估方法依据面临的威胁、脆弱点和控制措施等元素来决定安全风险等级。在定性评估时并不使用具体的数据，而是指定期望值来界定风险的相对等级。常用的定性评估方法有头脑风暴法和风险矩阵方法。

风险矩阵是一种常用的识别风险重要性的结构性方法，能够对风险的潜在影响进行评估，是一种操作简便的定性分析与定量分析相结合的方法。这一方法综合考虑了风险影响和风险概率两方面的因素，实现对风险影响和风险概率确定等级划分，然后由专家通过较为直观的经验，判断出风险影响和风险概率所处的量化等级，从而评估风险。在进行学校结核病疫情风险评估时，常采用风险矩阵方法。

（三）定性与定量相结合的综合评估方法

这一方法融合了定性、定量的风险评估方法的优点，广泛地应用于复杂的风险评估中。常用方法有层次分析法、模糊综合评价方法、基于 D-S 证据理论的风险评估方法、概率风险判定（probabilistic risk assessment，PRA）等。

四、风险评估流程

开展学校结核病疫情风险评估时，一般遵循以下流程开展，以评估疫情扩大和蔓延的风险。

（一）风险识别

根据需要评估的风险问题，发现和描述与风险发生可能性和后果有关的因素、事件及其原因和潜在后果的过程。

在进行学校结核病疫情风险识别时，需要描述与事件相关的关键信息包括学校基本情况、疫情严重程度和发生发展、可用处置措施的安全性和有效性、疫情处置的风险要素等信息。

这些信息可通过与校方座谈和访谈、查阅学校结核病防控相关文件和工作记录、开展现场调查和实地走访等获得。

（二）风险分析

风险分析是对学校结核病疫情扩大和蔓延的可能性、后果的严重性进行分析，同时分析降低该风险发生的可能性或减轻其后果的关键环节、可采取的相应的有效策略和措施，另外，还需要分析存在的不确定性。

1. **可能性分析** 对结核病疫情扩大和蔓延发生的可能性需要根据目前疫情情况、患者和疑似患者的数量和波及范围、接触者感染水平及各项防控措施的落实情况等进行综合分析和判断。

可能性分析一般采用几乎肯定、很可能、可能、不太可能、极不可能等 5 个等级。如采用定量方法分析疫情扩大和蔓延的发生概率，其对应关系可参考表 10-1。

表 10-1 结核病疫情扩大和蔓延可能性定义示例

等级	可能性具体描述
几乎肯定	事件几乎肯定能发生，例如：发生概率≥ 5%
很可能	事件很可能发生，例如：发生概率 70% ~ 94%
可能	事件可能发生，例如：发生概率 30% ~ 69%
不太可能	事件不太可能发生，例如：发生概率 5% ~ 29%
极不可能	事件极不可能发生，例如：发生概率 < 5%

2. **后果严重性分析**

（1）分析结核病疫情扩大和蔓延的后果需考虑的因素

1）疫情的严重性：分析疫情扩大和蔓延的严重性需要从病例数量及病原学阳性病例数、危重病例数、耐药性结核病例数、病例涉及范围、接触者感染水平、所造成的经济损失、对社会稳定和政府公信力的影响、对公众的心理压力等方面进行。

2）疫情处置措施的有效性：需要从接触者筛查范围确定合理性、筛查手段规范性、患者的治疗和休复学（课）管理执行情况、预防性治疗覆盖情况等方面进行分析。

3）进行脆弱性分析：在发生结核病突发公共卫生事件时，对脆弱性的分析需要从卫生应急体系建设、疫情处置能力、联防联控机制、保障措施以及公众心理承受能力等几个方面进行。

（2）后果严重性等级：由于结核病疫情扩大和蔓延风险的后果呈现多样化的特点，通常难以定量描述，因此多以极高、高、中等、低和极低进行描述。其定义可参见表 10-2。

表 10-2　结核病疫情扩大和蔓延的后果严重性定义示例

等级	后果
极高	对大规模人群或高危人群产生极严重的影响 对正常学习、生活造成极严重的破坏 需强有力的应急控制措施，需消耗大量资源 需投入大量的额外费用
高	对少部分人群或高危人群产生严重的影响 对正常学习、生活造成严重的破坏 需强有力的应急控制措施，需消耗大量资源 需投入的额外费用明显增加
中等	对较多的人群或高危人群产生一定程度的影响 对正常学习、生活造成一定程度的破坏 需要一些应急控制措施，需消耗一定量的资源 需投入一定量的额外费用
低	对少部分人或高危人群有轻微的影响 对正常学习、生活的影响有限 需要采取少量的应急控制措施，需消耗少量的资源 需投入少量的额外费用
极低	对波及人群的影响有限 对正常学习、生活几乎没有影响 常规响应足以应对，无须采取应急控制措施 需投入的额外费用极少

3. **不确定性分析**　在风险分析过程中，会由于数据或资料不充分、或尚未开展疫情处置，造成不可能准确测量事件发生的可能性或后果严重程度，给评估结果带来一定程度的不确定性。因此，在风险分析过程中，要充分考虑事件发生发展过程中可能存在的不确定情形，还要分析所使用资料的来源是否可靠，向决策者报告在哪些方面存在不确定性，以帮助更好地决策，同时也可为下一步减少不确定性证据的收集提供工作方向，便于开展进一步的调查研究，收集更多数据，为后续风险评估提供参考。

（三）风险评价

风险评价是根据风险分析的结果与确定的风险评价准则进行比较归纳，综合确定风险水平的等级，以判定特定的风险是否可接受或需要采取哪些措施和处置。

1. **确定风险等级**　确定学校结核病疫情扩大和蔓延的风险等级，常从疫情发生可能性和后果严重性两个维度的等级进行综合判定，详见表 10-3。

表 10-3 采用风险矩阵方法确定风险评估等级

发生可能性	后果严重性				
	极高	高	中等	低	极低
几乎确定	极高	极高	高	高	中等
很可能	极高	高	高	中等	中等
可能	高	高	中等	中等	低
不太可能	高	中等	中等	低	低
极不可能	中等	中等	低	低	低

在风险评估的过程中，还需要考虑不同利益方对事件风险评价的影响，这常常由风险评估团队通过综合考虑不同利益相关方的利益和影响、科学证据、心理、社会和文化因素进行综合评价，从而获得各方均能一致接受的风险结果解读和管理措施。

2. **提出风险管理措施** 提出风险管理建议时，要基于现有循证有效的证据、可用的资源，同时综合考虑措施建议可能带来的负面影响以及各利益相关方的接受性。

具体的风险管理措施应主要针对以下方面：风险分析过程中发现的影响事件发生可能性的关键环节、影响事件后果严重程度的关键环节，以及提出针对影响风险分析所缺失的关键数据开展进一步调查或研究的方向。

第七节 突发公共卫生事件应急响应

学校发生结核病突发公共卫生事件后，应在当地政府的领导下，按照《突发公共卫生事件应急条例》及相关预案的要求，及时启动突发事件应急响应，按照边调查、边控制、边完善的原则，积极开展应急处置工作。

一、突发公共卫生事件特点及发生原因

（一）定义

学校结核病突发公共卫生事件指的是一所学校在同一学期内发生 10 例及以上有流行病学关联的结核病病例，或出现结核病死亡病例。学校所在地的县（区）级卫生健康行政部门应当根据现场调查和公共卫生风险评估结果，判断是否构成突发公共卫生事件。县（区）级以上卫生健康行政部门也可根据防控工作实际，按照规定工作程序直接确定事件。

（二）近年突发公共卫生事件特点

自2006年《国家突发公共卫生事件应急预案》印发后，各地开始报告学校结核病突发公共卫生事件，每年均有学校结核病突发公共卫生事件的报告。2016—2020年期间全国各地共报告学校突发公共卫生事件67起，报告事件数在2017年超过20起，达到报告学校结核病突发公共卫生事件以来的最高点，其后突发事件数和事件中发现的活动性肺结核患者数均呈下降趋势，见表10-4。

表10-4 2016—2020年结核病公共卫生事件的学校类型分布

单位：起

年份/年	突发事件起数	初中	高中	大学	其他*
2016	13	1	10	2	0
2017	21	1	14	4	2
2018	17	0	17	0	0
2019	10	1	5	4	0
2020	6	2	2	2	0
合计	67	5	48	12	2

注：*培训学校。

学校结核病突发公共卫生事件呈现以下特点：一是东部、中部、西部省份都有发生，近年来突发事件数和发现的学生患者数逐年明显减少；二是总体上以高中年级多发，其中超过一半的疫情发生在高三年级，但近年来学校类型分布更为广泛，教育系统以外的培训学校也时有发生；三是近年来出现多起耐多药肺结核校内传播引起的突发事件；四是近年来学校肺结核患者的病原学阳性率有所提高，但仍然处于较低水平。

（三）学校结核病突发公共卫生事件的常见原因

1. 相关机构部门协调机制不健全，疫情信息沟通不畅。不属于教育系统主管的学校或民办学校尚处于学校传染病防控工作培训和监督的空白地带，卫生系统与其主管部门之间的协调机制尚未建立、结核病防控措施缺失。

2. 学校日常防控措施落实不到位，不能尽早发现可疑症状者和疑似肺结核患者。部分学校未配备校医，无专人负责传染病防治工作；一些学校晨检、因病缺课登记、病因追踪等防控措施形同虚设；多数学校新生入学未进行结核病相关的体检；健康教育不足，师生普遍对结核病知识了解少，出现咳嗽、咳痰等症状后未及时就医；部分学校硬件条件差，环境卫生不符合卫生管理标准，学生密度大，教室和宿舍通风换气条件差。

3. 定点医疗机构诊疗能力不足，工作管理不规范。医疗卫生机构实验室检测能力差，未能及时准确诊断学生肺结核患者；未能按照诊断标准进行诊断；医生对学生患者休学和复学标准掌握不严格，对应休学的学生患者未开具休学诊断证明，造成肺结核在学校内的持续传播；传染病报告意识淡薄，一些医疗机构存在个别漏报迟报现象，部分医疗机构对学生年龄段的就诊者未能详细询问其职业，不能及时发现学生患者。

4. 疾病预防控制机构疫情处置工作存在薄弱环节。一是基层疾病预防控制机构开展现场流行病学调查和密切接触者筛查不及时；二是确定密切接触者筛查范围不合理；三是密切接触者筛查方法不规范，如用胸透代替胸部 X 线片检查、未开展 MTB 感染筛查等；四是疫情处置中密切接触者筛查数据收集不及时，对发现的 LTBI 者干预措施乏力；五是在发生学校结核病舆情之后，上级疾病预防控制机构不主动了解信息，未能给予当地指导、及时消除社会影响。

5. 学生和家长对结核病缺乏正确和科学的认识。学生和家长防病意识差，延迟就诊情况普遍存在；部分学生和家长因害怕被歧视或耽误学业，在发病后隐瞒病情和学生身份，边治病边上学，造成校园内的持续传播。

二、突发公共卫生事件应急响应

在开展突发公共卫生事件应急响应时，要及时规范采取筛查密切接触者、开展患者治疗管理、进行健康教育和心理疏导、主动监测学生的健康状况、做好环境卫生和消毒等疫情处置等技术措施，还需要采取以下响应措施。

（一）组建应急处置组织架构

当地政府要成立突发公共卫生事件应急指挥领导小组，负责组织、指挥和协调。政府分管领导为组长，成员包括卫生健康、教育、宣传、食药监、财政等部门相关领导，领导小组办公室设在卫生健康行政部门；同时要成立疫情防控、医疗救治、维稳宣传、后勤保障等相关技术组。疫情防控组主要由疾病预防控制机构、卫生监督机构等专业人员组成，负责疫情调查和处置、监督防控措施的落实；医疗救治组主要由医疗机构专业人员组成，负责结核病患者或疑似患者的诊断和治疗、休复学（课）建议、感染者的预防性治疗工作；维稳宣传组由宣传、教育、卫生健康等部门人员组成，负责学校师生健康教育、安抚和人文关怀、媒体沟通和舆论的正确引导；后勤保障组由卫生健康、教育、财政部门人员组成，负责应急药品、试剂和物资的供应，以及防控、医疗救治的经费保障。

（二）开展全过程风险评估

及时收集疫情及处置相关信息，开展风险评估，判定疫情规模，研判疫情的严重性和进一步传播的可能性以及舆情的可控性等，调整和完善疫情处置措施。风险评估工作需要贯穿疫情处置工作全过程。

（三）正确引导舆论

注意网络舆情，收集舆论反应，及时发现疫情引起的不良影响，主动与公众进行风险沟通，回应社会和媒体关切。可通过媒体与公众进行风险沟通，可采取接受采访、媒体沟通会、新闻发布会、官方网站、官方微信微博客户端、在线访谈以及主题宣传活动等方式注意要建立媒体采访接待和审批制度，采访申请应归口管理，统一出口。同时指定对外的发言人，如涉及学校、教育和卫生健康行政部门、疾病预防控制机构等多个发言人时，一定做好沟通，保持口径的一致性。

三、突发公共卫生事件响应终止

通过规范实施综合防控措施，学校结核病突发公共卫生事件得到有效控制，在最后 1 例患者被发现后连续 3 个月，所在学校未再出现跟本次事件存在流行病学关联的结核病病例。应急处置技术组经过综合判定并报同级卫生健康行政部门和上级疾病预防控制机构评估批准，可决定本次事件应急处置工作终止。

在确认事件终止后 2 周内，县（区）级疾病预防控制机构形成结案报告，报同级卫生健康行政部门和上级疾病预防控制机构，并在突发公共卫生事件管理信息系统中提交结案报告。

第八节　疫情报告

疾病预防控制机构在发现学校结核病疫情信息后，要及时报告，以便相关各方能了解疫情进展情况、配合开展疫情处置。根据学校结核病疫情中患者的数量及其流行病学关联，不同情况的报告要求有所区别。

一、不同疫情的报告时限和层级

（一）散发疫情

散发疫情指的是学校出现了 1 例结核病病例、或虽达到 2 例及以上但无流行病学关联的结核病病例。

县（区）级疾病预防控制机构需在 24h 内告知学校，并开展疫情处置。

（二）聚集性疫情

聚集性疫情指的是同一学校/校区在半年内出现2例及以上有流行病学关联的结核病病例。

在确认发生聚集性疫情后，县（区）级疾病预防控制机构要在24h内，在《全民健康保障信息化工程疾病预防控制信息系统》中填报“疫情发生情况记录表”中的“疫情报告表”，并根据疫情处置进展，及时填写“疫情处置进展表”。如聚集性疫情中的患者数达到3例及以上，县（区）级疾病预防控制机构要在24h向同级卫生健康行政部门和上级疾病预防控制机构报告、向学校反馈；后续根据疫情处置进展适时报告。

（三）突发公共卫生事件

经过现场流行病学调查核实，判定学校结核病疫情达到突发公共卫生事件标准、判断可能构成突发公共卫生事件后，县（区）级疾病预防控制机构要在2h内向同级卫生健康行政部门、上级疾病预防控制机构和学校进行初次报告。

当地卫生健康行政部门会同教育行政部门及时组织开展调查与核实，并组织相关专家进行评估。如确认构成突发公共卫生事件，应当按照《国家突发公共卫生事件应急预案》等规定，确定事件级别。卫生健康行政部门应当在事件确认后2h内向上级卫生健康行政部门和同级政府工作报告，并告知同级教育行政部门。并在《全民健康保障信息化工程疾病预防控制信息系统》中的突发公共卫生事件管理信息系统中报告。

发生学校结核病突发公共卫生事件后，疫情处置工作需要在当地政府的领导下开展。根据疫情处置进展情况，县（区）级疾病预防控制机构要适时报告，进程报告一般每2～3d报告1次，结案报告应在确认事件终止后2周内报告。

二、报告形式

（一）散发疫情

县（区）级疾病预防控制机构填写纸质的《学校结核病疫情处置告知书》（附件16），加盖单位公章后，送达疫情发生学校。

（二）聚集性疫情

县（区）级疾病预防控制机构在全民健康保障信息化工程疾病预防控制信息系统中填报“疫情发生情况记录表”中的“疫情报告表”；3例及以上的聚集性疫情，县（区）级疾病预防控制机构要撰写纸质的疫情报告，加盖公章后提交同级卫生健康行政部门和上级疾病预防控制机构。

（三）突发公共卫生事件

县（区）级疾病预防控制机构要撰写突发公共卫生事件报告，纸质报告加盖公章后提交同级卫生健康行政部门和上级疾病预防控制机构，并在全民健康保障信息化工程疾病预防控制信息系统中的突发公共卫生事件管理信息系统中进行网络报告。

三、报告主要内容

对于学校结核病聚集性疫情和突发公共卫生事件，根据疫情发展和调查处置的不同阶段，可分为初始报告、进程报告和结案报告。

（一）初始报告

主要包括学校的基本情况、疫情发生发展概况、患者/疑似患者的流行病学特征、已采取的处置措施、疫情发生原因初步分析（如调查中尚未找到原因可暂时不写）、风险评估和下一步工作建议等。

（二）进程报告

主要内容包括上一次报告后疫情的发展经过、截至报告当天的新增和累计的结核病患者/疑似患者/感染者情况、上一次报告后疫情处置工作进展情况及新采取的措施和效果、疫情势态评估和研判、下一步的处置计划等。

（三）结案报告

结案报告仅适用于学校结核病突发公共卫生事件。结案报告主要内容包括：事件发生学校的基本情况、事件接报和核实经过、事件发生和发展的过程、现场调查和处置及结果、结核病患者的三间分布、采取的处置措施及其效果、事件发生原因和后续工作建议等。

培训要点

1. 学校肺结核单病例预警信号响应工作应在24h内完成，患者人群分类和现住址出现变化时，需对传染病报告卡进行修订。

2. 学校结核病疫情处置措施包括活动性肺结核患者密切接触者筛查、对所有患者及时开展治疗管理、隔离疑似患者、对师生及家长进行健康教育和心理疏导、通过强化常规预防措施来主动监测学生的健康状况、改善环境卫生和进行终末消毒、对高危人群实施预防性治疗干预。

3. 要合理确定密切接触者筛查的范围，以 15 岁为切点对不同年龄的密切接触者进行不同方案的筛查，并依据筛查结果确定是否扩大筛查以及不同人群的后续管理，要保证筛查率，做到应筛尽筛。

4. 采取基因分型和流行病学调查信息分析的方法，确定病例之间的流行病学关联，其中基因分型方法是金标准。

5. 散发疫情、聚集性疫情和突发公共卫生事件的疫情报告时限和层级不同；在发生突发公共卫生事件时，除进行纸质报告外，还需在《突发公共卫生事件管理信息系统》中进行网络报告。

练习题

一、单选题

1. 发现非本地学校的患者，应在多长时间内通知到学校所在地疾病预防控制机构（　　）
   A. 2 小时内
   B. 24 小时内
   C. 48 小时内
   D. 72 小时内
2. 学校肺结核单病例预警工作中的疑似事件，指的是以下哪种情况（　　）
   A. 患者是确诊病例
   B. 患者是活动性肺结核患者
   C. 患者是学生或老师或幼托儿童
   D. 以上都不是
3. 对学校肺结核患者进行个案调查时，以下哪个方面的信息应来自监测系统（　　）
   A. 患者既往病史　　B. 诊疗情况
   C. 发病情况　　D. 以上全是
4. 对发生结核病疫情的学校进行现场流行病学，其内容包括以下哪一项（　　）
   A. 学校基本情况调查　　B. 疫情发生发展情况调查
   C. 传播链和传染源调查　　D. 以上全是
5. 开展学校结核病疫情处置时，除要进行密切接触者筛查、隔离疑似患者、对患者开展治疗管理外，还应包括以下哪项（　　）
   A. 健康教育和心理疏导　　B. 改善环境卫生和消毒
   C. 实施预防性治疗干预　　D. 以上全是

6. 进行学校肺结核患者接触者筛查时，对于15岁以下的接触者，应采取哪种方案进行筛查（　　）

A. TST/C-TST /IGRA 检测 + 胸部 X 线片检查

B. 问询症状 + 胸部 X 线片检查

C. 问询症状 + TST/C-TST /IGRA 检测

D. 问询症状 + 结核抗体检测

7. 在学校密切接触者筛查中，如没有发现新患者，是否还需要扩大筛查（　　）

A. 不需要

B. 密切接触者 TST 检测强阳性率 /C-TST 阳性率 /IGRA 阳性率明显高于该地区同年龄组时，需要扩大

C. 在肺结核患者没有休学的情况下，需要扩大

D. 以上都不对

8. 对达到预防性治疗标准、但拒绝治疗者，应在以下哪个时间点对其进行胸部影像学检查（　　）

A. 首次筛查后 3 个月末　　B. 首次筛查后 6 个月末

C. 首次筛查后 12 个月末　　D. 以上都是

9. 在确定发生学校结核病突发公共卫生事件后，应在多长时间之内报告（　　）

A. 24h　　B. 2h

C. 2 ~ 3d　　D. 两周

10. 学校结核病突发公共卫生事件得到有效控制，在最后1例患者被发现后多长时间未出现有流行病学关联的新病例可准备结案（　　）

A. 1 个月　　B. 2 个月

C. 3 个月　　D. 6 个月

二、名词解释

1. 散发疫情
2. 学校结核病突发公共卫生事件

三、问答题

1. 在进行接触者筛查时，确定是否进一步扩大筛查范围的指标是什么？
2. 学校结核病突发公共卫生事件结案报告的主要内容包括哪些？
3. 风险评估的流程包括哪些？

第十一章
健康教育

学习目的

1. 掌握学校结核病健康教育的目的。
2. 掌握学校结核病健康教育的对象和内容。
3. 掌握学校结核病健康教育的常用方法。
4. 掌握学校结核病健康教育效果评价的主要内容和指标

学校健康教育（school health education）是学校教育工作重要的组成部分，是通过有计划地开展健康教育活动，让学生掌握健康信息（health information）、形成健康信念（health belief）和健康行为（health behavior），促进学生自觉采取和保持有益于健康的行为和生活方式，减少或消除影响健康的危险因素。学校结核病健康教育（school TB health education）是以学校为范围，以师生为主要健康教育对象，有组织、有计划地开展普及结核病防治知识、教会常见卫生技能、培养健康行为习惯等健康教育活动，目的是预防校园结核病发生。学校结核病健康教育是一项系统的健康教育工程，它涉及推进学校防病工作制度的建立健全和防控措施的落实，校园卫生健康环境的营造，以及学生、教师，乃至家长等人员健康教育相关活动的系统规划、整体推进和有效开展。

第一节 健康教育的方法

学校结核病健康教育对象主要包括教育行政部门及学校领导，学校卫生管理人员、校医及教师，学生及家长等，他们在学校结核病防控工作中角色定位不一样，因此对其开展健康教育的方法也各有侧重。

一、教育行政部门及学校领导

教育行政部门和学校领导分别是结核病健康教育的责任部门和负责人，负责组织制定健康教育工作计划、落实工作经费和资源、协调健康教育活动开展、实施健康教育工作质量监控与指导，他们行使的主要是宏观管理和顶层设计职能，他们需要兼顾健康倡导和健康教育两个层面的提升。对其开展健康教育的方法如下。

1. 与卫生健康行政部门合作，在双方合作机制的沟通或协调会议上共同开展结核病健康教育工作的研讨或邀请专家进行专题培训。

2. 与疾病预防控制机构合作，在学校卫生健康工作会议或结核病防控专题会议上安排健康倡导或健康教育议题讨论、技能培训或发放相关的宣传材料。

3. 由卫生健康部门牵头，定期组织撰写当地学校结核病防控工作的进展报告，利用重大事件等活动、如 3 月 24 日世界防治结核病日或者其他相关重要的工作会议，以及有主要领导参加的场合发布或发放。

4. 通过与地方主要媒体的采访、播报或深度报道，进一步开发教育行政部门对学校防控工作的关注、重视和投入。

二、学校卫生管理人员、校医及教师

学校卫生管理人员、校医及教师是学校管理、卫生和教学工作的主要实施者，对这部分人员开展结核病健康教育，一方面起到自身结核病的预防和健康保护作用，另一方面有利于落实学校结核病防治管理的各项措施，更有利于细化到对每个班级、每位学生的健康管理和防病监测，有利于及早发现结核病患者，及时、主动报告和做好后续的治疗管理等工作，对其开展健康教育的方法如下。

1. 组织开展学校结核病防治健康教育的知识和技能培训，当地疾病预防控制机构提供技术支持与指导。

2. 在学校开设结核病健康宣传栏、制作或发放宣传材料。

3. 定期通过学校工作群推送结核病健康教育信息。

4. 定期开展结核病健康教育的校内或校际工作交流。

三、学生

学生是接受结核病健康教育最直接的目标人群，正处在生长发育、行为习惯和价值观养成的关键期，对他们开展结核病健康教育活动，可培养健康责任人意识、提高结核病防治知识认知水平、改善个人卫生健康行为、预防结核病，保障个人健康和学校教学工作有序开展。对于大学生群体，不仅是健康教育的受众，还可鼓励其主动承担结核病防治的校内宣传志愿者，协助学校结核病防治工作的开展。

学校结核病的健康教育是传播防治知识与开展行为干预二者并重，通过直接和间接传播的多种形式开展。

（一）直接传播

1. **开设健康教育课** 开设健康教育课是实施学校健康教育工作有效和可持续的重要形式，也是学校普遍利用的规定动作，对结核病的防控，系统的健康课堂教育可以帮助学生获得防病知识、形成健康理念、培育健康行为、树立健康责任，其影响会贯穿学生一生。结核病的健康教育课可以直接以教育部门编写的学校健康教育教材作为讲授参照，也可把结核病健康教育的内容整合渗透到其他教学过程中，如卫生课、科学课、综合实践课程等，教学中可辅以幻灯、图片、视频等多种声像材料，提升教学效果。结核病健康教育课程开设年级和教学频次参考学校健康教育课程的整体规划，覆盖到校内所有学生。

2. **举办讲座、培训或专题报告** 这也是常见和传统的开展结核病健康教育的形式，目的是就某些重要的知识点或常见技能，或者集中某重点人群，通过开展面对面的讲授或交流，起到强化和巩固知识点及具体操作的目的。讲座、培训或专题报告一般由学校组织，卫生课或校医承担师资、或邀请结核病防治机构、或健康教育专业机构的老师讲授。时机一般选在“3·24”世界防治结核病日主题宣传期间、新生开学季，或与日常开展的其他防病和健康日结合，可设计成师生双方参与互动的形式，以提升活动效果，一般在单个班级、同年级、校际等更大的范围开展。

3. **主题班会** 主题班会是围绕一定主题而开展的类似班级成员会议或互动的学习和分享形式，因其主要针对学生共同关心、感兴趣的问题或学生之间认识有分歧的问题，在中心思想明确、内容丰富集中，又切合学生需要、班级成员共同参与的情况下进行，主题班会具有教育性、知识性、趣味性的鲜明特点，广受学生喜爱。主题班会的成功举办依赖于会前充分的准备，班会中每个人专长的尽可能发挥，班会形式的生动、紧凑等。班主任或卫生健康课老师围绕学生感兴趣和关心的结核病防治主题以班级为单位开展，具体形式丰富多样，比如情景剧、主题报告会、演讲和竞赛、座谈和辩论、野外活动、文艺表演、技术演练、经验介绍等。

情景剧参考样板见附件20。

4. **同伴教育** 同伴教育采用的是人们通常愿意听取年龄相仿、知识背景、兴趣爱好相近的同伴、朋友的意见和建议，青少年尤其如此。结核病的同伴教育就是利用青少年的趋众倾向，对他们进行教育的方式。

首先由班主任或学生自发对班级有影响力和号召力的同学进行有目的的培训，比如班级干部、课代表，或者在某方面有特长，在同学们中间有威信，让这些类似“意见领袖”

的同学先掌握一定的结核病防治知识和宣传技巧，然后再由他们向周围的同学传播相应的知识和技能，以点带面，达到群体教育的目的。

5. **角色扮演** 角色扮演（role play）是通过人与人之间社交活动，可以任何形式进行，如游戏、培训、表演、小组活动、实景练习、心理引导等，在活动中，参与者在故事世界中通过扮演角色进行互动，参与者通过对角色的扮演，获得快乐、思考等体验。

在结核病健康教育的角色扮演中我们可以找个显而易见的例子，如结核病患者坚持服药治疗、最终治愈的正面案例，也可以是反面的令人忧伤的结局。学生之间参与表演，议题事先预设，通过扮演角色进行互动，获得知识、快乐和发人深省的思考。

6. **知识竞赛** 知识竞赛是常见的宣传普及知识的形式，一般通过各种形式登载或发布若干有确切答案的试题，动员有兴趣的人来解答，参加竞赛的人为了获得正确的答案，往往要阅读大量资料、进行深度学习，这本身就是激励学生自发、自主学习获得知识的良好形式。在当今以互联网为主导的新的传播生态下，结核病的防治知识竞赛可由学校通过现场组织或网络答题等形式进行，参加竞赛者通过答题起到增进防治氛围、普及健康知识的目的。另外还可采取现场或在线游戏，演讲、征文、辩论赛，科普作品、结核主题创意大赛等形式促进健康知识普及。

7. **志愿者宣传** 志愿活动是指在不计物质报酬的情况下，基于道义、信念、良知、同情心和责任，为改进社会而提供服务，贡献个人的时间及精力和个人技术特长的人和人群，其主要的义务服务是一些需要帮助的弱势群体或基于某个主题的有意义的劳动。结核病是重要的公共卫生和社会问题，防治工作需要全社会共同参与，需要有影响力的公众人物和发动广大的普通公众的爱心投入，学生是最有生机和活力的群体，也正值崇高价值观和人生观塑造的关键时刻，学生志愿者的发展，如大学生可依托校内志愿者团体或百千万志愿者结核病防治知识传播活动的机会发动志愿者，在世界防治结核病日、世界无烟日、世界艾滋病日、世界志愿者日等期间在校内开展志愿宣传活动，也可利用暑期三下乡等活动进入社区或养老机构等重点人群中开展宣传。

结核病防控宣传志愿者招募倡议书（参考样板）见附件21。

8. **其他** 如通过组织现场主题宣传活动、校内文娱活动、大学生社会实践、健康咨询、行为劝导等形式开展防治知识普及。

（二）间接传播

1. **大众传播** 大众传播是学校健康教育的强有力工具，它对应的师生受众数量和范围更广，操作形式相对方便，输出信息相对简单易懂，如通过在班级或学校发放结核病宣传材料，校内或卫生室设置板报、宣传栏，组织收听和观看结核病防治的广播和电视节目，或通过杂志报纸、书籍等形式传播结核病防治知识。

2. **新媒体传播** 利用网络或数字化新技术，以社交媒体为主要载体的新型健康传播形式，具有覆盖广、速度快、互动性强等优势，在学校健康教育，尤其在大学生群体的结核病健康传播方面逐渐发挥着越来越重要的作用。通过微信、微博、APP 等形式，大学生可即时获取符合自己需求的健康信息，他们也可以通过网络结核病微科普的创作与传播，惠及更大范围受众，包括走进公众和社区。学校也可以定期在教师工作群、家长群等微信平台开展宣传。

四、家长

家长是对学生长大成人、个性生成和身体健康等产生直接影响的人，是塑造学生健康的人格、心理和行为的第一导师，家长需要了解结核病的防治知识，掌握哪些行为习惯可以预防结核病，了解发生结核病该怎么办，以及如何做好患病学生的治疗康复等工作。

家庭在学生结核病健康教育工作中发挥着重要的指引、示范和监督作用，家校联合开展健康教育，如在世界防治结核病日主题活动期间，邀请家长来校和学生一同参加结核病防治宣传活动、或利用给家长的一封家校联合防治倡议信、或在家长群里推送防治信息等，动员家长给予学生正确的防治指导和日常监督，共同促进学生掌握防治知识、养成健康的生活行为习惯。给家长的一封信（参考样板）见附件 22。

第二节　健康教育的内容

根据学校结核病健康教育的对象不同，行政部门及学校领导、学校卫生管理人员、校医及教师、学生及家长等健康教育的内容也有侧重。

一、通用的核心信息宣传内容

1. 肺结核是长期严重危害人民群众身体健康的慢性传染病。
2. 肺结核主要通过呼吸道传播，人人都有可能被感染。
3. 咳嗽、咳痰 2 周以上，应当怀疑得了肺结核，要及时就诊。
4. 不随地吐痰，咳嗽、打喷嚏时掩口鼻，戴口罩可以减少肺结核的传播。
5. 规范全程治疗，绝大多数患者可以治愈，还可避免传染他人。
6. 出现肺结核可疑症状或被诊断为肺结核后，应当主动向学校报告，不隐瞒病情、不带病上课。
7. 养成勤开窗通风的习惯。
8. 保证充足的睡眠，合理膳食，加强体育锻炼，提高抵御疾病的能力。

二、对行政部门及学校领导的宣传内容

1. 相关法律法规，包括《中华人民共和国传染病防治法》《学校和托幼机构传染病疫情报告工作规范（试行）》《学校结核病防控工作规范》《中国学校结核病防控指南》等法律法规和工作指南。

2. 我国结核病的疫情概况和防控策略与措施。

3. 学校结核病防治形势和任务。

4. 世界防治结核病日期间主题宣传的意义。

5. 多部门开展学校结核病防控的重要性。

三、对学校卫生管理人员、校医及教师的宣传内容

1. 校医、保健课老师、班主任等有责任落实日常防病管理，发现有结核病可疑症状的学生，及时督促去医院就诊。

2. 校医、保健课老师、班主任等有责任为学生开展结核病健康教育。

3. 教职员工有责任协助学校营造卫生健康的学习、生活环境。

4. 结核病检查是学校常规体检项目之一，教职员工要按规定组织落实。

5. 学校依据结核病定点医疗机构的诊断证明落实患病学生的休复学管理。

6. 关爱学生结核病患者并提供力所能及的帮助。

四、对学生的宣传内容

（一）不同学生的结核病健康教育原则

学生的学龄段不同，结核病健康教育的目标也不同，对于小学年龄段，主要侧重学会健康的行为和卫生习惯、逐步培养健康意识；中学年龄段则需树立起健康责任人意识、了解行为习惯与生活方式和结核病的关系、掌握结核病防治知识、养成健康行为习惯、学会常用卫生技能等；大学生已进入成人阶段，要完全承担起个人健康责任，除自身掌握结核病防治知识和技能外，还要担当起健康行为和生活方式的倡导者，去主动影响周围同伴以及更广范围的人群。

（二）学生结核病健康教育的主要内容

1. 出现肺结核可疑症状或被诊断为肺结核后，应当主动向学校报告，不隐瞒病情、不带病上课。

2. 在医院就诊时，应将自己的真实信息如实告诉医生。

3. 养成教室、宿舍、图书馆等勤开窗通风的习惯。
4. 保证充足睡眠、不熬夜、不挑食，加强体育锻炼、提高身体抵抗力。
5. 关爱患有结核病的同学，做到不歧视，鼓励他们树立治疗信心。

五、对家长的宣传内容

1. 家长是学生健康监护人，日常需密切关注其身体健康。
2. 学生出现结核病可疑症状时，要及时带到医院检查。
3. 学生被确诊为结核病，要及时报告学校、不隐瞒病情、不让孩子带病上课。
4. 做好患病学生的服药监督、定期复查和家庭护理工作。
5. 与学校共同做好患病学生的心理辅导工作。

第三节　健康教育工作效果评价

学校结核病健康教育效果的评价是对健康教育工作科学性、可行性和合理性，健康教育计划的执行情况，健康教育目标实现情况的综合性评估，也是为后续工作的完善与发展提供科学依据。评价工作应围绕学校结核病健康教育活动的重要方面连续性开展，贯穿在活动始终。评价工作应与学校健康教育工作相关的领导、师生员工等共同的参与相关。评价结果要以完整的资料收集和科学的分析来体现。

一、效果评价的内容与指标

学校结核病健康教育效果评价的内容主要是学生结核病防治知识、信念和态度的转变，健康行为习惯的养成和常用卫生技能的掌握等。

（一）知识技能的评价

围绕所讲授的结核病知识和卫生技能进行问卷测试、访谈测试、实操测试等，群体的评价指标可用核心信息知晓率、问卷合格率、通过率，个体评价可用自身前后得分或完成情况的对比来衡量。

$$\text{核心信息总知晓率（\%）}=\frac{\sum\text{每个调查对象正确回答核心信息条目数}}{\text{问卷数}\times n\text{（核心信息的条目数）}}\times 100\%$$

$$\text{问卷合格率（\%）}=\frac{\text{答卷者中取得合格成绩的人数}}{\text{答卷总人数}}\times 100\%$$

$$通过率（\%）=\frac{测试者中达到通过标准的人数}{参与测试的总人数}\times 100\%$$

（二）健康信念的评价

健康信念指学生对结核病防治知识、预防结核健康行为所持的认识、观点和态度的概括。健康信念形成的评价指标可用健康教育活动的自愿参与率、宣传材料的阅读率、对正确与不正确卫生行为的认识率等衡量。

$$自愿参与率（\%）=\frac{自愿参与某健康教育活动的人数}{被调查者的总人数}\times 100\%$$

$$宣传材料阅读率（\%）=\frac{阅读完某种宣传材料的人数}{被调查者的总人数}\times 100\%$$

$$卫生行为认识率（\%）=\frac{认识到某种卫生行为正确（不正确）的人数}{被调查者的总人数}\times 100\%$$

（三）健康行为的评价

健康教育的核心是对学生不良行为的干预，因此行为评价是健康教育效果的重要方面，可通过在学校或者家庭中对有利于学生预防结核病的健康行为的变化来衡量，如健康行为形成率、不良行为改正率等。

$$健康行为形成率（\%）=\frac{某种健康行为形成的人数}{被调查者的总人数}\times 100\%$$

$$不良行为改正率（\%）=\frac{某种不良行为被改正的人数}{被调查者的总人数}\times 100\%$$

（四）就诊行为的评价

学校结核病健康教育的核心目标之一是对发现的结核病患者或有可疑结核症状的学生及时报告、敦促及时就诊、协同开展管理治疗和康复管理。评价患者或可疑患者的主动就诊率和确诊患者诊断的及时性是衡量学校落实结核病管理措施和健康教育工作的重要指标。

$$结核病主动就诊率（\%）=\frac{因结核就诊人数}{被调查总人数}\times 1‰$$

$$结核病患者就诊延迟率（\%）=\frac{有就诊延迟的患者数}{被调查的结核病患者数}\times 100\%$$

二、效果评价方法

（一）问卷调查

问卷调查是用事先设计好的表格、问卷、量表等让学生自主选择答案的一种方法，是评价学生知识、态度和行为最常用的方法。问卷题通常采用选择题（单选或多选）、是非题等形式。

（二）行为观察

通常采用自然观察，即不设立任何人为干预的情况下进行，并把观察结果按时间顺序系统记录下来，依据结果变化评价行为是否得到根本转变。用观察法应注意行为转化的连续性、不可就某一个孤立事件草率得出结果。

（三）自我评估

自我评估指学生向班主任、保健老师报告个人健康认知、行为的变化等，如咳嗽、打喷嚏礼仪、勤开窗通风等，必要时也可询问家长来核实自我报告可靠性。

（四）个别交谈

个别交谈指在健康教育前后，由老师或调查人员与学生进行面对面的交谈，直接了解学生信念与行为状况的方法，这是评价学生健康知识、态度和实际行为改进的必要环节。这种方法应用前要有周密的计划、主题和针对性。

（五）家长访谈

采用召开家长会、与家长座谈等形式了解学生结核病知识掌握和卫生习惯形成情况、还有哪些薄弱环节需要提高等，和家长统一思想、形成共识，一起帮助学生尽快养成健康行为。

（六）资料查询

评价与患者报告、诊疗等有关的信息，可通过与结核病防治机构和定点医疗机构沟通，在结核病信息监测系统和患者个人病例资料等处经过查询获得。

培训要点

1. 学校结核病健康教育是学校结核病防控的重要组成部分，是一项涉及教育行政部门、学校、老师和学生的系统性工程。

2. 学校结核病健康教育的主要对象是学校领导、教职员工、学生和家长，不同对象的健康教育内容和方式不同。

3. 学校结核病健康教育的主要方法有健康教育课、讲座或报告、主题班会、同伴教育、角色扮演、知识竞赛、志愿者宣传等直接传播形式，以及大众传播、新媒体传播和家校联合传播等间接传播形式。

4. 可采用问卷调查、行为观察、自我评估、个别交谈、家长访谈和资料查询等方法，对结核病防治知识、技能、信念、卫生行为、就诊行为的改变等学校结核病健康教育效果进行评价。

练习题

一、单选题

1. 肺结核是怎么传染的（　　）
   A. 呼吸道和消化道都有
   B. 主要通过呼吸道传染
   C. 主要通过消化道传染
   D. 主要通过接触传染
2. 以下哪个选项不是学校开展结核病健康教育的主要目的（　　）
   A. 传播防治知识
   B. 纠正不良行为
   C. 就诊方便
   D. 掌握卫生技能
3. 以下哪一类是学校结核病健康教育的对象（　　）
   A. 学生　　B. 老师
   C. 校领导　　D. 以上说法都对
4. 出现肺结核可疑症状，以下哪一项是学生应第一时间做的事情（　　）
   A. 主动报告　　B. 自行吃药
   C. 带病上课　　D. 回家休息
5. 下面哪一项不是肺结核的日常预防措施（　　）
   A. 不喝生水、食物烹调熟了吃
   B. 不随地吐痰，咳嗽、打喷嚏掩住口鼻
   C. 每天开窗通风
   D. 咳嗽、咳痰 2 周以上，尽快到医院检查

6. 新媒体传播是学校结核病健康教育的哪个类型（　　）
   A. 直接传播
   B. 人际传播
   C. 群体传播
   D. 间接传播
7. 以下哪一项不是学校结核病健康教育的行为目标（　　）
   A. 不随地吐痰
   B. 咳嗽打喷嚏掩住口鼻
   C. 肺结核通过呼吸道传播
   D. 肺结核患者戴口罩
8. 以下哪一项是直接传播开展结核病健康教育的方式（　　）
   A. 举办讲座
   B. 召开主题班会
   C. 开展知识竞赛
   D. 以上都是
9. 以下哪一项是家校联合开展结核病健康教育的方式（　　）
   A. 给家长的一封信
   B. 志愿者宣传结核病防治知识
   C. 通过媒体宣传结核病防治知识
   D. 以上都不是
10. 以下哪一项是就诊行为的评价指标（　　）
   A. 健康行为形成率
   B. 不良行为改正率
   C. 患者就诊延迟率
   D. 以上都不是

二、名词解释

1. 学校结核病健康教育
2. 健康行为

三、问答题

1. 常见的学校结核病健康教育方法有哪些？（至少举出 5 种）
2. 学校结核病防治的核心信息是什么？
3. 新媒体传播有什么优势？

第十二章 结核病疫情处置典型案例

案例 1　N 市一起学校结核病突发公共卫生事件的调查及处置

一、学校结核病疫情概况

N 市是高校云集的教育大市，师生人数位居全国前列，学校结核病防控任务重、压力大。案例所涉学校属于公办全日制普通高中，占地 182 亩（约 121 333m^2），建筑面积 6.168 6 万 m^2，共有教学楼 2 栋、宿舍楼 6 栋（含学生宿舍 225 间）、食堂 1 栋、图书馆 1 栋等。设有高中部和初中部，共有学生 3 153 人，教职员工 410 人。高中每个年级 15 个班，共有 45 个班级，初中部共 20 个班级。该办学点设医务室 1 个，配备医务人员 2 名，负责学校卫生管理工作。该校既往未报告结核病病例。

二、案例所涉学校结核病常规防控措施落实情况

1. **学校环境卫生**　教室设施符合规范，卫生条件良好，每间教室均设有空调两台、吊扇 4 台，但天气炎热时常门窗紧闭；宿舍为每间 6 人，卫生和通风条件良好；配备空调 1 台、卫生间 2 个，洗手池 2 个，卫生间有排风设施；食堂通风条件良好，实行年级错时就餐。

2. **健康体检**　新生入学体检和教职员工常规体检未开展结核病相关检查。

3. **健康教育**　未有效开展结核病防治知识和技能的教育活动。

4. **晨检和因病缺勤病因追查及登记**　未建立健全的晨检和因病缺勤病因追查及登记制度。

三、案例概况

（一）病例发病情况

本次疫情累计发现18例活动性肺结核患者，首例病例和末例病例为因症就诊发现，其他16例病例通过密切接触者筛查发现，经疫情处置专家组判定，确认为学校肺结核突发公共卫生事件。由于疫情发生时间跨学期，高二年级学生升入高三，本案例将“高二×班”统一称为“原高二×班”。疫情发生经过具体如下：

首发病例殷某，女性，17岁，原高二（13）班走读生，2018年6月开始反复咳嗽、咳痰，放假后于2018年6月29日前往区定点医院就诊，7月14日被确诊为分子生物学阳性肺结核，7月15日区定点医院予以网络报告。

2018年7月24日，疾病预防控制中心对该校62名密切接触者（同班级师生）进行症状筛查、胸部X线检查和PPD皮肤试验，发现7例肺结核病例及若干例疑似病例，后疑似病例陆续确诊和排除，该班密切接触者中共确诊肺结核15例。

2018年10月15日对该校第一次和第二次筛查中PPD皮肤试验非强阳性者进行第二次PPD皮肤试验，1例PPD皮肤试验平均直径较初次增加10mm以上学生于11月12日诊断为肺结核。

2019年1月14日，高三（14）班[原高二（14）班]1例学生通过因症就诊途径诊断为肺结核。经流行病学调查，该生否认与疫情班级患病学生及其他肺结核病人有密切接触史，但鉴于两班相邻，存在传染可能；且病例可能存在回忆偏倚、缺乏实验室佐证，很难排除流行病学关联，该病例纳入本起疫情。

以上18例病例中病原学阳性病例7例、病原学阴性病例11例。7例有临床症状，占所有病例的38.89%（7/18），表现为咳嗽、咳痰、胸痛等；其他病例均自述无症状，占所有病例的61.11%（11/18），仅在筛查时发现异常，胸部影像学检查提示肺结核。

（二）处置流程及关键措施

1. 流行病学调查

（1）时间分布：18例学生病例中，首例病例于2018年7月15日报告，后续病例发现时间分别为2018年7月27日（7例）、7月31日（1例）、8月1日（4例）、8月7日（1例）、8月10日（1例）、8月13日（1例）、11月12日（1例），2019年1月14日（1例）。病例报告时间分布，见图12-1。

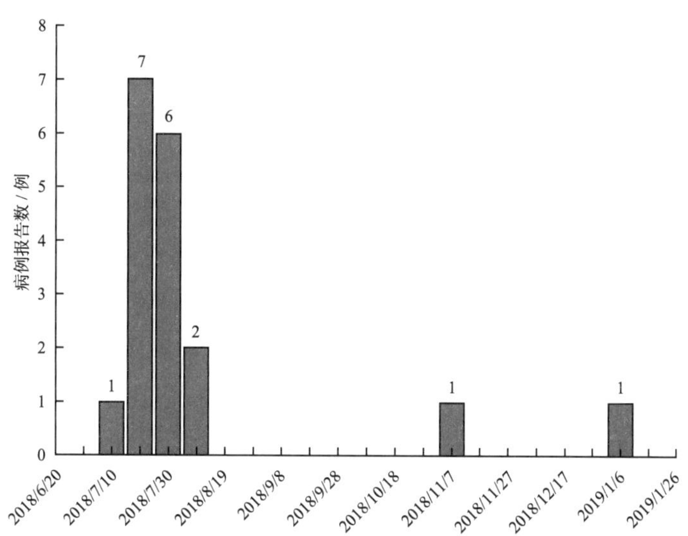

图 12-1　某中学 18 例肺结核病例报告时间分布图

（2）空间分布

1）班级分布：病例分布在原高二（13）班和高三（14）班 [原高二（14）班]，原高二（13）班病例 17 例，班级学生罹患率 32.1%（17/53）；高三（14）班病例 [原高二（14）班]1 例，班级学生罹患率 2.2%（1/45）。两个班级罹患率差异有统计学意义（χ^2 = 14.47，P < 0.001）。以上数据提示感染集中在高二（13）班内部。病例发生班级所在楼层平面图，详见图 12-2。

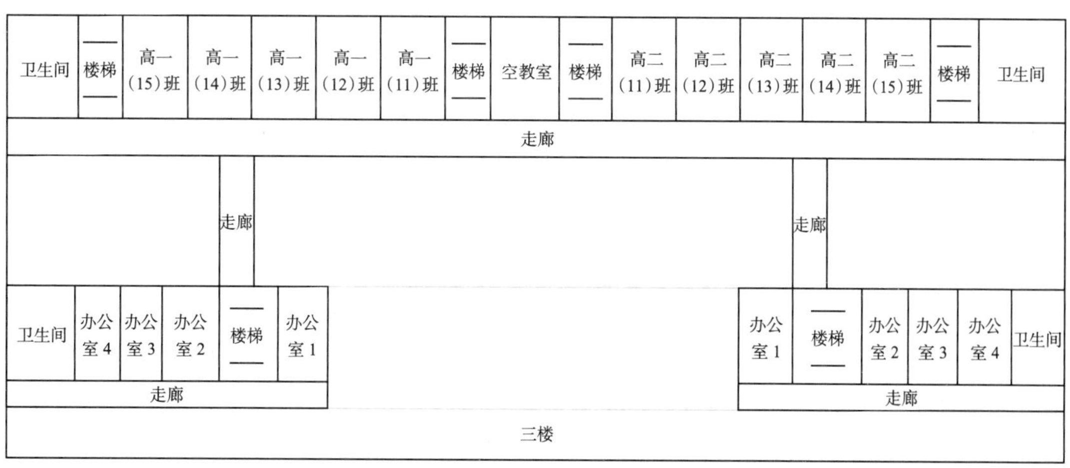

图 12-2　某中学病例发生班级所在楼层平面图

2）班级病例座位分布情况：原高二（13）班座位分布图可见，患者与感染者呈现空间聚集性，详见图 12-3。

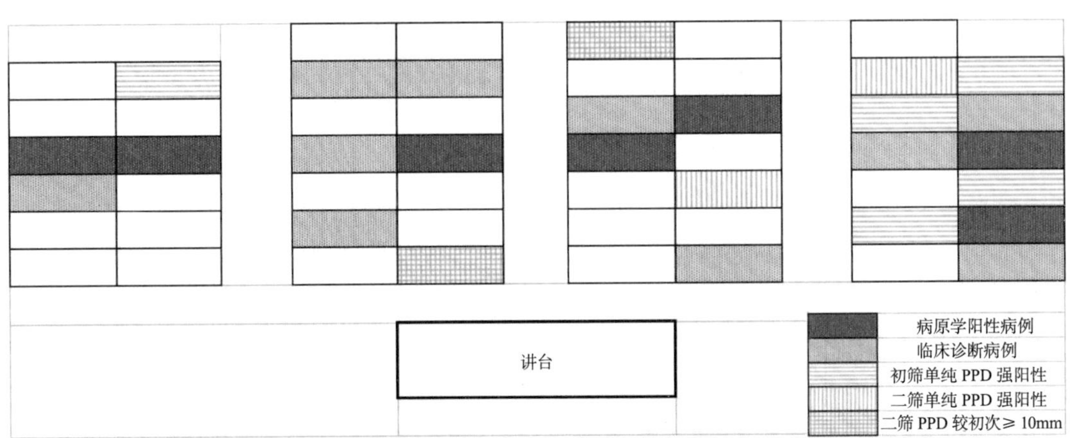

图 12-3　某中学原高二（13）班学生座位分布图

3）宿舍分布：病例中仅有 2 例为住宿生，均为原高二（13）班学生，且住在同一宿舍。原高二（13）班走读生罹患率为 31.91%（15/47），住宿生罹患率为 33.33%（2/6），差异无统计学意义（$\chi^2 = 0.01$，$P > 0.05$）。以上数据提示疫情并未通过宿舍间的交流在其他班级的住宿人群中进行播散。原高二（13）班 2 名住宿生的发病原因可能由班级内部感染所致。病例所在宿舍楼层平面图，详见图 12-4。

阳台	阳台	阳台	阳台	阳台	阳台	阳台	阳台	阳台
201	202	203	204	205	206	207	208	209
走廊								
女生宿舍 3 栋二楼								
备注：各楼层布局一致								

图 12-4　病例所在宿舍楼层平面图

（3）人群分布：18 例病例男女生各 9 例，性别比为 1∶1，年龄为 16～18 岁。疫情集中分布在原高二（13）班女生罹患率为 34.62%（9/26），男生罹患率为 29.63%（8/27），差异无统计学意义（$\chi^2 = 0.15$，$P > 0.05$）。高三（14）班 [原高二（14）班] 男生罹患率为 3.6%（1/28）、女生罹患率为 0（0/17），差异无统计学意义（$\chi^2 = 0.01$，$P > 0.05$）。

2. 密切接触者判定及筛查

（1）首次筛查：由于首发病例所在班级教室和同班师生固定，且同班同学均为 15 岁以上，2018 年 7 月 24 日对长期与患者在一起学习的同班级师生共计 62 人（52 名学生、

10 名教师）以及家庭成员进行肺结核症状筛查、结核菌素皮肤试验和胸部 X 线检查。筛查结果：发现 7 例肺结核病例及若干例疑似病例，后疑似病例陆续确诊和排除，该班密切接触者中共确诊肺结核 15 例，详见表 12-1。

表 12-1　原高二（13）班学生及教职工密切接触者筛查结果一览表

单位：人

班级	人员类别	筛查人数	PPD 检查情况					影像学检查情况		诊断情况		
			阴性	一般阳性	中度阳性	强阳性		胸部 X 线片或 CT 检查人数	胸部 X 线片或 CT 异常人数	疑似结核病人数	确诊和临床诊断结核病人数	单纯 PPD 强阳
						≥ 15mm	水疱					
原高二（13）班	学生	52	27	10	4	1	10	52	18	8	7	3
	教职员工	10	7	1	0	2	0	10	0	0	0	1

（2）扩大筛查：依据相关工作规范“在第一轮密切接触筛查中新发现 1 例及以上肺结核病例，需将密切接触者筛查范围扩大至与病例同一教学楼和宿舍楼楼层的师生”。2018 年 7 月 28—30 日，对发生疫情班级同楼层班级（即原高二（11）班、高二（12）班、高二（14）班、高二（15）班）师生和病例所在宿舍同楼层师生以及新发病例的家庭成员进行症状筛查、PPD 试验和胸部 X 线片 /CT 检查。筛查结果：本次筛查未发现新病例，详见表 12-2。

表 12-2　第二次密切接触者（扩大筛查）筛查结果一览表

单位：人

班级	人员类别	筛查人数	PPD 检查情况					影像学检查情况		诊断情况		
			阴性	一般阳性	中度阳性	强阳性		胸部 X 线片或 CT 检查人数	胸部 X 线片或 CT 异常人数	疑似结核病人数	确诊和临床诊断结核病人数	单纯 PPD 强阳
						≥ 15mm	水疱					
高二（12）班	学生	48	33	8	7	0	0	48	0	0	0	0
	老师	55	3	1	0	0	1	55	0	0	0	1
高二（14）班	学生	34	18	11	4	1	0	34	0	0	0	1
	老师	6	2	2	0	1	1	6	0	0	0	2

续表

班级	人员类别	筛查人数	PPD 检查情况					影像学检查情况		诊断情况		
			阴性	一般阳性	中度阳性	强阳性		胸部 X 线片或 CT 检查人数	胸部 X 线片或 CT 异常人数	疑似结核病人数	确诊和临床诊断结核病人数	单纯 PPD 强阳
						≥ 15mm	水疱					
高二(15)班	学生	48	28	14	6	0	0	48	0	0	0	0
	老师	5	1	2	0	1	1	5	0	0	0	2
高二(11)班	学生	42	38	3	0	0	1	42	0	0	0	1
	老师	4	3	0	1	0	0	4	0	0	0	0
住校生	学生	12	8	3	0	0	1	0	0	0	0	0

（3）进一步扩大筛查：2018 年 8 月 25 日至 10 月 28 日：原高二未筛查班、原高一年级师生借助年度体检进行结核病筛查，对可疑症状者、PPD ≥ 10mm 者进行胸部 X 线片检查。筛查结果：发现单纯 PPD 强阳性 36 人，未发现结核病病例。PPD 筛查结果见表 12-3。

表 12-3　原高二未筛查班、高一年级师生 PPD 筛查情况表

人群	总人数	接受检查人数	PPD 阴性		PPD 阳性		PPD 一般阳性		PPD 中度阳性		PPD 强阳性	
			人数	占比 /%	人数	占比 /%	人数	占比 /%	人数	占比 /%	人数	占比 /%
原高二其他 10 个班	469	417	247	59.2	170	40.8	58	13.9	86	20.6	26	6.2
原高一共 15 个班	720	654	398	60.9	256	39.1	119	18.2	127	19.4	10	1.5

（4）PPD 筛查：2018 年 10 月 15 日，对密切接触者筛查单纯强阳性拒绝预防性服药者进行胸部 X 线片检查，均无异常。对第一轮和第二轮筛查无异常（即 PPD 皮肤试验非强阳性，且胸部 X 线片正常）者进行可疑症状、PPD 试验和胸部 X 线片（CT）检查。筛查结果：共 20 人发生阳转，阳转率为 9.43%（20/212），9 人（4.25%，9/212）硬结平均直径较初次筛查增加 10mm 及以上。其中 1 例初次 PPD 阴性转中度阳性（初次 PPD = 1mm，第二次 PPD = 12mm）的学生，于 11 月 12 日由定点医疗机构诊断为临床诊断病例。PPD 筛查结果，见表 12-4。

表 12-4　第一轮和第二轮 PPD 皮肤试验非强阳且胸部 X 线片正常者 PPD 筛查情况表

单位：人

人员类别	人数	PPD 检查情况						初次阴性转一般阳性、中度阳性人数	初次阴性转强阳性人数	初次一般阳性和中度阳性转强阳人数	第二次较初次检查增加 ≥ 10mm
		检查人数	阴性	一般阳性	中度阳性	强阳性					
						≥ 15mm	水疱				
学生	215	212	155	11	37	9	0	19	1	8	9
教师	24	2	0	1	1	0	0	0	0	0	0

（5）第一次密切接触者筛查和第二次复查 PPD 筛查：2019 年 1 月 14 日，高三（14）班［原高二（14）班］1 例学生通过因症就诊途径诊断为肺结核。2019 年 1 月 15 日对高三（14）班新病例密切接触者（同班师生、其他密切接触者）进行症状筛查、PPD 试验、胸部 X 线片（CT）检查，未发现新病例。2019 年 5 月 8 日，对高三（14）班初次筛查中 PPD 非强阳者进行再次筛查，未发现新病例，PPD 阳性率 45.7%，结核感染 25.7%，处于一般水平。两次筛查 PPD 结果见表 12-5。

表 12-5　高三（14）班第一次密切接触者筛查和第二次复查 PPD 筛查结果情况表

单位：人

<table>
<tr><th rowspan="3">检查日期</th><th rowspan="3">人数</th><th colspan="6">PPD 检查情况</th><th rowspan="3">初次阴性转一般阳性、中度阳性人数</th><th rowspan="3">初次阴性转强阳性人数</th><th rowspan="3">初次一般阳性和中度阳性转强阳人数</th><th rowspan="3">第二次较初次检查增加 ≥ 10mm</th></tr>
<tr><th rowspan="2">检查人数</th><th rowspan="2">阴性</th><th rowspan="2">一般阳性</th><th rowspan="2">中度阳性</th><th colspan="2">强阳性</th></tr>
<tr><th>≥ 15mm</th><th>水疱</th></tr>
<tr><td>2019.1.15</td><td>35</td><td>35</td><td>23</td><td>8</td><td>4</td><td>0</td><td>0</td><td rowspan="2">5</td><td rowspan="2">0</td><td rowspan="2">1</td><td rowspan="2">0</td></tr>
<tr><td>2019.5.8</td><td>35</td><td>35</td><td>19</td><td>7</td><td>8</td><td>1</td><td>0</td></tr>
</table>

3. **患者及潜伏感染者的管理**

（1）患者管理：协调市结核病定点医疗机构开通绿色通道，对已诊断病例均按规范进行隔离治疗和休（复）学管理，由各辖区内基层医疗卫生机构进行随访管理，同时对就诊学生及家长进行健康教育、心理疏导与情绪安抚。

（2）潜伏感染者：动员单纯 PPD 强阳性者进行预防性服药，尽可能减少后续病例的发生。拒绝预防性服药者采取定期复查，医学观察、不适随诊的方法，并在首次筛查后的 3 个月、6 个月、12 个月末分别进行一次胸部 X 线片检查。

4. **其他措施**

（1）加强监测，尽快筛查：加强对原高二（13）班和高三（14）班[原高二（14）班]其他学生的症状监测，一旦发现肺结核可疑症状师生，立即动员就诊做肺结核筛查。同时，加强全校范围内因病缺课登记和追踪、晨检等学校卫生工作，一旦发现肺结核可疑症状者，督促其尽快前往定点医院就医。

（2）消毒及通风：对患病学生所在教室、宿舍及经常活动场所进行消毒。将患者的被褥、衣物、书籍等用品在太阳下暴晒 3 ~ 4h。空调进行彻底的清洗消毒。教室及宿舍开窗换气，保持空气流通。

（3）暂停聚集性活动：疫情发生后，学校于 2018 年 7 月 29 日暂停暑期聚集性活动，为不休学和复学学生病例专设教室，安排专人授课；为休学居家治疗的学生安排网络授课，以保证学生的学习需求。

（4）加强健康教育：加强学校师生健康教育，通过讲座、面对面宣讲等形式宣传肺结核防治核心知识，向该校师生发放结核病宣传品及折页等共计 1 700 余份，告知学生自我加强症状监测，发现症状及时就医，加强师生自我防护意识，消除恐慌情绪。

（5）关注舆情动态：做好学生及家长的心理疏导工作，如发现与疫情有关的不实传言或舆情热点，应及时、准确地发布信息，正面引导舆论，回应社会关切。

（三）疫情发生的原因分析

根据病例信息及流行病学调查资料，分析患者临床表现、流行病学特征、治疗情况等，分析造成本次的学校结核病突发疫情的原因主要为以下 4 点。

1. **病例未及时发现并治疗**　本次疫情中对患者付某的流行病学调查显示，该生间断咳嗽半年余，肺部影像学提示为活动性肺结核。因此，不排除该患者为本次疫情传播的可能源头（症状轻微、不典型，但持续排菌）。传染源长期存在且未得到及时、有效治疗是本次疫情发生的主要原因。

2. **不良环境因素**　通风换气是防控呼吸道传染病传播的重要措施。本次疫情高度聚集在原高二（13）班，首发病例发病时值夏季，教室门窗关闭开空调，通风不良是造成此次疫情传播的不良环境基础。

3. **不良生理因素**　本次疫情发生班级为原高二年级（即将升入高三）和高三年级，学习紧张、精神压力大，又处于发育阶段，休息时间少等诸多原因导致抵抗力下降而感染发病。

4. **结核病常规防控制度未落实及师生认知不足**　该校学生晨检、因病缺课登记与追踪制度未真正贯彻落实，教师对出现肺结核可疑症状病例关注不够；师生结核病防治知识不足，发病后不及时就医，带病上课，也是造成较大范围传播的重要原因。

四、可供分享借鉴的经验

本起疫情对不同类型密切接触者采取了不同的干预措施，疫情控制效果较好，对后期类似事件的处置提供了一定的经验。同时也进一步表明及时发现病例以及密切接触者早筛查能够有效控制结核病疫情的发生。

（一）中小学结核病防控工作需要特别关注

从全市学校结核病分布来看，中小学结核病疫情较少发生，但容易形成聚集性疫情，甚至是突发公共卫生事件，严重影响患病学生的健康与学业。这主要与以下两方面的因素有关：一是中小学生生长发育快、机体的免疫功能尚不完善，由于学习负担重、压力大、精神紧张、体能锻炼少等因素影响，一旦感染结核分枝杆菌后，容易发生结核病；二是中小学生授课、活动的空间相对固定，室内活动时间长，师生接触频繁，一旦出现传染源，容易疫情散播。

（二）学校结核病疫情防控关键是抓好日常防控

肺结核是慢性呼吸道传染病，传播途径极容易实现，与急性传染病相比，疫情周期长，控制难度大，对师生健康及教学秩序影响大。只有做好日常防控，才能最大程度地减少学校结核病的发生。本起疫情提示重点要落实好以下工作环节。

1. 教育部门（学校）要按照相关规定将结核病检查项目作为新生入学体检和教职员工常规体检的必查项目（PPD 试验、胸部影像学检查），落实到位，严把入学关。

2. 严格规范开展学校结核病疫情监测工作，真正落实晨检、因病缺勤病因追查及登记制度，及时发现校内结核病例，为控制传染病疫情在校园内传播提供先机。发现疑似病例或者确诊病例，及时向辖区疾病预防控制中心报告。

3. 日常开展结核病防治知识健康教育工作十分必要，提高师生结核病知晓率和防病意识。

（三）早发现、早处置是阻断疫情蔓延的重要手段

本次疫情中传染源长期存在且未得到及时、有效治疗是疫情发生的主要原因。迅速发现、隔离和治疗传染源、及时筛查密切接触者，这对控制肺结核传播至关重要。疫情发生后指定专人负责教室、宿舍等人群密集场所的开窗通风，确保室内空气流通，密切监测 PPD 强阳性者的健康状况，发现可疑症状及早就医，是阻断疫情蔓延的重要手段。

本起疫情是学校健康教育不足造成学生就诊延迟、教室通风不良引起的一起学校结核病突发公共卫生事件。疫情处置中的4轮密切接触者筛查范围合理、筛查手段规范，及时规范开展患者治疗管理和PPD强阳性者的预防性治疗；尤其是处置中考虑了窗口期问题，及时发现了PPD转阳和完成筛查后发病的学生，并为不休学和已复学的学生患者提供单独授课，降低了结核病在校园内再次蔓延的风险。指示病例的报告正值暑假期间，首次筛查启动时间与指示病例报告时间间隔了9d，及时性上还有待提高。

案例2　一起学校利福平耐药肺结核聚集性疫情的案例分析

一、疫情概况

2020年5月，Z省L市辖A县和B县2所高中学校先后报告了3例活动性肺结核病例，通过现场流行病学调查与实验室检测结果，最终判定3例学生病例为一起初始利福平耐药肺结核聚集性疫情。

二、疫情发生过程

2020年5月21日9时、22日8时，A县人民医院通过疫情网络报告2例临床诊断学生肺结核病例。A县疾病预防控制中心工作人员接到报告后分别前往学校、医院对该2名患者开展了流行病学调查。

三、病例基本情况及流行病学调查过程

指示病例吴某，男，18岁，A县中学高三A班学生，住校生。2020年5月20日高考体检时胸部X线摄影显示其左侧肺部异常。5月21日，吴某前往A县定点医院就诊，入院时未发现咳嗽、发热等肺结核疑似症状，CT检查结果显示左肺空洞形成，PPD强阳性、痰抗酸杆菌阴性，确诊为肺结核临床诊断病例。患者柳某，男，17岁，A县中学高三B班学生，住校生。2020年5月21日，高考体检时胸部X线片显示两上肺病变、肺结核待查，5月22日，柳某前往A县定点医院就诊，入院时未发现咳嗽、发热等疑似症状，

CT 检查结果显示“两肺继发性肺结核考虑”，PPD 强阳性、痰抗酸杆菌阴性，柳某当日被该院确诊为肺结核临床诊断病例。

患者毛某，男，18 岁，B 县中学高三年级学生，住校生。2020 年 5 月 17 日高考体检时，胸部 X 线片检查显示左肺疑似肺结核。5 月 18 日毛某前往 L 市结核病定点医院就诊，涂片阴性、2 次支气管镜灌洗液 GeneXpert 检测阳性、利福平耐药。

A 县疾病预防控制中心对指示病例吴某流行病学调查中发现：2016 年 9 月至 2017 年 7 月，吴某、柳某为 L 市某初级中学 3 年级同班同寝室同学，通过进一步的流行病学调查及网络数据核查发现，毛某与吴某、柳某也为 L 市某初级中学 3 年级同班同学，且 2017 年 7 月至 2018 年 10 月，3 人在该校初中毕业后，先后接触过 3 次，累计接触时长为 5d，有共同用餐和酒店居住史。此外，流行病学调查发现早在 2017 年 6 月，与吴某、柳某、毛某当年同班、不同寝室的同学留某被 L 市定点医院确诊为初治继发性肺结核并发淋巴结结核。工作人员通过查阅专报、病案与流行病学调查报告获取留某相关信息：留某，男，2017 年就读于浙江省 L 市某初级中学（三年级），时年 16 岁，自诉无肺结核家族史和治疗史。留某于 2017 年 4 月 6 日出现咳嗽症状，因自我感觉症状较轻，误以为是普通感冒，并未就诊。2017 年 6 月 6 日，留某咳嗽症状加重，前往 L 市某综合医院就诊，被转诊至 L 市结核病定点医院。由于当时处于中考前夕，留某并未按照医生转诊指示及时到位诊疗，直至 2017 年 6 月 19 日，因病情加重，才到市定点医院就诊，影像学显示肺部空洞，被诊断为初治继发性肺结核并发淋巴结结核。由于当时诊疗技术所限，医院未对留某开展耐药筛查。随后，留某按照普通肺结核进行居家隔离治疗。学校所在地区卫生工作站开展了流行病学调查和密切接触者筛查，未发现有活动性肺结核患者。2017 年 12 月 12 日，留某痊愈。4 例病例发病感染情况详见图 12-5。

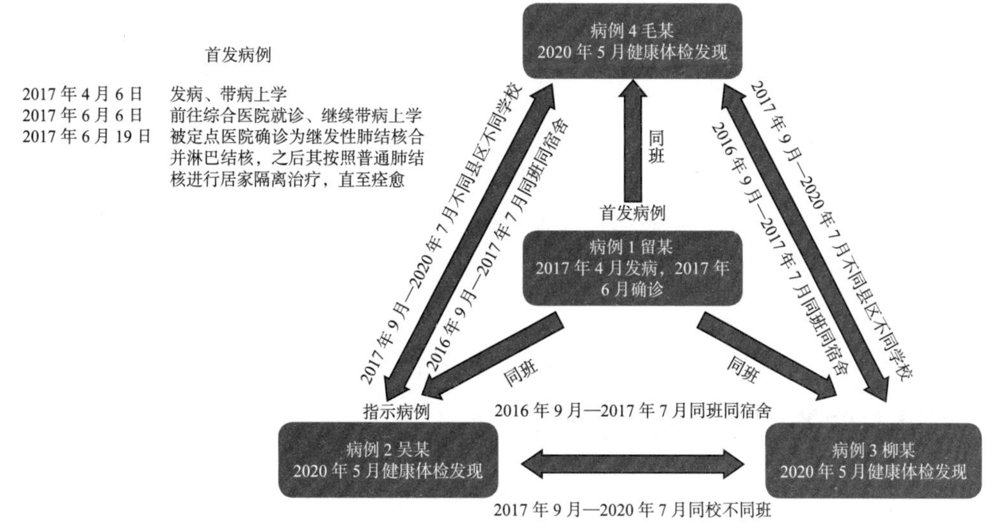
首发病例
2017 年 4 月 6 日　发病、带病上学
2017 年 6 月 6 日　前往综合医院就诊、继续带病上学
2017 年 6 月 19 日　被定点医院确诊为继发性肺结核合并淋巴结核，之后其按照普通肺结核进行居家隔离治疗，直至痊愈
病例 4 毛某
2020 年 5 月健康体检发现
2017 年 9 月—2020 年 7 月不同县区不同学校
2016 年 9 月—2017 年 7 月同班同宿舍
同班
首发病例
病例 1 留某
2017 年 4 月发病，2017 年 6 月确诊
2016 年 9 月—2017 年 7 月同班同宿舍
2017 年 9 月—2020 年 7 月不同县区不同学校
同班
同班
指示病例
2016 年 9 月—2017 年 7 月同班同宿舍
病例 2 吴某
2020 年 5 月健康体检发现
病例 3 柳某
2020 年 5 月健康体检发现
2017 年 9 月—2020 年 7 月同校不同班

图 12-5　4 例患者感染发病情况

四、密切接触者判定、筛查及管理

A 县和 B 县两县疾病预防控制中心工作人员根据《学校结核病防控工作规范（2017 版）》结合现场流行病学调查分别判定 2020 年新确诊的 3 例初治利福平耐药肺结核患者共有 202 名密切接触者，进行症状、胸部 X 线片及 PPD 筛查，其中吴某和柳某 2 例患者密切接触者共 102 例，PPD 阳性 20 例，强阳性 7 例，阳性率 19.6%；毛某密切接触者共 100 名，PPD 阳性 24 例，强阳性 5 例，阳性率 29.0%，均未发现有活动性肺结核患者。工作人员对所有 PPD 强阳性的密切接触者在知情同意下给予预防性服药，拒绝服药的密切接触者在 3 个月、6 个月、12 个月时需复查胸部 X 线片。

五、基因测序结果

2020 年 12 月，吴某、柳某及毛某基因测序结果显示：吴某与毛某基因高度同源，柳某因痰培养阴性，未开展传统药敏检测。结合上述流行病学调查判定柳某与吴某、毛某存在高度同源感染的可能，详见图 12-6。

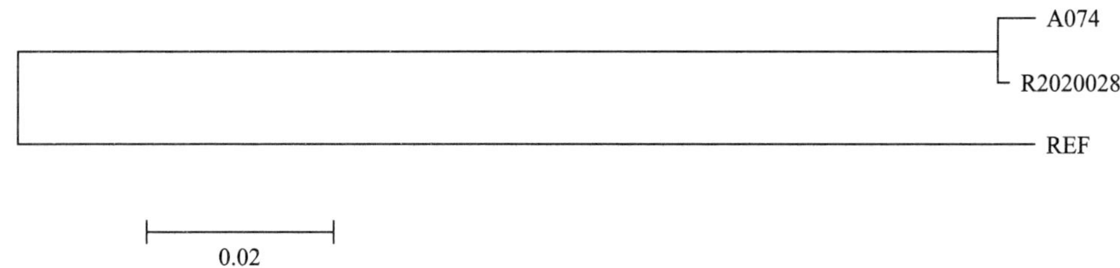

图 12-6　吴某和毛某基因测序结果

注：吴某和毛某基因测序分别为 A074、R2020028，REF 为对照组，0.02 是“遗传距离”。

六、疫情结果判定

根据现场流行病学调查和基因测序结果判定 L 市所辖 A 县学校的初始利福平耐药肺结核患者吴某和柳某与 B 县学校初始利福平耐药肺结核患者毛某为同一起学校聚集性疫情，留某疑为首发病例。

七、疫情发生的原因分析及工作建议

1. 本起疫情的特殊性在于利福平耐药菌株在学生人群中的传播。我国肺结核患者中初始利福平耐药比例为 7.2%，学生人群感染利福平耐药结核也在所难免，因此定点医疗机构要同步开展耐药筛查，尽早明确诊断与规范治疗，将对学生人群升学、就业的伤害降到最低程度。

2. 未开展新生入学体检结核病检查。如果吴某、柳某和毛某 3 例患者在高中入校时和高二体检时能够及时发现并给予规范治疗，不仅可以避免校园传播，更不会耽误 3 位学生参加高考，给患者和患者家庭带来打击。因此，各级各类学校应在新生入学体检和教职员工常规体检中开展结核病相关检查，并将体检结果纳入学生和教职员工的健康档案。

3. 学校结核病健康教育不足。对留某的流行病学调查结果显示，其早期已出现咳嗽症状，但并未引起重视，带病学习过程中，增加了传播的风险。因此，有效落实学校结核病防治知识健康教育尤为关键。

4. 用接触史来划定潜伏期不定的慢性呼吸道传染病的密切接触者存在一定的局限，同时现有的感染检测手段无法鉴别潜伏感染和近期感染。因此，给肺结核的聚集性疫情处置带来一定的困难。随着基因测序技术的进展与成本费用的降低，开展支气管灌洗液分子检测和基因测序，可以提高病原检出率，开展传染源溯源与传播链的追踪，从而提高聚集性疫情处置水平。

本起疫情是学校健康教育不足、学生就诊延迟而引起的利福平耐药肺结核在同班级同学中传播的一起聚集性疫情，疫情的特殊之处在于同一起疫情中的患者分处两个不同的县（区），且传染源为其数年前同班同学中的肺结核患者的可能性大。疫情处置中接触者筛查和后续处置工作规范；开展了基因测序，为传播链的确定提供了实验室证据；尤其是流行病学调查工作细致翔实，为传染源追溯提供了准确信息，对未来的结核病疫情处置的溯源和流调工作具有提示意义。

案例 3　关于 S 市某职业学院一起学生肺结核聚集性疫情处置的报告

一、学校基本情况

S 市某职业学院是一所民办学校，该学院共设 28 个专业，239 个班级，在校学生共计 9 473 人，其中住宿生 8 408 人，教职工约 420 人，教辅、后勤等人员约 220 人。学校环境较好，共有宿舍楼 18 幢，每栋层数不同，最低 3 层，最高 6 层，教室宿舍通风情况良好，有教职工校车，无学生校车。目前学院校医务室配备校医 4 名。教职员工年度健康体检含 CT（脑部、胸部二选一），每年新生入学体检含流动车拍摄胸部 X 线片，体检机构均为民营。

二、疫情发生发展概况

截至 2021 年 12 月 17 日，S 市某职业学院 20 级韩语、20 级日语和 19 级日语专业累计报告 13 例学生活动性肺结核病例，其中确诊病例 3 例，临床诊断病例 10 例。

（一）指示病例及开展接触者筛查前主动就诊病例情况

指示病例贾某，女性，19 岁，韩语 2001 班，宿舍 S1222 室，户籍 G 省。2020 年 9 月来 S 市读书，新生入学体检无异常，10 月开始出现咳嗽症状，自行前往 S 市某非结核病定点医院就诊，未拍摄胸部 X 线片，诊断为支气管炎进行治疗。2021 年 3 月该生咳嗽症状加重，4 月 1 日再次前往 S 市某非结核病定点医院就诊，胸部 CT 显示异常，转诊至结核病定点医院 S 市肺科医院，于 4 月 2 日报告为肺结核疑似病例，4 月 6 日该生住院进一步诊断，4 月 8 日报告为肺结核涂阳病例，5 月 8 日报告其痰培养阳性。

病例 2 黄某，女性，18 岁，韩语 2001 班，宿舍 S1218 室，户籍 A 省。2021 年 3 月中旬出现咳嗽、午后发热症状，在校医务室配消炎药，网上自行购买蒲地蓝消炎口服液服用，效果不佳，3 月 24 日自行前往 S 市某非结核病定点医院就诊，胸部 CT 提示异常，诊断为“社区获得性肺炎，胸腔积液”，住院治疗，3 月 31 日该生出院返回 A 省老家，4 月 1 日于 A 省 H 市第二人民医院住院，4 月 9 日报告为肺结核临床诊断病例，结核性胸膜炎。

（二）首轮密切接触者筛查

根据《学校结核病防控工作规范（2017 版）》《S 市学校结核病防控工作规范（2018 版）》和《中国学校结核病防控指南（2020 年版）》判定接触者范围并对其开展肺结核可疑症状筛查、胸部 X 线片检查及结核分枝杆菌感染检测。

鉴于指示病例和病例 2 先后于 2021 年 4 月 8 日、4 月 9 日诊断为肺结核，故直接扩大筛查范围，将韩语 2001 班除病例外全部同学 30 人、宿舍同楼层学生 35 人以及固定代课老师 1 人均纳入首轮密切接触者筛查，共计 66 人。

66 名密切接触者中，6 人有可疑症状，感染检测 γ 有干扰素释放试验（interferon-γ release assay，IGRA）阳性 17 人，胸部 X 线检查异常 10 人。

首轮密切接触者筛查共计发现 2 例肺结核病例和 7 例肺结核疑似病例，具体情况如下。

病例 3：侯某，女性，19 岁，韩语 2001 班，宿舍 S1222 室（与指示病例同宿舍），户籍 Z 省。该生无肺结核可疑症状，2021 年 4 月 13 日于 S 市 P 区结核病定点医院参加密切接触者筛查，结核菌素皮肤试验（TST）强阳性，胸部X线片异常疑似结核，4月20日S市结核病定点医院IGRA阳性后该生返回Z省进一步就诊，4月24日于L市人民医院住院，诊断为肺结核（涂阴）。

病例4：王某，女性，19岁，韩语2001班，宿舍S1224室，户籍H1省。该生在参加密切接触者筛查时，有咳嗽症状，2021年4月13日于S市P区结核病定点医院TST中度阳性，胸部X线片无异常；后于S市结核病定点医院4月20日报告IGRA阳性，4月26日报告CT检查异常，于4月28日报告为肺结核疑似病例，4月30日登记为肺结核（涂阴），7月16日报告其痰培养阴性。

疑似病例1：杨某，女性，19岁，韩语2001班，宿舍S1215室，户籍G省。病例无肺结核可疑症状，2021年4月13日于S市P区结核病定点医院参加密切接触者筛查，TST中度阳性，胸部X线片无异常；后于S市结核病定点医院4月20日报告IGRA阳性，4月26日报告CT检查异常，4月28日报告为肺结核疑似病例，4月30日开始进行抗感染治疗。

疑似病例2：祝某，男性，18岁，韩语2001班，宿舍N10101室，户籍J省。病例无肺结核可疑症状，2021年4月13日于S市P区结核病定点医院参加密切接触者筛查，TST强阳性，胸部X线片无异常，后于S市结核病定点医院4月20日报告IGRA阳性，4月26日报告CT检查异常，4月28日报告为肺结核疑似病例，4月30日开始进行抗感染治疗。

疑似病例3：庞某，女性，19岁，韩语2001班，宿舍S1222室（与病例1同宿舍），户籍A省。病例无肺结核可疑症状，2021年4月13日于S市P区结核病定点医院参加密切接触者筛查，TST强阳性，胸部X线片无异常；后于S市结核病定点医院4月20日报告IGRA阳性，4月26日报告CT检查异常，4月28日报告为肺结核疑似病例，4月30日开始进行抗感染治疗。

疑似病例4：靳某，女性，20岁，韩语2001班，宿舍S1224室，户籍H2省。病例无肺结核可疑症状，2021年4月13日于S市P区结核病定点医院参加密切接触者筛查，TST中度阳性，胸部X线片无异常；后于S市结核病定点医院4月20日报告IGRA阳性，4月26日报告CT检查异常，4月28日报告为肺结核疑似病例，4月30日开始进行抗感染治疗。

疑似病例5：罗某，女性，19岁，韩语2002班，宿舍S1227室，户籍Z省。病例无肺结核可疑症状，2012年4月13日于S市P区结核病定点医院参加密切接触者筛查，TST中度阳性，胸部X线片无异常；后于S市结核病定点医院4月20日报告IGRA阳性，4月26日CT检查异常，4月28日报告为肺结核疑似病例，4月30日开始进行抗感染治疗。

疑似病例6：颜某，男性，20岁，韩语2001班，宿舍N10105室，户籍H3省。病例无肺结核可疑症状，2021年4月13日于S市P区结核病定点医院参加密切接触者筛查，胸部X线片异常疑似结核；后于S市结核病定点医院4月20日报告IGRA阳性后病例返乡，4 月 28 日于 H3 省 Z 市肺科医院住院治疗（30 日接报）。

疑似病例 7：吕某，女性，20 岁，日语 2009 班，宿舍 S1222 室（与病例 1 同宿舍），户籍 A 省。病例有咳嗽症状，2021 年 4 月 3 日自行前往 S 市结核病定点医院行 CT 检查提示左下叶少许炎症，行抗感染治疗，4 月 13 日于 S 市 P 区结核病定点医院参加密切接触者筛查，TST 强阳性，胸部 X 线片无异常；后于 S 市结核病定点医院 4 月 20 日报告 IGRA 阳性，5 月 7 日复查 CT 显示疑似肺结核，当日报其为肺结核疑似病例。

7 例疑似病例在后续就诊过程中明确诊断 4 例（病例 5～8）：疑似病例 1 离校返乡后前往 G 省 B 市第三人民医院就诊，2021 年 5 月 28 日 B 市第三人民医院诊断为肺结核（涂阴）；疑似病例 3 于 2021 年 9 月 1 日在 S 市结核病定点医院诊断为肺结核（涂阴），10 月 20 日报告痰培养阴性；疑似病例 5 于 2021 年 5 月 26 日在 S 市结核病定点医院诊断为肺结核（涂阴），7 月 16 日报告痰培养阴性；疑似病例 7 于 2021 年 5 月 10 日在 S 市结核病定点医院诊断为肺结核（涂阴），7 月 16 日报告痰培养阴性。疑似病例 2、4、6 排除活动性肺结核。

（三）后续筛查

鉴于筛查发现新病例及疑似病例先后明确诊断，新增病例密切接触者并逐步扩大筛查范围，后续累计筛查 5 轮，共计判定 280 名接触者，有肺结核可疑症状 11 人，IGRA 阳性 20 人，胸部 X 线检查异常 8 人。此外，鉴于该校本次疫情出现 3 例以上病例，故首次筛查 3 个月后再次进行感染检测。

后续筛查及随访中共计发现 5 例肺结核病例（病例 9～13），具体情况如下。

病例 8 吴某，女性，18 岁，韩语 2003 班，宿舍 S1322 室，户籍 S 省。该生 2021 年 5 月 10 日于 S 市 P 区结核病定点医院参加密切接触者筛查，无肺结核可疑症状，胸部 X 线片无异常；5 月 17 日 S 市结核病定点医院报告 IGRA 阳性；6 月 3 日 S 市肺科医院报吴某为肺结核疑似病例，开始抗感染治疗后，6 月 16 日诊断为肺结核（涂阴），7 月 20 日痰培养结果阳性。

病例 9 马某，女性，19 岁，韩语 2001 班，宿舍 S1221 室，户籍 H1 省。该病例 2021 年 4 月 13 日于 S 市 P 区结核病定点医院参加密切接触者筛查，无肺结核可疑症状，胸部 X 线片无异常，TST 阴性，该生首次筛查后 3 个月再次进行结核分枝杆菌感染检测后于 S 市结核病定点医院 9 月 13 日报告 IGRA 阳性，9 月 17 日报告 CT 检查异常，9 月 23 日诊断为肺结核（涂阴），11 月 22 日报告痰培养结果阴性。

病例 10 李某，女性，20 岁，日语 2004 班，宿舍 S1316 室，户籍 H2 省。该生 2021 年 6 月 21 日于 S 市 P 区结核病定点医院参加密切接触者筛查检查，无肺结核可疑症状，胸部 X 线片无异常，TST 强阳性；在 S 市结核病定点医院 IGRA 检测阳性，后该生返乡治疗，于当地医院排除结核，9 月 28 日 S 市 P 区结核病定点医院医学随访发现其右肺下叶结节较 6 月明显增大，转诊至 S 市肺科医院，于 10 月 15 日住院，19 日诊断肺结核（涂阴）合并细菌性肺炎，12 月 6 日报告痰培养结果阴性。

病例 11 吴某，男性，19 岁，韩语 2001 班，宿舍 N10101 室，户籍 Z 省。该病例 2021 年 4 月 13 日于 S 市 P 区结核病定点医院参加密切接触者筛查，无肺结核可疑症状，胸部 X 线片无异常，TST 强阳性，4 月 20 日 S 市结核病定点医院报告 IGRA 阳性，8 月于 Z 省 H 市定点医院 CT 检查显示淋巴结肿大，行穿刺，未见结核分枝杆菌，9 月 14 日 S 市 P 区结核病定点医院胸部 X 线片随访无异常，10 月 22 日病例前往 Z 省 H 市定点医院，诊断为纵隔淋巴结核。

病例 12 浦某，女性，20 岁，日语贯通 1902 班，宿舍 S1328 室，户籍 S 市。该病例 2020 年 11 月 25 日因咳嗽症状自行前往 S 市某非结核病定点医院就诊，该医院报活动性肺结核病例并转诊至 S 市 J 区结核病定点医院，11 月 26 日诊断为肺结核（涂阳），2021 年 2 月报告痰培养结果阳性。该病例 2020 年 11 月 23 日起离校实习，职业登记为家务及待业，对学校隐瞒病史。2021 年 6 月 17 日被判定为第 12 例病例吴某的密切接触者，该病例自述 6 月 10 日左右有咳嗽症状，仍未告知肺结核既往史；6 月 22 日前往 S 市肺科医院住院治疗，IGRA 阳性，6 月 26 日 S 市肺科医院诊断浦某为肺结核（涂阴）。后被 S 市 P 区疾病预防控制中心发现其 2020 年肺结核病史，目前该生已毕业离校。

三、流行病学特征

根据流行病学调查情况，本次疫情中 8 例活动性肺结核病例为同班级，9 例活动性肺结核病例均住在 1 号宿舍楼 2 层，其中 4 例病例同宿舍。第一例病例 2020 年 10 月起一直有咳嗽症状且痰涂片阳性，病例分布相对聚集，存在流行病学关联可能。

四、风险评估和疫情研判

2021 年 8 月 10 日，S 市 P 区卫生健康委员会研判认为，本次事件不判定为学校结核病突发公共卫生事件。

2021 年 8 月 23 日，S 市疾病预防控制中心对指示病例和病例 13 培养阳性菌株进行了全基因组测序，发现 2 株菌株单核苷酸多态性（SNP）差异 > 200，说明非同源菌株，提示此次疫情是由不同传染源传播导致。

五、处置情况

1. **落实病例管理** 12 例在读学生肺结核病例均已落实休复学管理，目前 5 例学生病例已达复课标准返校；1 例学生肺结核病例已毕业离校。

2. **落实诊疗措施** 定点医院已按照诊疗规范对 13 例学生病例规范诊断并启动抗结核治疗，其中上海市定点医院明确诊断 9 例、外地定点医疗机构明确诊断 4 例。

3. **落实接触者筛查和管理** 已完成密切接触者筛查工作，并根据筛查结果进一步扩大筛查范围，在排除活动性结核病前提下，累计发现 28 名结核潜伏感染者，其中 6 名结核潜伏感染者在签署知情同意书后开始预防性治疗，18 名结核潜伏感染者选择随访观察，另有 2 名结核潜伏感染教师拒绝随访，1 名结核潜伏感染者学生毕业离校，1 名结核潜伏感染者学生外地实习。

4. **落实环境消毒措施** S 市 P 区疾病预防控制中心和 S 市某职业学院对病例居住和学习场所开展终末消毒；开窗通风，加强空气流通。

5. **加强校园健康教育** S 市 P 区疾病预防控制中心和 S 市某职业学院加强校园结核病健康教育工作，普及呼吸道传染病防控知识。

6. **加强舆情监测** S 市的市、区两级疾病预防控制中心和 S 市某职业学院加强舆情监测，及时掌握舆情动态，做好与学生及家长的解释沟通工作。

六、问题及建议

1. **新生入学体检不规范** 疫情发生后，S 市的市级和区级疾病预防控制中心对该学院 2020 年新生体检资料进行核查，发现体检记录数与入学新生人数存在较大出入，且体检机构提交学校存档的检查结果无法对应到学生信息，给疫情溯源带来困难。

2. **入学体检机构胸部影像学检查质量有待提高，结果反馈滞后** 经核查，承担该学院 2020 级新生体检的民营体检机构，在胸部 X 线片拍摄前未做好宣教，导致学生拍摄过程中未按要求采取规范姿势或未脱去 / 摘取不必要的服饰 / 配饰，严重影响体检结果判读的准确性，对异常结果的反馈也存在滞后（学生于 10 月 15 日参加新生入学体检，11 月 3 日学校收到异常结果反馈），难以及时发现潜在的肺结核患者。

3. **因病缺勤病因追查及登记制度不完善** 本起疫情中指示病例自 2020 年 10 月出现肺结核可疑症状至 2021 年 4 月确诊涂阳肺结核病例，历时半年，在校症状反复且多次就医，均未引起学校相关部门重视。

4. **学生肺结核病例瞒报身份** 本起疫情中病例 13，以家务及待业身份就诊，对学校隐瞒肺结核病史在外实习直至顺利毕业，存在肺结核传播的风险。

5. **预防性服药接受率低** 本起疫情在排除活动性肺结核前提下，累计发现 28 名结核潜伏感染者，经动员，仅 6 名结核潜伏感染者在签署知情同意书后启动预防性治疗，服药率 21.4%，另有 20 名潜伏感染者在校，且有 2 名结核潜伏感染教师拒绝随访，为后续病例的发生埋下隐患。

七、下一步疫情处置建议

1. 要求该学院和P区疾病预防控制中心严格落实剩余7例学生肺结核病例复学管理工作。

2. 要求该学院和P区疾病预防控制中心对接受预防性服药者落实后续治疗随访措施，对拒绝预防性服药的结核潜伏感染者及医学观察对象按照《S市学校结核病防控工作规范（2018版）》严格落实后续随访工作。

3. 要求该学院加强日常症状监测及因病缺勤病因追查登记工作，一旦发现在校师生出现咳嗽、咳痰等肺结核可疑症状，督促其及时就诊。

4. 要求该学院和P区疾病预防控制中心进一步加强健康咨询和舆情应对。了解并解答学生及教职员工关切的问题，关注舆情、及时引导、妥善处置。

5. 鉴于本次疫情所暴露问题，及近年来发现多起由于新生入学体检、肺结核疫情日常监测报告等环节未能有效落实相关文件规定而导致学校肺结核聚集性疫情发生，建议S市卫生健康委和市教委联合开展一次学校结核病疫情防控专项督导。

本起疫情是因非结核病定点医疗机构误诊造成患者确诊和治疗延迟、在校持续传播引起，同时，学校新生入学体检质量低和信息反馈滞后、健康教育不足、因病缺勤病因追查等多项日常防控措施落实不到位也是该起疫情发生的主要原因。疫情处置规范，且开展了全基因组测序，为排除患者之间的流行病学关联、确认多起聚集性疫情的同时存在提供了实验室证据。但潜伏感染者预防性治疗接受率低，拒绝预防性治疗的教职员工后续检查未开展。本起疫情反映出学校结核病防控工作多个方面都存在问题，提示在未来的工作中应加强督查。

案例4　C市某中学一起学校结核病聚集性疫情调查情况

一、疫情的发现经过

2019年4月18日上午10点12分，C市A区疾病预防控制中心结防科接到外县疾病预防控制中心反馈A辖区某中学高二（1）班发现1例肺结核患者（病例1，临床诊断病例），下午组织专家赶往该校进行核实和现场处置工作。

4月22日8点30分，A区疾病预防控制中心结防科接到B区疾病预防控制中心和该中学校医反馈，该校高二（1）班又发现2例肺结核临床病例（病例2、病例3）。

4月23日上午9点20分，C市疾病预防控制中心人员接省疾病预防控制中心反馈：该中学2例学生结核病疑似病例，经与A区疾病预防控制中心核对，发现此2例疑似病例与该校另1例临床诊断病例同班，均为高二（1）班。

市疾病预防控制中心人员立即向单位领导汇报，调集“市级结核病聚集性疫情专家组”专家（以下称“市级专家组”）赶往A区。

4月23日下午2点20分市级专家组到达A区疾病预防控制中心，召集相关人员开了简短的“碰头会”，参会人员包括市级A区疾病预防控制中心领导、结核病防治科相关人员和该中学负责人等。专家组现场询问学校相关人员，了解学校的相关信息、核实前期已实施的预防控制措施和环境卫生学等调查情况，发现有8例出现症状的学生已由家长带至医疗机构自行筛查，其中2例不排除结核病可能、3例排除、3例仍在获取诊疗资料中。4月23日下午又有2名有症状的学生由家长自行带至医院检查，CT显示均考虑为肺结核。

按照WS 288—2017《肺结核诊断标准》，完善相关检查，该校高二（1）班共发现7例肺结核患者，其中2例确诊病例、3例临床诊断病例、2例单纯结核性胸膜炎，详见表12-6。

表12-6　某中学高二（1）班发现病例基本情况一览表

病例编号	性别	年龄	现住址	户籍地	宿舍	发病时间	诊断时间	发现方式	诊断
病例1	男	16岁	A区	省内甲市	走读生	2月初	4月15日	因症就诊	继发性肺结核，双上中下，涂（－），初治
病例2	男	16岁	B区	B区	406	4月初	4月22日	自行筛查	原发性肺结核
病例3	男	16岁	C区	C区	走读生	3月	3月29日	自行筛查	结核性胸膜炎
病例4	男	16岁	D区	省内乙市	走读生	4月初	4月22日	自行筛查	继发性肺结核，右中，涂（－）初治
病例5	男	16岁	A区	省内丙市	503	1月初	4月27日	自行筛查	继发性肺结核，涂（＋）初治
病例6	男	17岁	A区	省内丙市	503	4月6日	4月27日	自行筛查	继发性肺结核，涂（＋）初治
病例7	男	16岁	D区	D区	503	4月17日	4月23日	自行筛查	结核性胸膜炎

二、指示病例和首发病例详细情况

病例 1（指示病例），男性，16 岁，高二（1）班，现住址：A 区，户籍地：省内甲市。患者于 2 月初因出现阵发性咳嗽、咳痰、气促，双侧胸部隐痛等症状在家附近的小诊所就诊，取药自行服用，症状一直未见好转。4 月 12 日患者前往医院就诊，予以 CT 等检查后诊断为“肺结核、胸腔积液”。该生为走读生，在校活动场所为教室、食堂、运动场，除本班学生外无其他交往密切人员，无特定好友，无女朋友，平时积极参加体育锻炼。既往体健，无结核病史，无肺结核患者密切接触史。和父母一起居住，生活水平较差，性格偏内向，体型瘦高，营养状况较差。中午在教室休息，学校提供中餐和晚餐，患者一般在食堂或者校外就餐，学业压力较大。该生于 4 月 13 日已办理请假手续离校，在定点医院治疗。

病例 5（首发病例），男性，16 岁，高二（1）班，现住址：A 区，户籍地：省内丙市，二年级从老家转学来 A 区。患者自诉 2019 年 1 月起出现咳嗽咳痰等呼吸道症状，自服止咳、消炎药，症状好转。近期时有咳嗽症状，因同班同学诊断为肺结核，4 月 23 日患者自行前往省人民医院就诊，CT 诊断为双肺病变性质待查：炎症？继发性肺结核，并部分病灶空洞形成？转定点医院进一步明确诊断，27 日实验室检查结果显示痰涂片抗酸染色阳性，诊断为确诊病例。该生为寄宿生，除本班学生及同寝成员外无其他交往密切人员，无特定好友，无女朋友，平时积极参加体育锻炼。既往体健，无结核病史、无肺结核患者密切接触史，和父母一起居住，性格开朗，喜欢锻炼，体型瘦高，营养状况较一般，一般在食堂或者校外就餐，学业压力大。该生于 4 月 23 日已办理请假手续离校，在定点医院治疗。

三、性质判定

根据流行病学资料及相关检查结果，初步判断该起疫情为一起宿舍聚集至班内传播的学校结核病聚集性疫情，主要依据如下。

1. 7 例病例胸部影像学诊断均提示为结核病，其中实验室检查发现 2 例确诊病例、3 例临床诊断病例、2 例单纯结核性胸膜炎。

2. 根据目前临床资料，由于病例 5 和病例 6 病情较重，均具有咳嗽、咳痰等呼吸道症状，肺部大片高密度影，有空洞形成，痰细菌学检查均发现结核分枝杆菌，为此次疫情的传染源可能性大。

3. 6 例学生病例存在同宿舍、同桌或邻座关系，其中座次相互之间均没有超过前后三排，病例间存在有流行病学关联。

四、病例流行病学特征

1. **时间分布** 高二（1）班7例患者发病时间与诊断时间分布，见表12-7。由表12-7可以看出，1月开始出现病例，2月、3月、4月陆续有学生发病，4月病例1被诊断为临床诊断病例，该班部分学生进行自主筛查出现一个病例小高峰，结核病罹患率为16.67%（7/42）。

2. **空间分布** 该校综合楼（南栋教学楼）共六层，高二（1）班上课均固定在教室3楼走廊左侧第一间，教室靠近内走廊一侧为2个1.5m^{2}小窗（常关闭），靠操场一侧为2个6m^{2}的大窗，通风情况一般。教室内共摆放课桌6排7列，每列中间设有通道，一人一桌，每位学生座位不固定，每两周调整1次，每次往右并往后移动1位，相对位置不变。从该班学生上课座位分布图来看，病例之间存在同桌及周围邻座关系。1班女生寝室存在与高二（2）班、高二（3）班、高二（6）班混居情况。男生寝室未与其他班级学生混寝。

3. **人群分布** 高二（1）班7例学生病例，均为男性，平均年龄16.14岁，未发现教师病例。病例之间存在同宿舍、同桌及周围邻座关系。除病例5（首发病例）、病例6为同一寝室上下铺，喜欢一起上课和下课及就餐，关系较密切外，其他5名患者均诉彼此之间关系一般。

五、疫情的处置经过

该中学属A区公办学校，生源主要来自本市内五区。设有初一、初二、初三、高一、高二、高三6个年级，共56个班，2 706名学生，其中初中1 220名，高中1 486名。学校寄宿人数535人，其中初中寄宿人数110人。学校设有医务室，配有1名校医。高二（1）班共有42名学生。

4月18日病例1被诊断为继发性肺结核（临床诊断病例），当日，A区疾病预防控制中心将疫情反馈至该校。该班班主任随后将疫情信息通知家长，10名家长先后自主带学生到医院进行结核病筛查。

A区疾病预防控制中心分别于4月18日、4月23日—25日对该校进行现场疫情处置与指导。学校4月23日上午召开紧急会议，成立本次疫情处置小组，由分管副校长负责，教育处、后勤处和医务室联合处置。当日先后召开了班主任会和高二（1）班家长会，积极应对此次事件。

4月23日晚，学校为高二（1）班学生家长安排了一次结核病答疑讲座，邀请市级专家组和定点医院医生现场讲授结核病知识和答疑。

4月24日下午，学校组织高二（1）班学生35名及任课老师7人共42人进行了密切接触者筛查，胸部X线片结果均无异常，PPD结果显示：学生中度阳性及以上者28名，感染率80%（28/35）；老师中度阳性及以上者4名（4/7）。感染率明显高于一般水平（15%～20%），考虑近期感染可能性大。

4月24日，A区疾病预防控制中心联合学校所在地的社区卫生服务中心现场指导学校使用过氧乙酸超低容量喷雾对病例所在教室、寝室进行空气消毒。

4月24日，A区教育局、A区卫计局、A区疾病预防控制中心、街道办事处共同来到学校督促工作落实，指导下一步工作开展。

持续追踪病例实验室诊断结果，27日病例5、病例6由临床诊断病例订正为确诊病例。

六、疫情发生原因

导致该起疫情发生的原因分析：一是学生（首发病例）自1月开始反复出现肺结核可疑症状未及时就医，仅自购药物对症治疗，带病上课，导致寝室、班级内的传播；二是由于高二年级学习任务重，该班为学校的重点班，学生压力大，学生机体免疫力受影响，感染结核分枝杆菌后，容易发病；三是该校未全面落实传染病防控相关制度，无通风记录；学生请病假后返校，未查验学生的疾病诊断相关证明，学生因病缺课追踪制度落实不到位。

七、指导学校开展的预防控制措施

1. 完善健全学校传染病防治制度，建立一把手负总责、分管校长具体抓、具体部门具体负责的防控工作责任制。制定聚集性疫情应急预案和具体工作方案。指定专人与A区疾病预防控制中心结防科保持联系，每日报告学校防控措施落实情况。

2. 根据《学校结核病防控工作规范（2017版）》要求，发现的所有疑似病例须离校居家隔离，进一步明确诊断。对出现的肺结核病例需休学隔离，明确诊断的病例做好休学。达到复学标准后，必须携带病例资料到学校所属区的定点医院免费门诊开具复课证明方能批准返校。同时做好学生和家长心理疏导和干预。

3. 进一步落实消毒通风措施，定期开展校内、班内、宿舍内的大扫除，清理楼道、走廊和角落的痰渍。病例所在教室及寝室进行清扫和空调滤网清洗，空调出、入风口彻底清洁后，将滤网用84消毒液浸泡半小时以上；用2%过氧乙酸溶液，按照8mL/m^{3}的用量，使用超低容量喷雾消毒，消毒完再密闭60min，进行终末消毒，并做好消毒记录。墙、地面、物表用2 000mg/L的含氯消毒液进行消毒。学生宿舍、教室安排专人负责定时开窗通风，特别是课间通风，白天全时段开窗，确保室内有效通风换气。同时做好寝室、教室的通风记录。

4. 加强校内结核病疫情的监测，学校指定专人负责学生因病缺课原因的追踪、登记工作。对病例发生的班级进行日常症状监测，并将结果上报A区疾病预防控制中心结防科。一旦发现因病缺课的学生时要做好登记，学生返校时应提供疾病相关诊断证明，排除传染性疾病或符合复学条件证明方可复学，且复课证明需留学校存档。

5. 开展健康教育宣传工作，结合春季高发传染病相关知识开展结核病防治知识的宣传。通过宣传栏、卫生课等形式提高学生及教职工的防病意识，促使学生养成良好的卫生习惯。

6. 学校可根据课程安排，合理安排学生进行适当的户外活动及锻炼，同时建议高二（1）班学生适当减轻学习负担，以维持或增强机体正常免疫力水平。

7. 及时向行政部门、业务主管部门汇报此次疫情情况，积极配合A区疾病预防控制中心对本次发生的结核病疫情进行调查处置，落实相关防控措施。妥善安排病例学生的学业水平考试和高考，并保留病例学生学籍，做好心理辅导。关注并警惕社会舆论，避免不必要的舆情发生。

8. 遵循知情同意，结核潜伏感染者自愿选择预防性治疗的原则，共对高二（1）班密切接触者筛查中PPD试验中度阳性及以上的22名学生和老师进行了免疫预防性治疗，其中18名学生和4名老师接受了微卡免疫预防性治疗，6名未接受预防性治疗的学生进行3个月、6个月、12个月胸部X线片随访检查。

9. 界定病例同楼层相邻寝室学生，开展扩大筛查，未发现新病例。

10. 把好新生入学结核病检查关，入学新生应当进行肺结核可疑症状筛查和结核菌素皮肤试验；对肺结核可疑症状者和结核菌素皮肤试验强阳性者需要进行胸部X线片检查。

八、结案情况

学校严格落实以上预防控制措施，疫情得到有效控制，最后一例病例出现（4月27日）至3个月后再无新病例发生，经专家组研判予以结案。

本起疫情是学生患者出现症状后未就医、没有及时诊断和治疗造成的结核病在同一班级中的传播，提示学校的健康教育、晨检和因病缺勤病因追查等日常防控措施落实不到位。县（区）之间的学生患者信息沟通及时规范，接触者筛查、患者休复学管理、疫源地消毒、感染者预防性治疗等疫情处置工作规范，对患者个案调查细致，综合患者的发病时间和病情，基本确定了本次疫情的传染源。

案例5　某市第一中学结核病突发公共卫生事件案例分析

一、事件经过

3月22日，某市第一中学高一住校学生小A因近期出现咳嗽、咳痰不适症状，由其父亲请假带至第一人民医院感染科就诊，3月24日被诊断为涂阳肺结核并开始抗结核治疗。

3月28日，小A同班2人自行前往第一人民医院就诊，并于3月30日被诊断为疑似肺结核。同日，第一人民医院感染科医生向学校所在的区疾病预防控制中心对此进行电话报告。

3月31日至4月7日，区疾病预防控制中心组织该3名学生所在班级（130班）及相邻班级（129班）开展密切接触者筛查，共筛查128名师生，新发现4例肺结核患者并进行网络报告，同时对前期3例患者进行传报卡补报。现场处置结束。

5月10日，第一人民医院再次报告发现1名学生肺结核病例，为前期病例同班同学。5月11日区、市两级疾病预防控制中心立即开展疫情现场处置。随着筛查工作的进行，该起学校疫情被判定和报告为突发公共卫生事件，并启动突发公共卫生事件响应，5月23日事件现场处置结束。本次事件累计发现活动性肺结核患者24例，全部纳入规范治疗管理并治愈。

二、流行病学特征

1. **首例病例情况**　小A，男性，16岁，高一（330）班学生，住校（1幢103室）。上年11月份以来，该学生持续出现阵发性咳嗽，症状反复，但一直在校内坚持学习，未外出就医。至今年3月22日，患者因症状无明显缓解，由其父亲带往市人民医院就诊后被确诊为初治涂阳肺结核患者。其父亲曾于5年前在该市登记为初治涂阳肺结核患者，接受抗结核治疗，接受抗结核治疗后治愈。

2. **病例分布特征**　24例活动性肺结核患者均为学生，其中病原学阳性4例，病原学阴性20例；男生5例，女生19例；分布在高一年级3个班级，主要集中在130班（20例，占83.33%）。除5例病例为走读学生外，其余19例住校学生病例分布在10个宿舍。

三、事件原因分析

（一）学校未把好入学关，防控措施存在漏洞

某市第一中学新生入学体检不规范，虽在9月入学时组织开展了高一新生入学体检，

委托市疾病预防控制中心学校卫生科为入学新生提供结核菌素皮肤试验（PPD 试验），但未将胸部 X 线片检查列为 15 岁以上学生的必检项目。区疾病预防控制中心将试验结果反馈学校，但未针对 PPD 结果提出后续处置意见。现场流调溯源时，查看痕迹资料得知首例病例入学体检 PPD 结果显示为强阳性，未落实后续相应处置措施。

（二）学校对结核病防控工作认识不足，学校校医结核病防控知识缺乏，防控能力薄弱，未及时发现可能传染源

学校尚未与疾病预防控制机构建立结核病防控合作机制，与当地疾病预防控制机构间的沟通机制不健全，也未制定有效的结核病防治工作计划和措施。学校常规开展了晨检和因病缺勤登记，但是工作质量差，未详细了解和记录学生的患病种类、可能的病因、在何处治疗等，以班级为基础的肺结核可疑症状监测网络未能有效形成，难以识别疑似病例。

首例病例虽一直在校内坚持学习，未外出就医，但曾在校医院就诊，校医院门诊日志记录诊断为“上呼吸道感染”。校医结核病防控知识缺乏，能力薄弱，未识别出可能的传染源。

（三）学生结核病防治知识欠缺，自我防病意识不强，导致发病后不及时就医

首例病例早在上年 11 月就出现阵发性咳嗽，症状反复而无明显缓解，但一直未到校外的医疗机构就。至 3 月 22 日确诊时，已历时 4 月余，同时班级内座位频频短期变动、宿舍变动等客观原因，导致校内长时间传播。

（四）前期处置学校密切接触者筛查范围划定过窄

区疾病预防控制中心进行第一次现场处置时，仅对病例出现的班级及隔壁班级开展筛查。未能及时发现病例所在班级曾有淘汰制和宿舍调换情况，在密切接触筛查中发现新增病例后，也未及时扩大筛查。

四、所采取的处置措施

（一）及时启动突发公共卫生事件应急响应

按照《学校结核病防控工作规范（试行）》启动多部门联防联控机制，成立卫生、教育联合工作领导小组，及时启动突发公共卫生事件应急响应，制定并落实疫情处置方案。每日召开市 / 县卫生健康和教育行政部门、疾病预防控制机构、学校共同参加的结核病防控联席专题会议，研判疫情风险，安排布置下一步防控工作。

（二）规范组织密切接触者筛查

按照《学校结核病防控工作规范》，市、区疾病预防控制中心和市人民医院联合，在前期密切接触者筛查的基础上，于5月11—23日，扩大对与330班同一楼层10个班级师生、患者同宿舍学生、宿管人员共615人进行了结核病可疑症状、PPD皮肤试验和胸部X线片检查。

（三）落实患者的治疗管理

该学校累计诊断报告的24例活动性肺结核患者，均采取休学隔离治疗措施，市人民医院给予规范化抗结核治疗。对贫困学生提供生活救助和医疗救助，确保完成全程治疗。

（四）开展爱国卫生运动和宣传教育工作

在全校范围内开展爱国卫生运动，指导学校做好校园环境的清扫保洁，教室、宿舍等聚集场所的通风换气，保持空气流畅；对病原学阳性患者居住的宿舍进行消毒喷洒，宿舍台面进行擦拭消毒。向学校师生发放宣传折页、环保袋、宣传画，播放宣传视频光碟片，组织开展结核病防治核心知识讲座，重点强调结核病可防、可治、不可怕，正面宣传引导舆论，消除家长及学生恐慌心理。

本起突发公共卫生事件由多方面原因造成，包括新生入学体检结核病检查工作不规范造成可能的传染性患者进入校园、学生患者出现症状后长时间未就医造成结核病传播、疫情处置中接触者筛查范围不足造成患者未能及时发现、宿舍变动造成疫情进一步蔓延。在启动突发公共卫生事件应急响应之后，各项疫情处置措施落实到位，但疫情的发生发展过程反映出该市医疗卫生机构的传染病报告工作不及时不规范、疾病预防控制机构的传染病监测和预警意识淡薄、对学校结核病日常防控工作的指导不足等问题。

案例6　某技师学院结核病聚集性疫情调查和处置情况

2021年11月19日，某省疾病预防控制中心通过“传染病监测系统”日常监测发现某技师学院出现3例结核患者，11月25日开始对其密切接触者开展筛查，又发现7例肺结核患者，随即对该校开展了疫情相关处置。

一、学校基本情况

（一）学校基本情况

某技师学院是一所隶属于省人社厅的寄宿制职业技术学校，于2019年创建，占地面积约为380亩，建筑面积为15.73万平方米。学院有3个年级，71个班级，6个系，全校共有2 228名学生和323名教职员工，在2 551名师生中，有140名学生在外地实习。

教学楼共四栋（分别为2号楼、6号楼、8号楼、7号楼），每间教室20～25人。教室及宿舍的人均使用面积符合国家要求，教室及宿舍存在通风不良。学生宿舍共6栋（男生宿舍为11栋、13栋、15栋；女生宿舍为10栋、12栋、14栋），每间宿舍4～5人。

学院基本使用固定教学楼。公共选修课均采用大班教学方式，专业必修课采用小班面授方式，公共必修课为大班授课，但数量少，主要为第一年学生开设。学生上课为选课制，教室有流动安排，但相对固定。发生疫情的班级均在固定教室。学生到校和放假时间安排分别为：2021年7月1日学生到校，2021年12月12日放假；2022年3月8日开学。

（二）学校传染病防控工作管理情况

学校自2019年新建以来一直开展新生入学体检，但结核病检查仅开展胸部X线检查，未进行PPD检查和可疑症状筛查。学院设校卫生院一所，医务人员共3名，负责学校结核病日常防控措施的落实，未设立疫情报告人制度。

（三）常规防控措施落实情况

学校防疫措施落实良好，楼宇入口均安装有电子体温检测监测系统，消毒措施比较到位，有每日定时消毒措施，有消毒记录和消毒剂使用记录。但该校未规范落实晨午检、因病缺勤等日常防控措施，未落实教职工入职及年度体检。

（四）既往结核病疫情情况

该学院从建校到2021年6月共有散发肺结核病例6人，其中2019年1例，2020年4例，2021年1—6月1例，均未在当地开展密切接触者筛查。2021年1—11月该省学校单病例预警响应率为3.2%，24h及时响应率为1.24%。

二、疫情发生经过及处置情况

（一）开展首次筛查，发现聚集风险

2021年11月25日起，省疾病预防控制中心组织对3例患者的424名密切接触者开展PPD皮肤试验，实做408人，发现52例学生和7例教职工PPD强阳性、4例学生PPD

阳性，对 62 例 PPD 强阳性和阳性者进行 DR 检查，发现 13 例胸部 X 线片异常者，经 CT 核实排除 6 例（其中 1 例在外地检出病原学阳性），7 例诊断为肺结核。

（二）扩大筛查范围，专家集体会诊

12 月 3 日，当地成立疫情处置专班；对技师学院全体教职员工共计 2 551 人（含外出实习的 140 人及已诊断 25 人），进行了全员症状筛查、PPD 检查及胸部 X 线检查（正位片）。对胸部 X 线片异常者逐一进行痰涂片抗酸染色镜检和痰培养检查、分子生物学检查。12 月 7 日省级组建会诊小组，对疑似病例进行集体会诊确定诊断和治疗方案。自 2021 年 7 月至 2021 年 12 月 7 日，该技师学校共发现 25 例肺结核患者，胸部 X 线片异常未明确诊断者 255 人。经专家讨论，认为其中 18 例具有流行病学关联性，经当地行政审批，报告学校结核病突发公共卫生事件。

（三）启动应急响应，调配医疗资源

12 月 8 日该市人民政府成立了疫情应对工作组，由市委常委副市长担任领导小组组长，由结核病防治、医疗救治等专家组成的 5 个工作组将于 12 月 9 日上午进驻某技师学院，开展系统的疫情防控工作。12 月 9 日启用该市人民医院东院区的 100 张病床，为后续筛查出的可疑者提供隔离诊断、治疗的场所。同时联系企业提供短缺的预防性治疗药物。

（四）开展心理疏导，访视患病学生

12 月 7 日进行了全体师生面对面交流讨论会，答疑解惑并对结核病和预防性治疗等进行了互动和沟通；核查结核病患者诊断和治疗方案，对病情相对严重的粟粒性肺结核患者进行访视和药物不良反应处置。12 月 10 日，该市领导同志赴医院看望慰问住院学生，询问了解学生生活、诊治情况；科普宣传和人文关怀组对在校隔离学生每天 2 次开展健康教育宣传、心理疏导、安排户外活动，及时帮助学生摆脱一些不良情绪。

（五）完善现场流调，分析传播链条

开展现场调查，查看学校教室、学生宿舍卫生通风情况，询问在校学生和教职工学校结核病防控工作情况，并对确诊患者所在班级和寝室分布关系及传染源和传播链进行了现场勘察。

（六）评估疫情形势，提出问题建议

专家组对本次疫情发生的原因和目前的疫情形势进行了分析判断，并提出了下一步处置建议。

三、肺结核患者就诊经过及流行病学特征

截至2021年12月12日18时，筛查工作已经全部完成，结核病监测系统信息显示：该技师学院学生于2021年7月至2021年12月18日期间发病的患者数74例，其中因症就诊发现16例，外地发现患者1例，筛查发现结核病57例；74例患者中病原学阳性患者7例，病原学阴性患者67例，未发现耐药、重症和死亡病例。

指示病例××，男，20岁，19级机械班，有吸烟史。2020年9月至2021年6月11日到外省某技术学院2018技师2班进行代培。该病例于5月下旬出现胸痛症状，6月3日前往外省某市人民医院急诊因发热、胸痛就诊，以“肺结核？”收治入院。6月8日胸痛较之前缓解，偶有盗汗，PPD阳性，医院安排其出院，出院诊断为革兰氏阴性细菌性肺炎、肺结核待排、门诊随访。6月9日经实验室反馈，肺泡灌洗液结核分枝杆菌RNA及DNA阳性，确诊为肺结核（病原学阳性）。6月10日开具休学证明。6月11日乘飞机返家后开始居家隔离3d。6月15日前往第三人民医院门诊以主诉为“肺结核复诊，抗痨5d”就诊，胸部CT提示右肺上叶前段条索状、点状局限性纤维灶（？）结核待排，初步诊断为继发性肺结核（初治），在居家隔离23d后于7月9日前往医院住院治疗，入院诊断为继发性肺结核（初治），入院后予以抗结核治疗，病情明显好转后于7月20日出院，出院诊断为菌阴继发性肺结核（初治）。患者出院后于9月10日、9月11日（辅助检查为胸部CT、涂片查找抗酸杆菌、结核菌培养）到医院进行了复诊。居家隔离治疗至10月7日，10月8日该生返校上课，学校对其进行住宿单人单间管理，其他活动不受限制。

（一）人群分布

发现的肺结核患者均为学生，年龄：15～20岁49人，21～23岁25人；性别：男生33人，女生41人。

（二）时间分布

按发病时间统计：2021年6月2人，7月2人，9月4人，10月4人，11月12人，12月50人。

按诊断时间统计：2021年7月2人，9月1人，10月5人，11月10人，12月56人。

（三）班级分布

涉及3个年级，35个班级。其中19级CAD班7人，19级电子商务班7人，20级汽修1班6人，19级网络与信息安全班5人，20级互联网大数据班4人，21级电子商务班

4 人，20 级平面设计班 3 人，20 级酒店管理班 3 人，20 级环保班 3 人，21 级工程机械运用与维修班 3 人，21 级无人机应用技术班 3 人，21 级环保班 3 人，19 级 3D 打印班 2 人，其他班级均 1 人。

（四）宿舍分布

涉及 6 栋宿舍楼，62 间寝室。10-609 寝室 4 人，13-205 寝室 3 人，10-302 寝室 3 人，10-509 寝室 2 人，10-607 寝室 2 人，10-610 寝室 2 人，11-302 寝室 2 人，11-311 寝室 2 人，其他寝室 1 人。

四、疫情原因分析及形势研判

1. **疫情原因分析** 结核分枝杆菌感染潜伏时间长，发病后症状不典型，好发于青少年，往往初次感染者无明显临床症状，常被忽视，不能及时被发现。该技师学院未按要求开展新生入校结核病体检，不能排除入学时已有学生感染结核或罹患结核病。该地区结核病疫情严重，根据发病时间、胸部 X 线检查结果、痰检结果和流行病学调查提示，可能是多病例散发，在未被及时发现的情况下，造成多病例多簇聚集疫情发生。

2. **疫情形势研判** 根据目前掌握的情况来看，该起疫情有以下几个特征：一是多点散发，多簇聚集发病；二是发病患者均为少数民族；三是未经规范治疗和管理患者，复发比例高；四是无重症、无耐药和死亡病例。

3. **风险防控措施**

（1）疫情：基于该技师学院所在省份结核病疫情本底较高，散发病例多，生活习性等特点，疫情有进一步扩散的可能，需要立即进行全员 PPD 和胸部 X 线片检查，对肺结核可疑者给予涂片、培养和分子生物学检查，及时诊断治疗，避免疫情扩散，对感染者给予预防性治疗，减少和避免其发病。

（2）舆情：鉴于聚集性疫情发生在少数民族学生群体中，易引发舆情和被不良媒体炒作的风险，需要立即采取切实有效的措施，进行心理疏导，答疑解惑，化解师生不良情绪，加强数据和信息安全管理和舆情监测，妥善回应社会关切。

五、下一步疫情处置建议

疫情的后续处置，应在当地政府的领导下，严格按照《突发公共卫生事件应急条例》及相关预案的各项要求进行。尤其要做好以下工作：

1. 对诊断为肺结核的患者，应开展后续的患者规范化治疗管理和休复学管理。密切随访粟粒性肺结核患者。

2. 该技师学院积极按照疾病预防控制机构的要求，配合疾病预防控制中心做好学生的组织工作，切实落实后续的预防性治疗管理等疫情处置措施，并做好学生患者的休复学管理，技师学院在 2022 年 3 月 8 日新学期开学后，对本次筛查中所有 PPD 阴性者，再进行一次 PPD 复查，对所有入学师生进行再次胸部 X 线片检查。

3. 定点医疗机构要认真规范开展已经开展治疗的学生患者的治疗管理，密切关注是否出现耐药和重症患者。尽快完善病原学阴性的相关检查，开展结核病学生患者的休（复）学管理工作。科学制定 PPD 阳性学生预防性服药方案，加强宣传动员，在自愿、知情同意的原则下开展预防性治疗。对经多次动员仍拒绝预防性治疗的学生，落实其筛查后 3 个月、6 个月和 12 个月的胸部 X 线片检查。对于所有 PPD 阴性者师生，3 个月后进行随访和 PPD 试验，转阳者给予预防性治疗。

4. 由于大部分学生患者居家治疗，疾病预防控制中心应要求其原籍地疾病预防控制机构强化学生患者的服药和随访，注意监测其不良反应。在其具备复学条件时，由当地结核病定点医疗机构诊断专家组出具复学诊断证明，经地市级定点医院确认后方可返校，避免造成校园内的再次传播。对返校后仍需继续治疗的学生患者，属地疾病预防控制机构要指导做好患者的转入转出工作，保证患者治疗管理的连续性和工作质量。

5. 根据目前的资料尚不能明确疫情传染源（首发病例），对诊断的肺结核患者，利用其痰标本或胸腔积液等进行结核分枝杆菌培养，国家参比实验室可以协助对菌株进行基因测序，明确传播链，确定本次疫情的同源性；结合既往报告的技师学院结核病病例报告和诊疗情况、患者个案调查信息等资料，追溯传染源。

6. 人社部门与卫生健康行政部门应密切合作，对校医和教师开展结核病防治知识和学校防控相关的培训，并结合冬春季传染病和冬季传染病防控宣传工作，对学生开展结核病防治宣传教育。

7. 技师学院应严格落实结核病日常防控措施，切实落实因病缺勤病因追查和登记制度，并将相关信息进行书面记录。

8. 技师学院应提高结核病疫情的敏感性和警觉性，安排老师采用多种形式，按照“多对一”要求，加强对患病学生的人文关怀。保持和加强与患病学生及其家庭的联系，及时掌握其思想和情绪变化，做好心理安抚工作，积极回应学生关切，并在学业上给予指导，避免造成社会影响的事件发生。同时做好在校学生、家长的解释工作，积极开展健康教育，采取多渠道、多方式加强结核病宣传教育，提高师生对结核病的认识，开展心理危机干预，消除恐慌心理，维护校园稳定。建立传染病防控制度，成立领导小组，将结核病日常防控措施落到实处。按规定将结核病检查项目作为新生入学体检和教职工常规体检的必查项目。同时积极配合疾病预防控制机构，落实专人负责密切接触者筛查工作的组织、在校 PPD 强阳性学生的观察随访和学生在校治疗期间的管理，并做好学生患者的休复学管理。积极开展爱国卫生运动，开展学校环境卫生的清扫和消毒，注意教室和集体宿舍经常开窗通风，保持空气流通。

9. 市宣传部门在做好舆情监测工作的同时，积极与卫生健康部门共同适时、有效应对舆情，妥善回应社会关切。

10. 省级有关部门应在政府疫情处置领导小组的组织领导下，明确责任分工，进一步落实密切接触者筛查、疫情与舆情监测、患者治疗管理、工作信息报送、预防服药等工作方案，科学规范、积极稳妥处置疫情。教育、卫生主管部门要“举一反三”，加强辖区学校结核病防控和传染病疫情报告工作的监管、指导，强化针对性、精准性防控措施落实，做到早发现、早控制，防止类似疫情发生。

该起学校结核病突发公共卫生事件发现的患者人数多，其发生与学校所在地本底的结核病疫情高、新生入学体检结核病筛查工作不规范、学校各项日常防控措施落实不到位有关。在疫情处置过程，接触者筛查工作启动不及时，并未在出现第一例患者后开展筛查；第一轮密切接触者筛查手段不规范，仅对PPD阳性的密切接触者进行胸部影像学检查；患者休复学管理不规范，指示病例是病原学阳性患者，但在诊断后4个月即已复学上课。启动突发事件应急响应后，各项疫情处置工作才规范起来。

附 件

附件 1

新生入学体检告知书

× × 学校入学新生及家长：

您好！欢迎进入我校学习，为保证所有在校学习和生活的同学们健康成长，杜绝结核病等传染病的校内传播，按照教育部和国家卫生健康委联合发布的《中国学校结核病防控指南（2020 年版）》的要求，我校需对所有入学新生进行健康体检，建立健康档案，掌握学生的健康状况，以便对患病学生做到早发现、早治疗、早干预。体检结果将以报告单形式向学生（家长）反馈，并就体检结果提出健康指导意见。

本次体检项目有：问诊（包括肺结核患者接触史和可疑症状的询问）；内科、外科、口腔、眼科、形态指标检查和生理功能指标检查；结核分枝杆菌感染检测和肝功能检测；影像学检查等项目。（注：这部分内容可根据不同类型学校的新生入学体检项目进行增减）

皮肤试验需在左前臂屈侧做皮内注射，皮试后在原地休息 15 ~ 30min，无不适可离开。注射部位应避免手抓和接触污物，以免感染；不能涂抹任何药物和花露水、风油精、肥皂等，以免影响结果判断。皮肤试验注射后一般无不良反应，曾患过结核病或过敏体质者局部可能出现水疱、浸润或溃疡，也可能出现不同程度发热，一般能自行消退或自愈，偶有严重者应及时到结核病定点医院就诊。注射后还需对结果进行判读，一般在注射后 48 ~ 72h 到体检机构由医护人员进行结果判定。

如有急性传染病（如麻疹、百日咳、流行性感冒、肺炎等）、急性眼结膜炎、急性中耳炎、全身性皮肤病及过敏体质，以及医生判定暂不适合进行结核潜伏感染皮肤试验的其他情况者，不宜进行皮肤试验，请提前告知校方。

做肝功能检查者需空腹。（注：有其他需提示事项自行添加）

本人及家长已阅读以上信息，对内容完全知晓和充分理解。

学生本人签名：　　　　　时间：　　　　年　　月　　日

学生家长签名：　　　　　时间：　　　　年　　月　　日

附件 2　学校抗结核预防性治疗登记册

登记日期	登记号	姓名	性别	年龄	年级和班级	现住址	预防性治疗方案	开始治疗日期	完成治疗日期	是否规律治疗	转为患者日期	经诊医生

注：本表格由县（区）级疾病预防控制机构填写。

附件 3　预防性治疗档案

治疗者所在学校名称：

治疗者登记号：____________________

姓名：________　性别：①男；②女

出生日期：　　年　　月　　日　　年龄：___岁　　民族：________

现住址：______________________________联系电话：____________________

一、基本信息

1. 分类　①幼托儿童；②散居儿童；③学生；④教师；⑤保育员及保姆；⑥其他

2. 学校名称（学生、幼托儿童须详细填写所在学校及班级名称）

3. 身份证件类别　①居民身份证；②居民户口簿；③其他法定有效证件

身份证件号码：____________________

4. 户籍地类型　①本县（区）；②本市其他县（区）；③本省其他地（市）；④其他省；⑤港澳台；⑥外籍

5. 户籍地址____

6. 既往史

抗结核治疗史：①无；②有治疗药物及时间____________________

卡介苗接种史：①无；②有

肺结核密切接触史：①无；②普通患者；③耐药患者

药品过敏史：①无；②有____________________

肝病史：①无；②有____________________

糖尿病：①无；②有：空腹血糖__________ 糖化血红蛋白__________

免疫系统疾病：①无；②有疾病名称：____________________

是否使用免疫抑制剂：①无；②有所用药物：____________________

有无其他疾病：①无；②有疾病名称：____________________

二、结核潜伏感染检测情况

1. 筛查方法 ① TST；② C-TST；③ IGRA
2. 注射 / 采血日期________年____月____日
3. 结果判读日期________年____月____日
4. 检测结果

三、体格检查

查体：体温____℃；血压____mmHg；脉搏____次 /min

呼吸____次 /min；体重____kg

皮肤、黏膜、淋巴结：

其他：

四、本次治疗及管理情况

是否接受预防性治疗：①否；②是

开始治疗日期：________年____月____日

治疗方法：①化学预防性治疗；②免疫预防性治疗

化学预防性治疗方案：____________________

免疫预防性治疗用药：____________________

用药管理方式：①校医督导；②班主任 / 辅导员；③校内其他指定人员；④家庭成员督导；⑤自我全程管理

五、治疗过程记录

每次复诊均需详细记录，记录内容包括截至本次治疗已累计治疗时间和次数，治疗后是否有不适及其程度？不适与抗结核药物是否相关？随访检查的结果（包括肝肾功能，血、尿常规及其检测指标具体数值）？发生不良反应的临床处理办法？是否调整预防性治疗方案及其调整后的治疗方案？

六、治疗后医学评价

停止治疗日期：________年____月____日

治疗后医学评价结果：①完成疗程；②提前终止治疗

提前终止治疗原因：①治疗过程中发生结核病；②不良反应；③转出学校；④拒绝

胸部X线检查结果：①未见异常；②结核病样病变；③非结核样病变

检查结果及知情同意书贴页

2周末随访检查结果（肝肾功能、血、尿常规）

1个月末随访检查结果（肝肾功能、血、尿常规）

2个月末随访检查结果（肝肾功能、血、尿常规）

3个月末随访检查结果（肝肾功能、血、尿常规）

4个月末随访检查结果（肝肾功能、血、尿常规）

5个月末随访检查结果（肝肾功能、血、尿常规）

治疗结束前随访检查结果（肝肾功能、血、尿常规）

预防性治疗知情同意书

____

结核病为慢性传染病，患结核病将给自己的学习、工作和生活带来较大影响。结核分枝杆菌感染者，在其一生的某个时段可发展为活动性结核病，对存在高危因素的人群（儿童、HIV 感染者或其他免疫受损者等）发生活动性结核概率更高，对结核高危因素人群预防性治疗可有效降低活动性结核病发病的风险。预防性治疗可显著降低感染者发生结核病的风险。

经筛查确认您为结核潜伏感染者，为降低您发生活动性结核病的风险，强烈建议您开展预防性治疗。预防性治疗包括两种方式，您可选择其中一种方式进行预防性治疗。

一种方式为化学药物预防性治疗，所用药物是异烟肼、利福喷丁或利福平。预防性治疗可能会发生不良反应，但不良反应发生率较小。服药期间我们会定期给您进行不良反应监测，并会告知您可能出现的不良反应相关症状，万一您发生症状可及时就诊，做到对不良反应早发现、早治疗。

在化学预防性治疗期间需要注意：①应遵医嘱定期到医疗机构取药接受治疗，不要自行买药服用，防止误服误用；②要按照医嘱足量、规律服用，以免影响预防性治疗效果；③治疗期间注意观察有无不良反应，如发生恶心、呕吐、食欲下降等应及时来检查肝功能；④治疗过程中，每次服药后均需在“服药记录卡”上做好记录，全疗程结束后将“服药记录卡”交我单位存档。

另一种方式是免疫预防性治疗，使用母牛分枝杆菌生物制品进行肌内注射，全疗程共注射 6 次，每 2 周注射一次。注射用母牛分枝杆菌生物制品使用后，除注射局部轻微疼痛外，其他不良反应较少见。预防性治疗过程中，需每两周进行注射治疗一次，注射后休息观察 30min，无不良反应后再离开，需要坚持完成全疗程达到预防性治疗的效果。

您是否同意进行预防性治疗：①同意；②不同意

如同意，您愿意接受哪一种预防性治疗：① 化学预防性治疗；②免疫预防性治疗

谢谢合作！

治疗单位__________________　　　　电话：__________________

预防性治疗者或家属签名__________　　　　经诊医生签名__________

日期________年____月____日

（此协议书一式两份，服预防性治疗者和治疗单位各存一份）

附件 4　学校预防性治疗记录卡

<table>
<tr><td colspan="3">姓名：</td><td colspan="6">专业：　　　　年级：　　　　班级：</td></tr>
<tr><td>年龄：</td><td colspan="2">性别：</td><td colspan="3">宿舍楼号：</td><td colspan="3">宿舍号：</td></tr>
<tr><td colspan="3">预防性治疗方案：</td><td colspan="6">管理人：1. 校医　2. 辅导员　3. 班主任
4. 志愿者　5. 自己</td></tr>
<tr><td colspan="3">第 1 个月</td><td colspan="3">第 2 个月</td><td colspan="3">第 3 个月</td></tr>
<tr><td>日期</td><td>是否治疗</td><td>未治疗原因</td><td>日期</td><td>是否治疗</td><td>未治疗原因</td><td>日期</td><td>是否治疗</td><td>未治疗原因</td></tr>
<tr><td></td><td></td><td></td><td></td><td></td><td></td><td></td><td></td><td></td></tr>
<tr><td></td><td></td><td></td><td></td><td></td><td></td><td></td><td></td><td></td></tr>
<tr><td></td><td></td><td></td><td></td><td></td><td></td><td></td><td></td><td></td></tr>
<tr><td colspan="3">第 4 个月</td><td colspan="3">第 5 个月</td><td colspan="3">第 6 个月</td></tr>
<tr><td>日期</td><td>是否治疗</td><td>未治疗原因</td><td>日期</td><td>是否治疗</td><td>未治疗原因</td><td>日期</td><td>是否治疗</td><td>未治疗原因</td></tr>
<tr><td></td><td></td><td></td><td></td><td></td><td></td><td></td><td></td><td></td></tr>
<tr><td></td><td></td><td></td><td></td><td></td><td></td><td></td><td></td><td></td></tr>
<tr><td></td><td></td><td></td><td></td><td></td><td></td><td></td><td></td><td></td></tr>
<tr><td rowspan="2">全疗程规律治疗评价</td><td colspan="4">中断治疗：1. 有（次数：　　次）
2. 无</td><td colspan="4">实际治疗次数：　　次</td></tr>
<tr><td colspan="4">全疗程应治疗次数：　　次</td><td colspan="4">治疗率：　　%</td></tr>
<tr><td rowspan="2">停止治疗原因调查</td><td colspan="8">原因：
完成全疗程
不良反应：
自行停药：
治疗中发生结核病，诊断日期：</td></tr>
<tr><td colspan="8">备注：</td></tr>
<tr><td colspan="4">预防性治疗者签字：</td><td colspan="5">管理人签字：</td></tr>
</table>

附件 5 学校结核病健康体检一览表

□新生筛查
(□托幼机构 □小学 □非寄宿制初中 □寄宿制初中 □高中 / 中专 □普通高等学校)
□中高考体检
□教职员工体检
□其他学生体检(请详述):______________________________

筛查方式
根据学校类型和入学新生的年级,在下列 5 项中选择 1 项,在编号处打钩。
(1) 询问肺结核密切接触史和肺结核可疑症状,有肺结核密切接触史和肺结核可疑症状者开展 TST /IGRA 检测,TST 检测强阳性 /IGRA 阳性者进行胸部 X 线片检查。
(2) 询问肺结核可疑症状和开展 TST/IGRA 检测,有肺结核可疑症状者或 TST 检测强阳性 /IGRA 阳性者进行胸部 X 线片检查。
(3) 询问肺结核可疑症状和开展胸部 X 线片检查。
(4) 询问肺结核可疑症状、开展 TST/IGRA 检测和胸部 X 线片检查。
(5) 其他(请详述):______________________________

应筛查人数:　　　　实际筛查人数:　　　　填表人:　　　　填表日期:

<table>
<tr><th rowspan="3">序列号</th><th rowspan="3">姓名</th><th rowspan="3">性别</th><th rowspan="3">年龄/岁</th><th rowspan="3">筛查日期</th><th rowspan="3">既往有无肺结核患者的密切接触史</th><th colspan="4">肺结核可疑症状</th><th colspan="2">TST 检测结果</th><th colspan="2">C-TST 检测结果</th><th rowspan="3">IGRA 检测结果</th><th rowspan="3">胸部 X 线片结果</th><th rowspan="3">备注</th></tr>
<tr><th colspan="2">咳嗽 / 咳痰</th><th rowspan="2">咯血或血痰</th><th rowspan="2">其他</th><th rowspan="2">横径 × 纵径 / mm²</th><th rowspan="2">双圈、水疱、坏死或淋巴管炎</th><th rowspan="2">横径 × 纵径 / mm²</th><th rowspan="2">双圈、水疱、坏死或淋巴管炎</th></tr>
<tr><th>≥2周</th><th><2周</th></tr>
<tr><td>1</td><td></td><td></td><td></td><td></td><td></td><td></td><td></td><td></td><td></td><td></td><td></td><td></td><td></td><td></td><td></td><td></td></tr>
<tr><td>2</td><td></td><td></td><td></td><td></td><td></td><td></td><td></td><td></td><td></td><td></td><td></td><td></td><td></td><td></td><td></td><td></td></tr>
<tr><td>……</td><td></td><td></td><td></td><td></td><td></td><td></td><td></td><td></td><td></td><td></td><td></td><td></td><td></td><td></td><td></td><td></td></tr>
</table>

填写说明
1. 该表由具体实施新生入学体检的机构或学校填写。
2. 结核分枝杆菌感染检测,如使用非单一检测方法(如两步法),其检测结果需填入备注。
3. 胸部 X 线片结果填写编号:1- 未见异常,2- 疑似活动性结核,3- 非活动性结核或其他异常,4- 未查。

附件 6　学校结核病健康体检汇总表

☐新生筛查
（☐托幼机构 ☐小学 ☐非寄宿制初中 ☐寄宿制初中 ☐高中 / 中专 ☐普通高等学校）
☐中高考体检
☐教职员工体检
☐其他学生体检（请注明：）

填表人：　　　　填表时间：

单位：人

班级名称	应筛查人数	实际筛查人数	与肺结核患者密切接触的人数	有肺结核可疑症状者数	胸部 X 线片		TST 检测			C-TST 检测			IGRA 检测		肺结核 / 疑似肺结核患者数	备注
					检查人数	胸部 X 线片异常人数	检测人数	阳性人数	强阳性人数	检测人数	阳性人数	强阳性人数	检测人数	阳性人数		
合计																

填写说明：
1. 该表由体检机构或学校卫生防病机构 / 人员根据附件 4-1 汇总填写。
2. 采用两步法的检测人数和判别感染人数填入备注。

附件 7　县（区）级学校结核病健康体检汇总表

填表人：　　　　填表时间：

单位：人

<table>
<tr><th rowspan="2">学校名称</th><th rowspan="2">应筛查人数</th><th rowspan="2">实际筛查人数</th><th rowspan="2">与肺结核患者密切接触的人数</th><th rowspan="2">有肺结核可疑症状者数</th><th colspan="2">胸部 X 线片</th><th colspan="3">TST 检测</th><th colspan="3">C-TST 检测</th><th colspan="2">IGRA 检测</th><th rowspan="2">肺结核 / 疑似肺结核患者数</th><th rowspan="2">备注</th></tr>
<tr><th>检查人数</th><th>胸部 X 线片异常人数</th><th>检测人数</th><th>阳性人数</th><th>强阳性人数</th><th>检测人数</th><th>阳性人数</th><th>强阳性人数</th><th>检测人数</th><th>阳性人数</th></tr>
<tr><td></td><td></td><td></td><td></td><td></td><td></td><td></td><td></td><td></td><td></td><td></td><td></td><td></td><td></td><td></td><td></td><td></td></tr>
<tr><td></td><td></td><td></td><td></td><td></td><td></td><td></td><td></td><td></td><td></td><td></td><td></td><td></td><td></td><td></td><td></td><td></td></tr>
<tr><td></td><td></td><td></td><td></td><td></td><td></td><td></td><td></td><td></td><td></td><td></td><td></td><td></td><td></td><td></td><td></td><td></td></tr>
<tr><td>合计</td><td></td><td></td><td></td><td></td><td></td><td></td><td></td><td></td><td></td><td></td><td></td><td></td><td></td><td></td><td></td><td></td></tr>
</table>

填写说明：

1. 该表由教育行政部门根据附件 4-2 汇总填写。
2. 采用两步法的检测人数和判别感染人数填入备注。

附件 8　学生晨检记录表

学校：　　　年级：　　　班级：　　　晨检日期：　　　登记人：

班级人数：　　　当日到校人数：

晨检时发现的传染病早期症状和疑似传染病的人数：

传染病早期症状和疑似传染病的学生详细情况															
姓名	性别	年龄/岁	主要症状								是否就诊	就诊日期	返校日期	诊断结果	备注
			发热	皮疹	腹泻	呕吐	黄疸	咳嗽咳痰	喘息	其他					

填表说明：

1. “登记人”由各班监测员担任，每天填写 1 页，当日无异常发现需填写“无”。

2. 晨检中发现异常情况，由班主任于当日 9 点前报学校教导处 / 医务室，特殊情况应于第一时间报告学校分管领导和校长。

3. 需收集有症状学生的就诊信息并填入表内，在出现的症状下打“√”。

4. 咳嗽咳痰达 2 周及以上或出现咯血 / 痰中带血者，应视为具有肺结核可疑症状，并在备注中注明。

5. 每周由班主任汇总后，报医务室 / 保健室 / 卫生室。

6. 医务室 / 保健室 / 卫生室根据各班级的记录，及时识别具有肺结核可疑症状的学生，并保存记录备查。

附件 9　肺结核可疑症状者 / 疑似肺结核患者推介 / 转诊单

存根

姓名　　　　性别　　　年龄（周岁）

学校 / 校区：　　　　　　　　院系：

年级：　　　　　班级：

现住址：________（区）________乡（路）村（居委会）组（或门牌号）

联系电话：

因：①有肺结核可疑症状，②疑似肺结核患者，于________年________月________日转入单位（当地结核病定点医疗机构）进行专业诊断和治疗。

转诊医生（签字）：

年　　月　　日

推介 / 转诊单

（当地结核病定点医疗机构名称）：

现有我校　　　　　性别　　　年龄　　　，因①有肺结核可疑症状；②疑似肺结核患者，需转入贵单位，请予以接诊。

单位（当地结核病定点医疗机构）地址：

转诊医生（签字）：

联系电话：

（学校名称）

年　　月　　日

填写说明：

1. 本表供学校转出肺结核可疑症状者 / 疑似肺结核患者时使用，由校医院或医务室 / 保健室 / 卫生室转诊医生填写并签字。

2. 本表需填写完整准确，存根由校医院或学校医务室 / 保健室 / 卫生室留存备查，转诊单由被转诊人交结核病定点医疗机构。

附件 10　学生因病缺勤病因追查登记表

学校：　　　　　　　　年级：　　　班级：　　　登记人：

姓名	性别	年龄 / 岁	缺勤日期	主要症状	是否就诊	就诊日期	就诊医疗机构	返校日期	诊断结果	备注

填表说明：

1. “登记人”由班干部和宿舍长担任。

2. 如有学生因病缺勤，需由班主任 / 辅导员于当日 9 点前报校医院或医务室 / 保健室 / 卫生室，特殊情况应及时于第一时间报告学校分管领导和校长。

3. 此表每周由年级主任汇总后，报校医院或医务室 / 保健室 / 卫生室，注意保存备查。

附件 11　肺结核患者个案调查表

病例分类：1. 确诊病例　2. 临床诊断病例

1. 一般情况

1.1 姓名：　　　　身份证号：

1.2 性别：（1）男；（2）女

1.3 出生日期：　　　　年　　月　　日（年龄　　岁）

1.4 职业：（1）学生；（2）教师；（3）其他（　　）

现住址：户籍地址：

学校名称：

年级和班级：　　年级　　班，班级人数　　人；

宿舍：　　幢　　室，同室居住人数　　人

宿舍面积：　　　平方米；宿舍窗户可打开面积：　　　平方米

宿舍通风：（1）不开窗通风；（2）不定时开窗通风；（3）每日开窗通风

宿舍环境卫生：（1）好；（2）一般；（3）差

家庭环境：

住址：

居住人数：　　　人；居室面积：　　　平方米

居室通风：（1）不开窗通风；（2）不定时开窗通风；（3）每日开窗通风

居室环境卫生：（1）好；（2）一般；（3）差

2. 既往病史和接触史

2.1 既往结核病史：（1）有（诊断时间：　　　年）；（2）无

2.2 慢性肺病史：（1）有；（2）无

2.3 慢性肾病史：（1）有；（2）无

2.4 慢性糖尿病史：（1）有；（2）无

2.5 吸烟史：（1）现在吸；（2）以前吸；（3）从不吸

2.6 发病前，共同居住的家庭成员有无结核病患者？（1）有；（2）无
若有，是否与患者密切接触？（1）是；（2）否

2.7 发病前，同班级有无结核病患者？（1）有；（2）无；（3）不清楚
若有，是否与患者密切接触？（1）是；（2）否

2.8 发病前，同楼层班级有无结核病患者？（1）有；（2）无；（3）不清楚
若有，是否与患者密切接触？（1）是；（2）否

2.9 如是住宿生，本次发病前同宿舍有无结核病患者？（1）有；（2）无；（3）不清楚
若有，是否与患者密切接触？（1）是；（2）否

2.10 发病前，同楼层宿舍有无结核病患者？（1）有；（2）无；（3）不清楚
若有，是否与患者密切接触？（1）是；（2）否

3. 营养和其他健康状况

3.1 营养状况：（1）好；（2）一般；（3）差

3.2 睡眠状况：（1）好；（2）一般；（3）差

3.3 学习、工作和生活压力：（1）大；（2）一般；（3）小

4. 发病和就诊情况

4.1 是否有症状：（1）有；（2）无
首次症状出现日期：　　　年　　月　　日
首次发病出现症状：（1）咳嗽；（2）咳痰；（3）咯血或血痰；（4）胸痛；（5）胸闷及气短；（6）低热；（7）盗汗；（8）乏力；（9）食欲减退；（10）消瘦；（11）其他（　　）
首发症状自我感觉的严重程度：（1）轻；（2）中；（3）重

4.2 就医过程

就诊序次	就诊日期（　年　月　日）	就诊主要原因	就诊单位	诊断结果	治疗情况
1（初诊）					
2					
3					
……					

注：（1）如在机构进行了诊断，需在“诊断结果”处填写具体的诊断结果；如未明确诊断，则填写“未明确诊断”。如该机构有转诊，需同时填写“转诊至××机构”。

（2）如开展了治疗，需在“治疗情况”处填写使用的药品；如未开展治疗，则填写“未治疗”。

5. 患者诊疗情况

5.1 患者发现方式：（1）因症就诊；（2）接触者筛查；（3）健康检查；（4）其他

5.2 结核分枝杆菌感染检测：

5.2.1 是否进行结核菌素皮肤试验：

（1）是

检测日期：　　年　　月　　日

结果（mm）：

有无水疱、或双圈、或坏死、或溃疡等：1）有；2）无

（2）否

5.2.2 是否进行新型结核菌素皮肤试验：

（1）是

方法：

检测日期：　　年　　月　　日

结果：1）阳性；2）阴性；3）不确定

（2）否

5.2.3 是否进行γ干扰素释放试验：

（1）是

方法：

检测日期：　　年　　月　　日

结果：1）阳性；2）阴性；3）不确定

（2）否

5.3 胸部X线片检查异常情况：

检查日期：　　年　　月　　日

左：（1）有（若有，请表明，上、中、下）；（2）无

右：（1）有（若有，请表明，上、中、下）；（2）无

有无空洞：（1）有；（2）无

粟粒：（1）有；（2）无

5.4 病原学检查结果：

涂片结果：（1）阴性；（2）阳性；（3）未查

培养结果：（1）阴性；（2）阳性；（3）污染；（4）未查

分子生物学检测：检测方法　　　结果

药敏结果：H 耐药　　敏感　　污染　　未做

R 耐药　　敏感　　污染　　未做

Z 耐药　　敏感　　污染　　未做

E 耐药　　敏感　　污染　　未做

初步菌种鉴定结果：（1）结核分枝杆菌；（2）非结核分枝杆菌；（3）其他

其他病原学检查（检测手段：）结果：（1）阴性；（2）阳性；（3）未查

诊断性抗感染治疗：（1）有，结果为：__________

（2）无

诊断性抗结核治疗：（1）有，结果为：__________

（2）无

5.5 诊断结果：

5.5.1 诊断分型：（1）Ⅰ型；（2）Ⅱ型；（3）Ⅲ型；（4）Ⅳ型；（5）Ⅴ型

5.5.2 诊断日期：　　　年　　月　　日

5.5.3 诊断的医疗机构名称：

5.5.4 在系统中进行传染病报告的日期：　　　年　　月　　日

5.5.5 在系统中进行结核病患者登记的日期：　　　年　　月　　日

登记分类：（1）新患者；（2）复发；（3）返回；（4）治疗失败

（5）其他（请详述）：

5.5.6 开始治疗日期：　　　年　　月　　日

5.5.7 治疗方案：

5.5.8 目前治疗管理方式：（1）休学住院治疗；（2）休学本地居家治疗；（3）休学回外地原籍治疗；（4）未休学居家治疗；（5）未休学在校治疗

5.5.9 若休学治疗，休学开始日期：　　　年　　月　　日

若住院治疗，入院日期：　　　年　　月　　日

出院日期：　　　年　　月　　日

6. 发病后的学习和生活情况

6.1 患者诊断前3个月内/自症状出现后至诊断时的上课地点

教室	起始日期	终止日期	每周上课频率时长/h	同教室学生范围	同楼层教室及学生范围	备注
地点1						
地点2						
地点3						
……						

注：1. 需填入本表的时间段，以“诊断前3个月内”或“自症状出现后至诊断时”之中时间长者为准。

2. 教室：写出教学楼编号及其楼层、教室编号；如患者同期还在其他学校/校区上课，也需详细填写。

3. 同教室学生范围：写出在该起始日期至终止日期之间，与该患者一起上课的全部学生所在的班级，如：本班和×班全体学生。

4. 同楼层教室及学生范围：写出在该起始日期至终止日期之间，与该教室在同一教学楼层的全部教室中上课的班级。绘出教室及班级分布图。

6.2 （住宿生必须填写）患者诊断前3个月内/自症状出现后至诊断时的居住地点（宿舍）

宿舍	起始日期	终止日期	每周居住天数	同宿舍学生范围	同楼层宿舍及学生范围	备注
宿舍1						
宿舍2						
……						

注：填写原则同6.1表格。绘出宿舍分布图。

6.3 患者诊断前3个月内/自症状出现后至诊断时的居住地点（家庭）

家庭	起始日期	终止日期	每周居住天数	同家庭成员名单	备注
家庭1					
家庭2					
……					

调查单位：　　　　调查者：

调查时间：　　　　年　　月　　日

附件 12　肺结核患者休学（课）诊断证明

（正面）

<table>
<tr><td>姓名</td><td></td><td>性别</td><td></td><td>年龄</td><td></td><td>身份证号码</td><td></td></tr>
<tr><td colspan="2">学校名称
(具体到班级)及地址</td><td colspan="6"></td></tr>
<tr><td colspan="2">户籍地址</td><td colspan="6"></td></tr>
<tr><td colspan="2">现住址</td><td colspan="6"></td></tr>
<tr><td>本人联系电话</td><td colspan="3"></td><td>家长姓名及联系电话</td><td colspan="3"></td></tr>
<tr><td>诊断日期</td><td colspan="3"></td><td>诊断结果</td><td colspan="3"></td></tr>
<tr><td>是否已进行抗结核治疗</td><td colspan="3"></td><td>若是，开始抗结核治疗的日期</td><td colspan="3"></td></tr>
<tr><td colspan="8">根据原国家卫计委和教育部联合下发的《学校结核病防控工作规范(2017 版)》,符合下述休学条件之一的需要休学隔离治疗:①病原学阳性肺结核患者;②胸部 X 线片显示肺部病灶范围广泛和 / 或伴有空洞的菌阴肺结核患者;③具有明显的肺结核症状;④需休学的其他情况。

医师 / 诊疗专家组签名:
诊疗单位:　　　　(盖章)
年　　月　　日</td></tr>
</table>

复学有关事项告知（参考）

（背面）

1. 复学诊断证明由负责学生诊疗管理的结核病定点医疗机构开具。

2. 复学条件

（1）病原学阳性肺结核患者（含耐多药患者和利福平耐药患者）以及重症菌阴肺结核患者（包括有空洞 / 大片干酪状坏死病灶 / 粟粒性肺结核等）经过规范治疗完成全疗程，初治、复治患者分别达到治愈或治疗成功的标准；

（2）菌阴肺结核患者经过 2 个月的规范治疗后，症状减轻或消失，胸部 X 线片病灶明显吸收，治疗 3 个月末、4 个月末涂片检查均阴性且至少 1 次结核分枝杆菌培养检查为阴性（每次检查的间隔时间至少满 1 个月）。

3. 患者需要在结核病定点医疗机构规范接受抗结核治疗，并按时完成痰检。请妥善保管全部诊疗相关资料，作为开具复学诊断证明的依据。

4. 若开具复学诊断证明的机构并非学校所在地的定点医疗机构，则需该学生患者就读学校 / 校区所在地的结核病定点医疗机构进行资料的复核，必要时需进行复查。

附件 13　肺结核患者复学（课）诊断证明

<table>
<tr><td>姓名</td><td></td><td>性别</td><td></td><td>年龄</td><td></td><td>身份证号码</td><td></td></tr>
<tr><td colspan="2">学校名称
(具体到班级)及地址</td><td colspan="6"></td></tr>
<tr><td colspan="2">户籍地址</td><td colspan="6"></td></tr>
<tr><td colspan="2">现住址</td><td colspan="6"></td></tr>
<tr><td colspan="2">本人联系电话</td><td colspan="2"></td><td colspan="2">家长姓名及
联系电话</td><td colspan="2"></td></tr>
<tr><td colspan="2">治疗前诊断结果</td><td colspan="6"></td></tr>
<tr><td colspan="2">开始抗结核治疗日期</td><td colspan="6"></td></tr>
<tr><td colspan="2" rowspan="3">治疗肺结核的医疗机构名称及治疗时间</td><td colspan="6">医疗机构 1：　　　　　　　　,治疗起止日期：</td></tr>
<tr><td colspan="6">医疗机构 2：　　　　　　　　,治疗起止日期：</td></tr>
<tr><td colspan="6">医疗机构 3：　　　　　　　　,治疗起止日期：</td></tr>
</table>

根据原国家卫计委和教育部联合下发的《学校结核病防控工作规范(2017 版)》,符合下述复学条件之一的可以建议复学

□病原学阳性肺结核患者(含耐多药患者和利福平耐药患者)以及重症病原学阴性肺结核患者(包括有空洞/大片干酪状坏死病灶/粟粒性肺结核等)经过规范治疗完成全疗程,达到治愈或治疗成功的标准。

□病原学阴性肺结核患者经过 2 个月的规范治疗后,症状减轻或消失,胸部 X 线片病灶明显吸收,治疗 3 个月末、4 个月末涂片检查均阴性,并且至少 1 次结核分枝杆菌培养检查为阴性(每次涂片检查的间隔时间至少满 1 个月)。

后续措施和要求

□学校校医或班主任应当协助医疗卫生机构督促患者按时服药并定期复查。

□加强对患者的健康教育。

□一旦出现病情恶化,须立即就医。

□其他。

医师/诊疗专家组签名：

诊疗单位：　　　　（盖章）

年　　月　　日

附件 14　学生年龄段 / 教师肺结核患者信息核查表

序号	姓名	性别	年龄	住址	单位	报告人群分类	报告日期	核实人	核实方式	核实日期	核实后人群分类	核实后单位名称	核实后单位所在地	备注

填表说明

1. 序号：为流水号，每年从“1”开始。

2. 住址：填写在传染病网络报告信息系统中记录的该患者的现住址，需填写完整。

3. 单位：填写在传染病网络报告信息系统中记录的该患者的单位全称。

4. 报告人群分类：填写在传染病网络报告信息系统中记录的该患者的人群职业分类。

5. 报告日期：填写在传染病网络报告信息系统中对该患者进行网络报告的日期，需填写月、日，如：4 月 1 日填写为“4.1”。

6. 核实人：填写县（区）级疾病预防控制机构对该患者进行信息核实的人员全名。

7. 核实方式：以阿拉伯数字，填写以下方式的编号。

1——入户核实，2——通过基层医疗卫生机构核实，3——与患者直接电话核实。

对在外地的患者，如跨地区核实信息，均填写具体核实方式。

附件 15　疫情发生情况记录表

疫情报告表：

单位名称	单位性质	是否寄宿制	指示病例报告日期	指示病例所在年级 / 部门 / 区域	启动疫情处置日期	活动性肺结核患者数 / 例				终止疫情处置日期
						患者数	病原学阳性患者数	耐利福平患者数	患者登记号	

疫情处置进展表：

每轮筛查情况					累计患者数			累计预防性治疗情况	
筛查日期	筛查范围	应筛查人数	完成筛查人数／人	发现的患者数／例	其中病原学阳性患者数／例	其中耐利福平患者数／例	患者登记号	应预防性治疗人数／人	实际预防性治疗人数／人

填表说明：

1. 发现疫情后，县（区）级疾病预防控制机构需 24h 内填报“疫情报告表”，并根据处置情况及时填报“疫情处置进展表”。

2. 单位名称：应为该疫情发生单位当前的规范全称。

3. 单位性质：以阿拉伯数字填写序号，1 ＝学校，2 ＝托幼机构，3 ＝监管场所，4 ＝厂矿企业，5 ＝医疗机构，6 ＝福利机构（含养老院），7 ＝其他。

4. 是否寄宿制：寄宿制指本单位提供住宿条件且至少有一人在单位居住。以阿拉伯数字填写序号，1 ＝是，2 ＝否。

5. 指示病例报告日期：指第一例活动性肺结核患者填报传染病报告卡的日期，需填写年、月、日，如 2020 年 4 月 1 日填写为“2020.4.1”。

6. 指示病例所在年级／部门／区域：若单位为学校，以阿拉伯数字填写年级序号，1 ＝幼托儿童，2 ＝小学一年级，3 ＝小学二年级，4 ＝小学三年级，5 ＝小学四年级，6 ＝小学五年级，7 ＝小学六年级，8 ＝初中一年级，9 ＝初中二年级，10 ＝初中三年级，11 ＝高中一年级，12 ＝高中二年级，13 ＝高中三年级，14 ＝大学一年级，15 ＝大学二年级，16 ＝大学三年级，17 ＝大学四年级，18 ＝大学五年级，19 ＝研究生，20 ＝其他。

7. 启动疫情处置日期：指开始疫情处置的日期，需填写年、月、日，如 2020 年 4 月 1 日填写为“2020.4.1”。

8. 活动性肺结核患者数：指初次报告疫情时，有流行病学关联的活动性肺结核患者例数和其中病原学阳性／耐利福平患者例数。患者登记号需为包括地区和机构编码、年份及个案号的完整登记号。

9. 终止疫情处置日期：指此次疫情终止日期，可参照《中国学校结核病防控指南》中“学校结核病疫情处置流程”一章进行处置和终止，需填写年、月、日，如 2020 年 4 月 1 日填写为“2020.4.1”。

10. 每轮筛查情况：根据筛查的实际情况，填写每次筛查的日期（需填写年、月、日，如 2020 年 4 月 1 日填写为“2020.4.1”。如存在时间范围，填写筛查开始的日期）、筛查范围（例如同班/同寝、朋友、家庭成员、同办公室、同楼层班级/寝室等等）、应该开展筛查的人数和实际完成筛查的人数。

11. 累计患者数：指每次填报进展时，有流行病学关联的活动性肺结核患者累计例数和其中病原学阳性/耐利福平患者例数。患者登记号需为包括地区和机构编码、年份及个案号的完整登记号。

12. 预防性治疗情况：指每次填报进展时，应开展预防性治疗和实际开展预防性治疗的累计人数。

附件16　学校结核病疫情处置告知书

告知书编号：

<table>
<tr><td>出现病例单位：　　　　　　　　　　　　　　　　　　　　地址：</td></tr>
<tr><td>病例概况：
(包括患者详细信息)</td></tr>
<tr><td>处置意见：
1. 请立即核实病例概况。如发现信息有误，请及时与疾病预防控制中心联系(联系电话：)。
2. 对诊断为肺结核的学生/教职员工，按照规范要求落实休复学/休复课管理。
3. 在接到本通知　天内，根据疾病预防控制中心要求提供患病学生/教职员工的密切接触者名单，并协助疾病预防控制中心组织密切接触者筛查工作。筛查发现的新病例或感染者，按照规范要求接受抗结核治疗或预防性治疗。
4. 对患病学生/教职员工的宿舍、教室/办公室及其他相关公共场所进行消毒，经常开窗通风换气。
5. 加强晨检和因病缺勤病因追查及登记工作，密切关注与患病学生同班级、同宿舍学生的健康状况。一旦出现肺结核可疑症状者，应立即督促其就诊，并于24h内向疾病预防控制中心报告。
6. 深入开展健康教育，宣传普及结核病防治知识，开展心理危机干预，消除师生及学生家长的恐慌心理，维护校园稳定。</td></tr>
<tr><td>根据《中华人民共和国传染病防治法》《突发公共卫生事件应急条例》及《学校结核病防控工作规范(2017版)》等有关规定，你单位有责任与义务配合调查，并立即采取疫情控制措施，否则将对造成的严重后果承担相应的行政和法律责任。

疾病预防控制中心(盖章)
年　　月　　日</td></tr>
</table>

本告知书一式两份，一份交学校，一份由疾病预防控制中心留存。

附件 17　跨区域学生肺结核患者告知单

省市县（区）疾病预防控制中心：

您好！

您辖区内学校学院年级班的学生　　　　，男 / 女，年龄　　岁，身份证号码　　　　　　　　，现住址　　　　　　　　，联系电话　　　　　　。于年月日在医院诊断为，病原学检查结果为。

特将以上信息告知贵单位，以便你们开展学校病例的密切接触者筛查等工作。

联系人：

联系电话：

省市县（区）疾病预防控制中心

年　　月　　日

附件 18　学校结核病散发疫情现场调查核实反馈表

学校名称：

信息来源： 1. 主动监测　2. 下级报告　3. 媒体报道　4. 举报　5. 其他（　　）								
报告肺结核或疑似肺结核患者数：　人								
上述患者的报告起止日期：　　年　　月　　日至　　年　　月　　日								
序号	姓名	性别	年龄	职业	诊断	报告单位	报告日期	现场核实结果
1								
2								
3								
……								
流行病学调查情况：								
处理意见：（*对是否进行应急处理或常规处理等措施，逐条提出明确的建议*） 疾病预防控制中心（盖章） 年　　月　　日								

注：本反馈表由疾病预防控制机构填写，发现 3 例及以上有流行病学关联患者则必须报给同级卫生健康行政部门和上级疾病预防控制机构，疾病预防控制机构留存一份。

附件 19　学校肺结核患者接触者筛查一览表

患者姓名	接触者姓名	性别	年龄 / 岁	现详细住址	联系电话	症状筛查		感染检测						胸部 X 线片检查		痰检			筛查结果	是否为预防性治疗对象	是否接受预防性治疗	是否完成预防性治疗	备注
								TST 检测		C-TST 检测		IGRA 检测											
						筛查日期	肺结核可疑症状	检测日期	检测结果	检测日期	检测结果	检测日期	检测结果	检查日期	检查结果	留痰日期	检查方法	检查结果					

填表说明

1. 表格中所有日期，均需填写月、日，如：4 月 1 日填写为“4.1”。

2. 肺结核可疑症状：以阿拉伯数字填写序号，0- 无可疑症状，1- 咳嗽咳痰≥ 2 周，2- 咯血，3- 发热，4- 胸痛，5- 乏力盗汗，6- 其他，可填写多项。

3. TST 检测或 C-TST 检测有双圈、水疱、坏死、淋巴管炎等情况者，直接在检测结果后注明。

4. C-TST 阴性和阳性结果判定界值为：红晕或硬结的平均直径≥ 5mm 为阳性反应，以大者为标准；凡有水疱、坏死、淋巴管炎者均属强阳性反应；红晕或硬结的平均直径 < 5mm 为阴性反应。检测结果以阿拉伯数字填写序号，1- 阴性，2- 阳性，3- 不确定，4- 未查。

5 IGRA 检测结果：以阿拉伯数字填写序号，1- 阴性，2- 阳性，3- 不确定，4- 未查。

6. 胸部 X 线片检查结果填写序号：1- 未见异常，2- 异常（疑似结核病变），3- 异常（非结核病变），4- 未查。

7. 痰检：检查方法以阿拉伯数字填写序号，1- 痰涂片，2- 痰培养，3- 分子生物学检查；检查结果以阿拉伯数字填写序号，1- 阳性，2- 阴性。若同时采用多种方法检查，需全部写出。

8. 筛查结果：以阿拉伯数字填写序号，1- 活动性肺结核，2- 疑似肺结核，3- 单纯 PPD 强阳性，4- 其他（需要注明）5- 未发现异常。

9. 是否为预防性治疗对象：以阿拉伯数字填写序号，1- 是，2- 否。

10. 是否接受预防性治疗：以阿拉伯数字填写序号，1- 是，2- 否。

11. 是否完成预防性治疗：以阿拉伯数字填写序号，1- 完成全疗程服药，2- 未完成全疗程服药（需在备注里写明未完成原因）。

12. 如若有回原籍情况，请在备注中写明。

13. 如接触者为 18 岁以下儿童，应在备注中注明家长姓名及其联系电话。

附件 20　情景剧：校园结核病防治小品（参考样板）

故事梗概：

高二年级一同学感染肺结核，引起同班同学恐慌，患病学生产生精神压力，校医与班主任及时引导，解除同学们对结核病的恐慌。患病学生经过规范治疗后，身体康复顺利返校，并得到了班级同学的理解和接纳。

人物： 共 6 名，学生 3 名

叶子（女，体质弱、性格文静内向）

瑶瑶（女，话痨、性格活泼）

白晓（男，沉稳、有主见）

校医、班主任、举幕板各 1 名

地点：教室

布置：3 套桌椅、桌上摆放书籍、试卷，一个讲台，3 块手持幕板，教室前后方黑板设计结核病主题板报。

第一幕　确认病情

人物：叶子、瑶瑶、白晓、班主任、校医。

（1 名同学手举写有“一幕确认病情”的幕板）

场景：晨读时间，3 名学生坐在座位上（叶子坐中间），瑶瑶、白晓认真看书，叶子一直趴在桌上，下课铃声响起……

瑶瑶：（伸懒腰）终于下课了，我眼睛都睁不开了！

白晓：（放下书瞄一眼叶子）叶子才是眼睛都睁不开了呢。

瑶瑶：（拍一下叶子肩膀）叶子你最近什么情况啊，总是无精打采的，越来越像林黛玉了。

叶子：（慢慢抬起头、咳嗽几下）我也不知道啊，明天就期中考试了，怎么办啊？

【班主任出场、走到三人桌前】

瑶瑶：老师，这刚下课，您怎么就来上课了呀？

班主任：我来看看叶子，不耽误你课间休息。（对叶子）今天感觉怎么样？还是很不舒服？

叶子：其他还好，就是咳得特别厉害（说完咳嗽几声）。

班主任：我已经和校医联系了，她一会儿会过来看看你。

【校医出场】

瑶瑶：（手指向前方）校医来了！

校医：（对叶子）说说哪里不舒服。

叶子：不停地咳嗽、胸闷、有时觉得发热、浑身没力气，我也不知道是怎么了。

校医：这种感觉持续多久了？

叶子：差不多十来天了（说完继续咳嗽）。

【校医拉着班主任走到了一旁，瑶瑶悄悄过去偷听】

校医：疾病预防控制中心对我们培训时，专门介绍过肺结核的可疑症状，我看和叶子的表现有点类似，还是抓紧联系家长，带去专业机构进一步检查吧。

班主任：你这么一说，我也想起来了，上次开会教育局还通报过附近有所学校有好几个学生被检查出感染肺结核了，发病的学生都要进行休学治疗，我怎么就忘记了呢……

（对话被打断）

瑶瑶：（立马躲到白晓身边）天呐，肺结核，这病会传染的吧，那我们岂不是……（白晓用手捂住瑶瑶嘴、瑶瑶继续嘟囔着说）说不定现在我们都已经被感染了！

班主任：瑶瑶，别胡说。（走到叶子跟前）叶子，健康的身体是学习的基础，你先配合校医做一个全面检查，回来老师们给你补课。

叶子：谢谢你们！（表情难过）

校医：同学们都不要紧张，结核病是可以治疗的，并且属于慢性传染病，大家不要自己吓唬自己。

【叶子跟随校医、班主任下场】

话外音：经检查确认，叶子因生活作息不规律、缺乏体育锻炼，身体抵抗力薄弱，确诊患了肺结核，已经开始规范的隔离治疗。

第二幕　正确认识

人物：瑶瑶、白晓、班主任。

（1 名同学手举写有“二幕正确认识”的幕板走过）

场景：瑶瑶、白晓坐在座位上，白晓做题，瑶瑶在旁沉思。

【班主任上场】

班主任：上课！

瑶瑶、白晓起立：老师好！

班主任：同学们好！请坐。（瑶瑶、白晓坐下）

班主任：明天 3 月 24 日是世界防治结核病日，咱们班叶子同学感染了结核病，大家很紧张，其实肺结核经过正规治疗是可以痊愈的，学校是同学们集中生活的地方，大家只要平日多锻炼身体、增强体质，保持好个人和环境卫生，病菌们想冒犯都难。同学之间要相互理解，不要额外地给患病的同学带去更多的心理负担（看向瑶瑶）。

瑶瑶：我这不也是害怕嘛！我怎么知道自己有没有被感染啊？（说着话把头埋进书里）

白晓：（叹口气、看向瑶瑶）你这活蹦乱跳的，健康着呢。

班主任：学校已经采取措施了，除了对密切接触的同学进行身体检查，还会定期给同学们进行结核病防治知识科普。

白晓：老师，那我们教室要不要进行消毒？

班主任：学校会组织消毒的，同时，我也要提醒住校的同学，把被褥拿出去多晒晒，及时清除残留的垃圾，回到宿舍要及时打开窗户，保证每天有 1h 的通风。

（瑶瑶、白晓点点头）

班主任：这个话题今天就先说到这里，下面上课。

第三幕 战胜结核

人物：瑶瑶、白晓、叶子、班主任。

（1名同学手举写有“三幕战胜结核”的幕板走过）

场景：瑶瑶、白晓坐在座位上课间闲聊，叶子桌子上多出了很多试卷。

瑶瑶：哎，虚惊一场。

白晓：哎，没知识，真可怕。

瑶瑶：我说小白同志，你能不能好好说话。话说这都快半年了，叶子什么时候回来啊？我都想她了！

白晓：应该快了，上周听班主任说叶子已经康复了，医生已经给她办理复学证明了。

瑶瑶（看见前方班主任身后的叶子）：叶子，你什么时候回来的？

（上前抱住叶子）我都想死你了！

叶子：我也想你，想大家！（看向自己的桌子）我这卷子都要堆成珠穆朗玛峰了。

白晓：别担心，笔记我们都给你做好了，就等你回来呢。

瑶瑶：对，不会的尽管问我。（白晓、班主任在一旁笑而不语。）

瑶瑶：叶子，现在我们每天早上都去跑步，你和我们一起吧！

叶子：好的，以后我也要多加锻炼（露出开心笑容）。

班主任：经过这事啊，大家要引起警觉，平日里劳逸结合，好好学习的同时，一定要加强身体锻炼，有了好身体，才能好好学习。（4人站成一排面向观众、欢快背景音乐起）

班主任：结核病、可治愈，健康常识要熟记。

叶子：咳两周、要检查，规范治疗有方法。

瑶瑶、白晓：勤洗手、多通风，预防在先没病痛。（点头谢幕）

【剧终】

附件21 结核病防控宣传志愿者招募倡议书（参考样板）

亲爱的同学们，少年强则国强、少年智则国智，……我们正是风华正茂的新时代弄潮儿，我们有责任、有担当，我们关心社稷、勤学苦练，我们更要发扬无私奉献的高尚精神！

同学们，今天，就让我们行动起来，做一个传播健康知识的志愿者！

我们对结核病并不陌生，它一直就在我们身边！它是一种严重危害人类健康的慢性传染病，人类与之斗争的历史已有几千年。肺结核是通过呼吸道传播的传染病，我们每个人接触结核分枝杆菌后都有可能受到感染。预防肺结核病需要我们每个人都了解结核病的防治知识，并把这些信息传递给更多的人！

同学们，让我们加入到公益志愿者的队伍中来，做一名结核病防治知识的宣传员，为构建一个没有结核病的世界贡献我们青春的力量！

百千万志愿者结核病防治知识宣传活动期待同学们的加入！

如果你愿意同我们一起，作为传播结核病防治知识的宣传者、倡议者、引导者，帮助你身边的人获得更多的健康信息、选择正确的生活方式，减少结核病的发生，为保护好家人、同学、朋友，以及更广泛人群的健康伸出援手，请加入我们！

我们期待你的加入，谢谢！

附件 22　给家长的一封信（参考样板）

家校联合共同预防结核病
——致家长的一封信

家长朋友们：

您们好！

您听说过结核病吗？结核病过去叫“痨病”，它由结核分枝杆菌引起，可以发生在人体除头发、指甲、牙齿以外的任何部位，如肺结核、淋巴结核、骨结核等，其中肺结核占所有结核病的 80% 以上，因此我们一般说的结核病预防，主要指的是肺结核的预防。肺结核是一种慢性呼吸道传染病，其殃及人类健康的历史已有几千年，至今肺结核都是严重危害公众身体健康的传染病，也是我国重点防控的传染病之一。

肺结核通过呼吸道传播，很容易在人与人之间传染。学校是师生高度集中、接触频繁密集的场所，一旦发生结核病，不仅影响师生身体健康，而且影响学校正常的学习、生活秩序，如果不加严格防范，还会带来不良的社会影响。为避免校园结核病的发生，为孩子们创造一个安全、健康和快乐的学习、生活环境，需要家长和学校一起携起手来，共同了解结核病的防控知识，向孩子普及基本的防控技能，家长以身作则，帮助和带动孩子养成良好的卫生和健康习惯，用实际行动支持学校结核病防控工作，保护孩子和全家人的健康。

为做好您孩子和学校共同的结核病预防工作，请您认真阅读下面的健康提示，并在孩子日常的学习和生活中多加关注、及时提醒和督促做好预防。

1. 肺结核是呼吸道传染病，每个人不可避免都有可能感染。

2. 养成不随地吐痰的习惯，咳嗽、打喷嚏时应避让他人、掩住口鼻。

3. 家庭居室、教室、宿舍等地方勤开窗通风，保持室内空气新鲜。平时尽量少去人员密集的公共场所，如网吧、集市、游乐场、商场等。

4. 养成良好的个人卫生习惯，洗漱用具专人专用，勤洗手、勤换衣，家庭勤晾晒被褥等。

5. 提醒孩子作息要有规律、不熬夜、保证睡眠充足。每天坚持锻炼、多做户外活动，增强身体抵抗力，减少发病机会。

6. 注意饮食营养，不挑食、尽量少吃快餐和外卖食品。注意荤素搭配，日常饮食中多吃奶制品、肉类、鱼类、蛋类、新鲜蔬菜和水果、粗粮等。

7. 日常出现呼吸道症状时，要提醒孩子佩戴口罩、及时就医。孩子出现咳嗽、咳痰2周以上，或低烧、全身疲乏、食欲减退等症状，应怀疑得了肺结核，要赶快去当地的结核病定点医院检查，千万不可带病上课。

8. 如果孩子得了肺结核，要主动向学校报告，千万不可隐瞒病情上课。同时按结核病定点医院医生诊断办理休（复）学手续和进行规范治疗。家长应提醒孩子按时服药，出现不良反应及时带孩子去医院，千万不可随意停药。随意停药会导致治疗不彻底，有可能转成更难治的耐药肺结核。

9. 孩子万一得了肺结核，也并不可怕，家长要给予孩子更贴心的关爱、帮助孩子树立治疗信心。已有足够的科学证据表明，只要坚持规范治疗，绝大多数的肺结核都是可以治愈的。

让我们家校联合，共同为孩子们筑起呼吸健康的防线，培养孩子良好的卫生行为习惯，培养他们做自己健康责任人的意识，不但做好个人防护、家庭防护，还把爱心和奉献带给社会上每一个需要的人。

祝愿孩子们身体健康，校园生活开心、快乐！

《家校联合共同预防结核病——致家长的一封信》家长回执单

（**此回执单家长填写完毕后**，由学生交给班主任，并以班级为单位统一交由学校保存）

我已认真阅读《家校联合共同预防结核病——致家长的一封信》，并会配合学校做好各项预防工作，共同为孩子营造一个安全、健康、快乐的学习和成长环境。

学生姓名：　　　　　班级：

家长姓名（签字）：

附录

附录 1　中英文名词对照表

中文	英文
每小时换气次数	air change per hour, ACH
药品不良反应	adverse drug reaction, ADR
谷丙转氨酶	glutamate pyruvic transaminase, ALT
固定剂量复合制剂	fixed dose compound, FDC
高效颗粒空气过滤器	high-efficiency particulate air filters, HEPA
人类免疫缺陷病毒	human immunodeficiency virus, HIV
空气质量	indoor air quality, IAQ
耐多药结核病	multidrug resistant tuberculosis, MDR
促甲状腺激素	thyroid stimulating hormone, TSH
学生结核病疫情	TB epidemic situation in students
学校结核病防控策略和措施	TB control strategy and approach in schools
通风	ventilation
自然通风	natural ventilation
机械通风	mechanical ventilation
混合通风	mixed-mode ventilation
经过高效颗粒空气过滤器的循环风	recirculated air through high-efficiency particulate air filters
突发公共卫生事件	emergent events of public health
健康教育	health education
健康信念	health belief
健康行为	health behavior
健康信息	health information
学校结核病健康教育	school TB health education
角色扮演	role play

附录 2　参考答案

第一章　概述

一、单选题

1. C	2. B	3. D	4. C	5. C
6. D	7. C	8. C	9. D	10. A

二、问答题

1. 我国学生结核病疫情特征有哪些？

从地区分布上看，学生肺结核报告发病率西部高、中东部低，与全人群报告发病的地区分布相似；从学龄段上看，高中年龄段（16 ~ 18 岁）学生患者最多（约占 42%），其次为大学年龄段（19 ~ 22 岁，约占 32%）和初中年龄段（13 ~ 15 岁，约占 17%）学生患者；从报告时间上看，每年 3 ~ 4 月和 9 月为学生肺结核报告发病的高峰，与一般在春季进行的中高考体检和秋季新生入学体检结核病检查等相关工作的开展有关。

2. 学校结核病防控工作中存在的主要问题有哪些？

学校结核病防控工作中存在的主要问题包括：一是对学校结核病防治工作的重要性认识不足；二是部门间的合作和沟通机制不健全；三是学校结核病日常防控措施落实不到位；四是学校与疾病预防控制机构的协调配合有待提高；五是医疗机构诊疗和报告工作不规范。

3. 我国学校结核病防控的核心措施有哪些？

学校结核病防控的核心措施主要包括：一是加强对学校结核病防治工作的重视，建立联防联控机制；二是把好新生入学体检关；三是开展结核病健康教育；四是加强学校结核病监测；五是改善学校环境卫生，倡导校园文明；六是开展学校结核病疫情处置。

第二章　学校结核潜伏感染检查

一、单选题

1. D	2. C	3. D	4. B	5. D
6. A	7. D	8. D	9. D	10. D

二、名词解释

1. **结核潜伏感染**　是指机体内感染了结核分枝杆菌，但没有发生临床结核病，且没有临床细菌学和影像学方面活动性结核病的证据。

2. **结核病**　是由结核分枝杆菌感染引起的慢性呼吸道传染病，人体许多脏器可以发生结核病，如肺脏、肾脏、骨骼、胃肠道、脑膜等，以肺结核最为常见，约占 80%。

三、问答题

1. 学校结核潜伏感染检测的对象有哪些？

学校结核潜伏感染检测的对象包括：幼儿园、小学及非寄宿制初中入学新生中有肺结核患者密切接触史或可疑症状者，高中和寄宿制初中所有入学新生，重点地区和重点学校的大学入学新生；发生结核疫情学校的所有密切接触者，必要时扩大到一般接触者、偶尔接触者和学校其他人员。另外，活动性肺结核患者家庭内的学生密切接触者、患有免疫受损相关疾病的学生也建议开展感染检测。

2. 入学新生中有哪些学生需要做结核潜伏感染检测？

（1）幼儿园、小学及非寄宿制初中入学新生中，对于有肺结核患者密切接触史或有可疑症状的学生，要做结核潜伏感染检测。

（2）所有高中和寄宿制初中入学新生，要做结核潜伏感染检测。

（3）对重点地区和重点学校的大学入学新生可开展感染检测。

3. 确定重点地区和重点学校时应考虑哪些因素？

至少需要从以下三个方面综合考虑：一是新生是否来自结核病高疫情地区，如是，则进行感染检测；二是新生进入的大学学校结核病日常防控工作开展情况，如果工作状况不佳，可将该校作为重点学校；三是新生进入的大学是否发生过聚集性疫情，尤其是近年发生多起聚集性疫情甚至学校结核病突发公共卫生事件的学校，可将该校作为重点学校。

第三章　结核感染预防性治疗

一、单选题

1. C	2. D	3. B	4. D	5. C
6. B	7. D	8. C	9. D	10. A

二、名词解释

1. **预防性治疗率**　指的是实际接收预防性治疗者在应接受预防性治疗者中所占的比例。

2. **规则治疗率**　指的是接受预防性治疗者中规则治疗者所占的比例。

三、问答题

1. 学生预防性治疗对象应满足哪些条件？

学生预防性治疗对象应满足以下所有条件：

（1）感染检测阳性，包括：① TST 检测强阳性或 TST 检测硬结平均直径两年内净增值≥ 10mm 者；HIV/AIDS 患者 TST 硬结平均直径≥ 5mm 者；或② C-TST 检测阳性；或③ IGRA 阳性。

（2）无活动性结核病临床症状和体征，胸部影像学检查未见活动性结核样病变。

（3）无预防性治疗禁忌证。

2. 化学预防性治疗的方案有哪些？

化学预防性治疗共有 4 个方案，包括每日异烟肼 6 个月或 9 个月方案、每日利福平加异烟肼 3 个月方案、每周利福喷丁加异烟肼 3 个月方案和每日利福平 4 个月方案。

3. 如何判定预防性治疗者是否规则治疗？

如采用化学预防性治疗，实际服药次数达到全疗程应服药次数的 90% 及以上为规则治疗，该数据来自《学校预防性治疗服药记录卡》中的服药率；如采用免疫预防性治疗，完成了全部 6 针剂疫苗注射为规则治疗。

第四章　学校结核病患者发现

一、单选题

1. C	2. B	3. A	4. B	5. A
6. D	7. C	8. B	9. C	10. D

二、名词解释

1. **直接就诊**　指的是具有肺结核可疑症状的学生或教职员工，直接前往结核病定点医疗机构就诊。

2. **追踪**　指的是疾病预防控制机构对已进行疫情报告、但未到结核病定点医疗机构就诊的肺结核患者和疑似肺结核患者，督促其到结核病定点医疗机构进行诊治。

三、问答题

1. 不同类别学生新生入学体检内容有哪些？

（1）幼儿园、小学及非寄宿制初中入学新生体检内容：肺结核患者密切接触史和肺结核可疑症状的问诊。

（2）高中和寄宿制初中入学新生体检内容：肺结核可疑症状的问诊和 TST 检测或 C-TST 检测。

（3）大学入学新生体检内容：肺结核可疑症状的问诊和胸部 X 线片检查。

2. 新生入学体检后如何进行分类管理？

根据新生入学体检及进一步检查结果，将其分为四类人群开展体检后工作。

（1）活动性肺结核患者：应尽快开始规范的抗结核治疗和督导服药管理等，按照相关规定进行休复学（课）管理。

（2）疑似肺结核患者：学校应对疑似肺结核患者采取隔离措施并告知其及时就医。有校外固定住所的学生应离校居家隔离，无校外固定住所的学生，学校应落实校内隔离措施。

（3）结核分枝杆菌感染者：可建议有肺结核患者密切接触史或其他高危因素者进行预防性治疗；要对 LTBI 者加强常规监测，一旦出现肺结核可疑症状，应督促其到指定的结核病定点医疗机构进行进一步检查，并收集其诊断结果。

（4）其他人员：与学校日常工作相结合，开展结核病健康教育，并加强症状监测和因病缺勤病因追查，出现肺结核可疑症状 / 因病缺勤的学生应及时到结核病定点医疗机构就医。

3. 教职员工体检结核病检查的内容有哪些？

无论是新入职的教职员工体检，还是在职教职员工体检，结核病检查内容均应包括肺结核可疑症状筛查和胸部 X 线片检查，有任一异常者应转诊至当地结核病定点医疗机构接受病原学检查。

第五章　结核病诊断

一、单选题

1. C	2. D	3. D	4. B	5. C
6. D	7. D	8. A	9. D	10. A

二、名词解释

1. **结核分枝杆菌分子生物学检查**　以临床标本为检测对象，结核分枝杆菌相关基因为诊断标志物，完成对标本中是否含有结核分枝杆菌核酸或耐药基因的一系列检测方法。

2. **病原学阳性**　指痰涂片阳性、培养阳性或分子生物学检查阳性。

三、问答题

1. 肺结核的分类有哪些？

肺结核可按不同的分类方法进行诊断分类。

（1）按病变部位分为原发性肺结核，血行播散性肺结核，继发性肺结核，气管、支气管结核和结核性胸膜炎。

（2）按病原学检查结果分为病原学阳性、病原学阴性和病原学未查肺结核。病原学阳性包括痰涂片阳性、培养阳性或分子生物学阳性。

（3）按耐药状况分为敏感肺结核和耐药肺结核，其中耐药肺结核又可分为：单耐药、多耐药、耐多药、广泛耐药和利福平耐药。

（4）按既往治疗史分为初治肺结核和复治肺结核。

2. 结核性胸膜炎的影像表现特点是什么？

结核性胸膜炎分为干性胸膜炎和渗出性胸膜炎。干性胸膜炎为胸膜的早期炎性反应，通常无明显影像表现；渗出性胸膜炎主要表现为胸腔积液，且胸腔积液可表现为少量或中大量的游离积液，或存在于胸腔任何部位的局限积液，吸收缓慢者常合并胸膜增厚粘连，也可演变为胸膜结核瘤及脓胸等。

3. 对于无实验室阳性结果、经临床诊断为肺结核的师生患者，诊断须符合的条件有哪些？

（1）患者须经至少 3 份痰标本的齐 - 内染色显微镜检查或荧光染色显微镜检查均为阴性。送检的标本须为合格检验标本，不合格标本须重新送检。

（2）至少经 1 份痰标本分枝杆菌分离培养和 / 或分枝杆菌核酸检测为阴性，无检查条件的需送上级检查。

（3）临床表现不典型的患者，可暂时不定诊，先进行鉴别诊断。必要时请上级医疗机构会诊。

暂时不能确诊而疑似其他致病菌感染的患者，可进行抗感染治疗（一般观察 2_ 周）或使用其他检查方法进一步确诊。抗感染治疗不能使用喹诺酮类、氨基糖苷类等具有明显抗结核活性的药品。暂时不能确诊而怀疑为活动性肺结核的患者，可使用利福平敏感治疗方案进行诊断性抗结核治疗 2 个月，再做进一步确诊。

（4）所有患者须经当地结核病诊断专家组集体讨论定诊。发生 3 例及以上有流行病学关联病例的散发疫情和学校结核病突发公共卫生事件时，所有患者的诊断须经地（市）级及以上专家组集体讨论确定。

第六章　结核病治疗

一、单选题

1. D	2. C	3. B	4. C	5. D
6. B	7. D	8. D	9. C	10. D

二、名词解释

1. **规律用药**　患者使用医生处方规定的药物、规定的用量、规定的次数、规定的疗程时间（月数），未经医生允许，不得随意改动。

2. **药物不良反应**　药物不良反应（ADR）是指合格药品在正常用法、用量的情况下出现的与用药目的无关或以外的对患者的有害反应。

3. **利福平敏感结核治愈**　病原学阳性患者完成规定的疗程，在治疗最后 1 个月末，以及上一次的涂片或培养结果为阴性。

三、问答题

1. 利福平和异烟肼敏感或耐药状况未知肺结核治疗方案是什么？

治疗方案：2H-R-Z-E/4H-R

1）强化期治疗：使用 H-R-E-Z 四联抗结核药品 FDC，每日 1 次，连续服用 2 个月，共计用药 60 次。根据患者的体重确定每次药品用量。

2）继续期治疗：使用 H-R 二联抗结核药品 FDC，每日 1 次，连续服用 4 个月，共计用药 120 次。根据患者的体质量确定每次药品用量。

2. 抗结核治疗失败的原因有哪些？

（1）使用不规范的治疗方案，不坚持规律用药或中断治疗。

（2）药物不良反应处理不当。

（3）患者发现过迟或合并症并发症多患者发现过晚，病变严重，菌量多，体质差，尤其细胞免疫功能低下者，影响治疗效果。

（4）结核菌耐药的产生是导致治疗失败的重要原因。

第七章　患者管理与关怀

一、单选题

1. C	2. B	3. D	4. A	5. B
6. C	7. D	8. A	9. B	10. C

二、名词解释

1. 学校肺结核患者规范管理　规范管理是指在整个疗程中，按规定完成第一次入户随访并且每月至少有一次随访记录的患者。

2. 学校肺结核患者规则服药　规则服药是指在整个疗程中，患者在规定的服药时间实际服药次数占应服药次数的 90% 以上。

三、问答题

1. 学生肺结核患者的休复学标准是什么？

（1）休学标准：符合下述病情条件之一的学生肺结核病例须休学。

1）病原学阳性肺结核患者；

2）胸部 X 线片显示肺部病灶范围广泛和 / 或伴有空洞的病原学阴性肺结核患者；

3）具有明显的肺结核症状，如咳嗽、咳痰、咯血等；

4）其他情况，根据患者实际情况判断。

（2）复学标准：已休学的患者，经过规范治疗、病情好转，可根据以下情况复学。

1）病原学阳性肺结核患者以及重症病原学阴性肺结核患者（包括有空洞/大片干酪状坏死病灶/粟粒性肺结核等）经过规范治疗完成全疗程，达到治愈或完成治疗的标准。

2）病原学阴性肺结核患者经过2个月的规范治疗后，症状减轻或消失，胸部X光片病灶明显吸收；自治疗3个月末起，至少2次涂片检查均阴性且至少1次结核分枝杆菌培养检查为阴性（每次检查的间隔时间至少满1个月）。如遇特殊情况的患者，需由当地结核病诊断专家组综合判定。

2. 学生肺结核患者关怀分为几个阶段？不同阶段关怀服务的侧重点分别是什么？

（1）治疗前结果告知咨询、休学患者咨询：开展心理支持，对学生及家长进行结核病健康教育与咨询、结核病结果告知、学生的情绪与心理状况评估、学生及家长关注问题分析、与学生、家长一起制定休学和治疗计划，减少因治疗给学生学习和生活带来的不利影响等。

（2）启动治疗及治疗初期：进一步评估患者家长及患者的治疗意愿；上药前的综合评估；如何帮助家长及患者设立治疗的短期与长期目标；帮助患者家长或患者认识药物；服药方法及存贮方法；制订合理的服药计划；介绍可能出现的不良反应及应对方法；介绍定期复诊的意义及必要的治疗监测内容；居家感染控制的措施。

（3）治疗中期：了解患者及其家长在治疗与生活方面所面临的变化，与患者及其家长一起分析面临的处境和困难，寻找解决实际问题的办法，通过鼓励、心理支持及提供实用的技能，帮助家长及患者继续坚持规范的治疗；继续评估患者病情披露方面的需求，并提供相应的知识宣传教育与咨询；多角度地协助患者树立信心，坚持治疗。

（4）治疗末期：向患者本人或其家长强调善始善终的重要性；动员患者返院复查确认是否治愈，让自己真正放心。

第八章　感染控制

一、单选题

1. D	2. A	3. A	4. B	5. B
6. A	7. D	8. C	9. C	10. D

二、名词解释

1. **自然通风**　自然通风是指利用室外的自然风，通过开门、开窗、或其他与外界连通的开口实现室内外空气交换的过程。

2. **消毒**　消毒是清除或杀灭传播媒介上的病原微生物，使其达到无害化的处理，是切断传染病传播途径的重要措施之一。

三、问答题

1. 通风方式主要包括哪些？

通风方式包括自然通风、机械通风、混合通风和经过高效颗粒过滤器的循环风。

2. 通风换气次数的计算公式是什么？

$$ACH = \frac{\text{每小时空气进入量或排出量（}m^3\text{）}}{\text{房间容积（}m^3\text{）}}$$

3. 手卫生的步骤有哪些？

（1）在流动水下，使双手充分淋湿。

（2）取适量洗手液（肥皂），均匀涂抹至整个手掌、手背、手指和指缝。

（3）认真揉搓双手至少15s，应注意清洗双手所有皮肤，包括指背、指尖和指缝，具体揉搓步骤为：①掌心相对，手指并拢，相互揉搓；②手心对手背沿指缝相互揉搓，交换进行；③掌心相对，双手交叉指缝相互揉搓；④弯曲手指使关节在另一手掌心旋转揉搓，交换进行；⑤右手握住左手拇指旋转揉搓，交换进行；⑥将五根手指尖并拢放在另一手掌心旋转揉搓，交换进行。

（4）在流动水下彻底冲净双手，擦干，取适量护手液护肤。

（5）擦干宜使用纸巾。

第九章　学校结核病监测

一、单选题

1. D	2. C	3. D	4. B	5. A
6. B	7. B	8. D	9. D	10. D

二、名词解释

1. 学生肺结核报告发病率　指一定地区在一定时期内，所有医疗卫生机构诊断、报告的学生肺结核患者数占该地区学生人口的比率。

2. 学校肺结核单病例预警信号响应及时率　指一定地区在一定时期内，在收到预警信号后24h内完成响应工作的信号数占同期发送的全部预警信号数的比例，反映预警及时响应情况。

三、问答题

1. 学校结核病疫情监测主要通过什么方式进行？

结核病监测主要依托《中国疾病预防控制信息系统》中的两个模块开展，一是监测报告管理模块，在该模块的病例报告部分对肺结核报告发病情况进行监测，在该模块的病人管理部分收集结核病患者的个案信息；二是传染病监测模块，对 2 例及以上有流行病学关联的聚集性疫情信息以及该疫情的后续处置情况和结果信息进行收集。此外，依托该系统的国家传染病自动预警信息系统对学校肺结核单病例开展预警和响应，依托突发公共卫生事件管理信息系统收集报告的学校结核病突发公共卫生事件及其处置情况。

2. **舆情监测的作用是什么？**

利用各种渠道获得的舆情信息，可以及时发现并核实学校肺结核病例和疫情信息，以便尽早规范处置疫情，同时，通过了解事件动态、把握舆情动向，及时平息社会恐慌，维护学校，甚至社会的稳定。

3. **2 例及以上有流行病学关联的聚集性疫情如何填报？**

县（区）级疾病预防控制机构一旦判定同一所学校半年内发生了 2 例及以上有流行病学关联的聚集性疫情，要在 24h 内，在全民健康保障信息化工程疾病预防控制信息系统传染病监测模块中填报“疫情报告表”，并根据疫情处置情况及时填报“疫情处置进展表”。

第十章　疫情处置

一、单选题

1. C	2. C	3. B	4. D	5. D
6. C	7. B	8. D	9. B	10. C

二、名词解释

1. **散发疫情**　指学校出现了 1 例结核病病例、或虽达到 2 例及以上但无流行病学关联的结核病病例。

2. **学校结核病突发公共卫生事件**　指一所学校在同一学期内发生 10 例及以上有流行病学关联的结核病病例，或出现结核病死亡病例。学校所在地的县（区）级卫生健康行政部门应当根据现场调查和公共卫生风险评估结果，判断是否构成突发公共卫生事件。县（区）级以上卫生健康行政部门也可根据防控工作实际，按照规定工作程序直接确定事件。

三、问答题

1. **在进行接触者筛查时，确定是否进一步扩大筛查范围的指标是什么？**

在确定是否需要扩大筛查时，主要考虑的是两个指标：一是是否发现新患者，二是接触者的感染检测结果。

2. **学校结核病突发公共卫生事件结案报告的主要内容包括哪些？**

结案报告主要内容包括：事件发生学校的基本情况、事件接报和核实经过、事件发生和发展的过程、现场调查和处置及结果、结核病患者的三间分布、采取的处置措施及其效果、事件发生原因和后续工作建议等。

3. 风险评估的流程包括哪些?

风险评估的流程包括以下3个环节。

（1）风险识别：根据需要评估的风险问题，发现和描述与风险发生可能性和后果有关的因素、事件及其原因和潜在后果的过程。

（2）风险分析：对学校结核病疫情扩大和蔓延的可能性、后果的严重性、降低该风险发生的可能性或减轻其后果的关键环节、可采取的相应的有效策略和措施以及不确定性进行分析。

（3）风险评价：根据风险分析的结果与确定的风险评价准则进行比较归纳，综合确定风险水平的等级，以判定特定的风险是否可接受或需要采取哪些措施和处置。

第十一章　健康教育

一、单选题

1. B	2. C	3. D	4. A	5. A
6. D	7. C	8. D	9. A	10. C

二、名词解释

1. **学校结核病健康教育**　指以各级各类学校为范围，以校园师生为主要对象，以促进预防学校结核病为目标的有组织、有计划的健康教育活动，活动内容包括传播结核病防治的核心信息，促进养成以结核病为主的呼吸道传染病的健康和卫生行为习惯，以及倡导推动实现无结核病校园的目标。

2. **健康行为**　指人们为了增强体质和维持身心健康而进行的各种活动。如充足的睡眠、平衡的营养、运动等。健康行为不仅能不断增强体质，而且还能帮助人们养成健康习惯，因为各种疾病的发生、发展最终都可找到行为、心理因素的相关性，通过改变人的不良行为、不良生活习惯来预防疾病的发生。肺结核是呼吸道传染病，其发病往往与不健康的行为习惯密切相关，因此平时就养成健康行为是预防肺结核很关键的环节。

三、问答题

1. 常见的学校结核病健康教育方法有哪些?（至少举出5种）

健康教育课、讲座或报告、主题班会、同伴教育、角色扮演、知识竞赛、新媒体传播等。

2. 学校结核病防治的核心信息是什么?

（1）肺结核是长期严重危害人民群众身体健康的慢性传染病。

（2）肺结核主要通过呼吸道传播，人人都有可能被感染。

（3）咳嗽、咳痰 2 周以上，应当怀疑得了肺结核，要及时就诊。

（4）不随地吐痰，咳嗽、打喷嚏时掩口鼻，戴口罩可以减少肺结核的传播。

（5）规范全程治疗，绝大多数患者可以治愈，还可避免传染他人。

（6）出现肺结核可疑症状或被诊断为肺结核后，应当主动向学校报告，不隐瞒病情、不带病上课。

（7）养成勤开窗通风的习惯。

（8）保证充足的睡眠，合理膳食，加强体育锻炼，提高抵御疾病的能力。

3. 新媒体传播有什么优势?

新媒体传播指的是利用网络或数字化新技术、以社交媒体为主要载体的新型健康传播形式，具有覆盖广、速度快、互动性等优势，在学校健康教育，尤其是大学生群体的结核病健康传播中逐渐发挥着越来越重要的作用。通过微信、微博、APP 等形式，大学生可即时获取符合自己需求的健康信息，他们也可以通过网络结核病微科普的创作与传播，惠及更大范围受众，包括走进公众和社区。学校也可以定期在教师工作群、家长群等微信平台开展宣传。

参考文献

[1] 国家统计局 . 中国统计年鉴（2021 年）［A/OL］. [2022-01-22]. http://www.stats.gov.cn/tjsj/ndsj/2021/indexch.htm.

[2] 成君，赵雁林 . 学校结核病防控工作中的问题和对策［J］. 中国学校卫生，2021，42（12）：1761-1764.

[3] 成君，夏愔愔，刘二勇，等 . 学校结核病突发疫情处置的思考［J］. 中国防痨杂志，2018, 40(2): 145-148.

[4] 成君，刘剑君 . 我国学校结核病疫情监测和预警的现状与进展 [J]. 中国防痨杂志，2020，42（5）：436-441.

[5] LEE M R, HO C M, LEE C H, et al. Tuberculosis contact investigation in an intermediate burden setting: implications from a large tuberculosis contact cohort in Taiwan[J]. Eur Respir J, 2017, 50: 1700851.

[6] 陈麒，路希维，杨蕴秋，等 . 大连市学校结核病暴发危险因素分析 [J]. 国际流行病传染病学杂志，2015, 42（3）：174-178.

[7] 国家卫生和计划生育委员会 . 结核病分类 :WS 196—2017[S/OL].（2017-12-12）[2022-01-22]. http://www.nhc.gov.cn/wjw/s9491/201712/0d3c52de984b4bc4add047f19ccd51b9.shtml.

[8] China Tuberculosis Control Collaboration. Results of directly observed short-course chemotherapy in 112 842 Chinese patients with smear-positive tuberculosis. [J]. Lancet，1996, 347(8998): 358-362.

[9] 世界卫生组织 . 世界卫生组织结核感染预防控制指南（2019 年更新版）[M]. 成君，张慧，主译 . 北京：人民卫生出版社，2020: 43.

[10] GETAHUN H, MATTEELLI A, CHAISSON RE, et al. Latent mycobacterium tuberculosis infection[J]. N Engl J Med, 2015, 372(22): 2127-2135.

[11] ZHANG M X, WANG T, HOU S Y, et al. An outbreak of multidrug-resistant tuberculosis in a secondary school - Hubei Province, 2019 [J]. China CDC Weekly, 2019, 1(5): 67-69.

[12] 李建翠 , 汪延举 , 史衍席 , 等 . 采用分子流行病学和传统调查相结合分析嘉祥县某中学结核病聚集性疫情 [J]. 中国防痨杂志 , 2012, 34(10): 655-658.

[13] 许树强，王宇 . 突发事件公共卫生风险评估理论与实践 [M]. 北京：人民卫生出版社 , 2017：20-35.

[14] 陈卉，夏愔愔，张灿有，等 . 2014—2018 年全国学生肺结核疫情变化趋势及特征分析分析［J］. 中国防痨杂志 ,2019, 41(6):662-668.

[15] 国家卫生和计划生育委员会办公厅 , 教育部办公厅 . 关于印发《学校结核病防控工作规范（2017 版）》

的通知：国卫办疾控发〔2017〕22 号［EB/OL］.（2017-06-29）[2022-01-22]. http://www.moe.gov.cn/srcsite/A17/moe_943/s3285/201707/t20170727_310182.html.

[16] 国家卫生健康委员会办公厅，教育部办公厅 . 国家卫生健康委办公厅教育部办公厅关于印发中国学校结核病防控指南的通知：国卫办疾控函〔2020〕910 号［EB/OL］.（2020-10-16） http://www.moe.gov.cn/jyb_xxgk/moe_1777/moe_1779/202102/t20210218_513576.html.

[17] 陈卉，张慧，成君 .《中国学校结核病防控指南》解读［J］. 中国防痨杂志 ,2021, 43(6):542-545.

[18] 成诗明，王黎霞，陈伟 . 结核病现场流行病学 [M]. 北京：人民卫生出版社 , 2016：30-50.

[19] 中国医学科学院病原生物学研究所，中国疾病预防控制中心，中国科学院地理科学与资源研究所 . 全国结核分枝杆菌潜伏感染率估算专家共识［J］. 中国防痨杂志，2022，44（1）：4-8.

[20] WHO. WHO operational handbook on tuberculosis: module 1: prevention: tuberculosis preventive treatment [Z/OL]. https://www.who.int/publications/i/item/ 9789240002906#_ftnref1. 2020.

[21] AZIT N A, ISMAIL A, AHMAD N, et al. Factors associated with tuberculosis disease among children who are household contacts of tuberculosis cases in an urban setting in Malaysia [J]. BMC Public Health, 2019, 19(1): 1432.

[22] 莫胜林 , 李敏基 , 黄小红 , 等 . HIV/AIDS 合并肺结核诊治进展 [J]. 河北医药 , 2021, 43(16): 2526-2530.

[23] 国家卫生健康委员会，教育部 . 关于印发中小学生健康体检管理办法（2021 年版）的通知：国卫医发〔2021〕29 号［EB/OL］.（2021-09-30）[2022-01-22]. http://www.gov.cn/gongbao/content/2022/content_5671122.htm.

[24] 中国疾病预防控制中心 . 中国结核病防治工作技术指南 [M] . 北京：人民卫生出版社 ,2021：141-149.

[25] 国家卫生和计划生育委员会 , 教育部 . 关于印发学校结核病防控工作规范 (2017) 通知：国卫办疾控发〔2017〕22 号 [EB/OL].（2017-06-29）[2022-01-22].http://www.moe.gov.cn/srcsite/A17/moe_943/s3285/201707/t20170727_310182.html.

[26] 中国医学科学院病原生物学研究所，中国疾病预防控制中心，江苏省疾病预防控制中心，等 . 结核菌素皮肤试验 -γ- 干扰素释放试验两步法的操作技术规范 :T/CHATA 016-2021[S]. 北京：中国标准出版社，2022：1-3.

[27] 韩霞，韩威，张春 . 学校结核感染者预防性治疗效果分析 [J]. 中国热带医学 , 2016, 16(10): 1036-1037.

[28] 刘玉清，屠德华，安燕生，等 . 大学生结核病控制的研究 :(二) 结核感染者的预防性治疗 [J]. 中国防痨杂志 , 2005,27 (3): 139-142.

[29] 卫生部 . 卫生部关于印发《健康体检管理暂行规定》的通知 : 卫医政发〔2009〕77 号 [EB/OL].（2009-08-21）[2022-01-22].http://www.nhc.gov.cn/wjw/gfxwj/201304/889eb3566368445a84701d24908b61a6.shtml.

[30] 中国疾病预防控制中心，北京市体检中心，解放军总医院第八医学中心，等 . 新生入学体检结核病检查规范：T/CHATA 004—2020[S]. 北京：中国标准出版社， 2020.

[31] 中华医学会结核病分会临床检验专业委员会 . 结核病病原学分子诊断专家共识 [J]. 中华结核和呼吸杂

志，2018，41（9）:688-695.

[32] 周林，王倪．抗结核药品管理手册 [M]. 2 版．北京：人民军医出版社，2011：20-35.

[33] 成诗明，周林，赵顺英，等．中国儿童结核病防治手册 [M]. 北京：人民卫生出版社，2017：35-45.

[34] 王黎霞，成诗明，周林，等．结核杆菌 / 艾滋病病毒双重感染防治工作技术指导手册 [M]. 北京：人民卫生出版社，2018：45-60.

[35] 肖东楼．抗结核药品不良反应诊疗手册 [M]. 北京：人民卫生出版社，2009：24-32.

[36] 中国防痨协会学术工作委员会，《中国防痨杂志》编辑委员会．抗结核药品固定剂量复合制剂的临床使用专家共识 [J]. 中国防痨杂志，2020,42(9):885-893.

[37] RUAN Y Z, LI L, XU L et al. Practical experirences of delivering multidrug-resistant tuberculosis comprehensive supportive care services in China[J]. China CDC Weekly, 2021, 3(26):566-568.

[38] 国家卫生和计划生育委员会，中国国家标准化管理委员会．中小学校教室换气卫生要求：GB/T 17226—2017[S]. 北京：中国标准出版社，2017.

[39] 住房和城乡建设部．宿舍建筑设计规范：JGJ 36—2016[M]. 北京：中国建筑工业出版社，2016.

[40] 卫生部．医疗机构消毒技术规范：WS/T 37—2012[S]. 北京：中国标准出版社，2012.

[41] 杜昕，黄飞，陈伟，等．我国结核病监测工作的发展与改进 [J]. 中国防痨杂志 ,2012,34(12):757-759.

[42] 杨维中，兰亚佳，李中杰，等．国家传染病自动预警系统的设计与应用 [J]. 中华流行病学杂志，2010,31(11):1240-1244.

[43] 郑振佺，王宏．健康教育学 [M]. 北京：科学出版社，2021：211-212.

[44] 田向阳．健康传播学 [M]. 北京：人民卫生出版社 ,2017：247-248.

[45] 李立明，姜庆五．中国公共卫生理论与实践 [M]. 北京：人民卫生出版社，2015：507-508.